U0244738

BENCAO GANGMU YAOWU
SUREN SUCHA XIAOHONGSHU

本草纲目药物
速认速查小红书

主编 李其信 周重建 陈 艳

天津出版传媒集团

天津科学技术出版社

图书在版编目（ＣＩＰ）数据

本草纲目药物速认速查小红书 / 李其信，周重建，陈艳主编. -- 天津 ：天津科学技术出版社，2022.4
ISBN 978-7-5576-9768-6

Ⅰ.①本… Ⅱ.①李… ②周… ③陈… Ⅲ.①《本草纲目》－中草药－介绍 Ⅳ.①R281.3

中国版本图书馆CIP数据核字(2021)第251179号

本草纲目药物速认速查小红书
BENCAO GANGMU YAOWU SUREN SUCHA XIAOHONGSHU
责任编辑：张　跃

出　　版：天津出版传媒集团
　　　　　天津科学技术出版社

地　　址：天津市西康路 35 号
邮　　编：300051
电　　话：（022）23332695
网　　址：www.tjkjcbs.com.cn
发　　行：新华书店经销
印　　刷：北京旺都印务有限公司

开本 889×1194　1/64　印张 12　字数 450 000
2022 年 4 月第 1 版第 1 次印刷
定价：118.00 元

编委会名单

简称、全称对照明细

百一选方（全称：王璆《是斋百一选方》）

保命集、活法机要（全称：《病机气宜保命集》）

保幼大全、总微论（全称：《卫生总微论》）

抱朴（全称：葛洪《抱朴子》）

备急方（全称：张文仲《备急方》）

本草衍义（全称：寇氏《本草衍义》）

本经（全称：《神农本草经》）

本事方（全称：《许学士本事方》）

别录（全称：《名医别录》）

补遗（全称：《本草衍义补遗》）

藏器（全称：陈藏器）

产书（全称：《胎产书》）

斗门（全称：《斗门方》）

痘疹方（全称：《王氏痘疹方》）

奉亲书、养老书（全称：《奉亲养老书》）

纲目（全称：《本草纲目》）

古今录验（全称：初虞世《古今录验》）

怪证奇方（全称：《李楼怪证奇方》）

广济方（全称：《唐玄宗开元广济方》）

广利方（全称：《唐德宗贞元广利方》）

海上方、崔元亮方、海上名方（全称：《崔元亮海上方》）

好古（全称：王好古）

和剂局方（全称：《太平惠民和剂局方》）

会编（全称：《本草会编》）

活人方（全称：《南阳活人方》）

活幼全书（全称：《曾世荣活幼全书》）

集简方（全称：《濒湖集简方》）

集效方（全称：孙天仁《集效方》）

集验方（全称：《姚僧坦集验方》）

集要方（全称：《方氏家藏集要方》）

济急方（全称：《赵真人济急方》）

家藏经验方（全称：《杨氏家藏经验方》）

嘉祐（全称：《嘉祐补注本草》）

简便方、简便单方（全称：杨起《简便单方》）

简易方（全称：黎居士《简易方》）

经验方（全称：杨诚《经验方》）

救荒（全称：《救荒本草》）

开宝（全称：《开宝本草》）

兰室秘藏（全称：《东垣兰室秘藏》）

蒙筌（全称：《本草蒙筌》）

秘宝方（全称：孙用和《秘宝方》）

秘韫、秘韫方（全称：《乾坤秘韫》）

明目方（全称：《明目经验方》）

炮炙论（全称：《雷公炮炙论》）

千金翼、千金翼方（全称：孙真人《千金翼方》）

钤方、永类方（全称：《永类钤方》）

箧中方（全称：《钱氏箧中方》）

仁存方（全称：《孙氏仁存方》）

日华（全称：《日华子诸家本草》）

日用（全称：《日用本草》）

瑞竹堂方（全称：《瑞竹堂经验方》）

三因、三因方（全称：《三因良方》）

圣惠方（全称：《太平圣惠方》）

圣济录（全称：《圣济总录》）

时珍（全称：李时珍）

拾遗（全称：《本草拾遗》）

食疗（全称：《食疗本草》）

食物（全称：《食物本草》）

试效方（全称：孙一松《试效方》）

寿域方、寿域神方（全称：《臞仙寿域方》）

蜀本（全称：《蜀本草》）

说文（全称：《说文解字》）

谈野翁方（全称：《谈野翁试效方》）

唐本（全称：《唐本草》）

土宿（全称：《土宿真君造化指南》）

吴普（全称：《吴普本草》）

小品（全称：《陈延之小品方》）

熊氏（全称：《熊氏妇人良方补遗》）

袖珍方（全称：《周宪王袖珍方》）

衍义（全称：《本草衍义》）

养老方（全称：《寿亲养老方》）

药性（全称：《药性本草》）

正要（全称：《饮膳正要》）

直指方（全称：《仁斋直指方》）

肘后方（全称：《肘后备急方》）

前言
QIAN YAN

  《本草纲目》是中国伟大的明代医药学家李时珍（1518—1593）穷尽毕生精力，广收博采，实地考察，对以往历代本草学进行全面的整理和总结，历时27载编撰而成的。全书共52卷，约200万字，收载药物1892种（新增374种），附图1100多幅，附方11000多种。《本草纲目》是一部集我国16世纪以前的药物学成就之大成的著作，并在语言文字、历史、地理、植物、动物、矿物、冶金等方面也有突出的成就。

  《本草纲目》是中国医药宝库中一份珍贵的遗产，是对16世纪以前中医药学的系统总结，被誉为"东方药物巨典"，对人类近代科学影响巨大。英国生物学家达尔文称《本草纲目》为"1596年的百科全书"。被誉为"20世纪的伟大学

者""百科全书式的人物"—— 英国剑桥大学李约瑟研究所名誉所长李约瑟博士在评价《本草纲目》时写道:"毫无疑问,明代最伟大的科学成就,是李时珍那在本草书中登峰造极的著作《本草纲目》。""中国博物学家中'无冕之王'李时珍写的《本草纲目》,至今这部伟大著作仍然是研究中国文化史、化学史和其他各门科学史的一个取之不尽的知识源泉。"

《本草纲目》从出书第一版至今,已有 400 多年的历史,先后出版过数十种版本,并被译成英、日、德、法语等多种文字出版。2011 年 5 月,我国申报的《本草纲目》和《黄帝内经》顺利入选"世界记忆名录",此成果对弘扬中医文化,推动中国优秀传统文化走向世界具有重要意义。

近年来,"绿色食品""天然药物"的兴起,使得中医中药备受人们的青睐。随着社会的不断进步和科学技术的飞跃发展,人类的自我保健意识不断增强,回归自然的愿望也越来越强烈,人们更加注重中医中药在预防疾病和养生保健方面的功效。有鉴于此,为了让更多的读者朋友能够轻松应用经典,为了给广大的医药爱好者及广大家庭提供一部系统的中草药实用读本,让人们更好地继承和发扬我国中医药学的宝贵遗产,使它能够在更大范围内传播和传承,更好地为广大人民的生活与健康服务,经过精心的策划和调研,我们

特聘请相关专业人员编写了《本草纲目药物速认速查小红书》一书。

　　本书在忠实于《本草纲目》（金陵版）原著的基础上，以《中华人民共和国药典》（2020年版一部）及《中药学》（第九版）为指导，以全新的视野对原著进行深度挖掘（从《本草纲目》一书所载的各种药物中精选了300多种与当今临床应用密切相关的中药品种），将传统中医的知识精华与现代人的生活习惯及方式紧密结合，使之更加符合现代疾病的特点及现代人的养生保健习惯。书中收录的每种药物均配有多幅高清彩色照片，便于读者轻松识别和应用。本书对每种药物的释名、气味、主治、附方、食疗药膳等都做了详细说明，具有较强的实用性和可操作性。

　　本书适合广大中医文化爱好者、医务工作者、医学研究机构的从业人员、相关院校的师生参考和阅读，还可供全国各种类型的图书馆收藏。

　　由于书中需要考证的地方较多，加之编者知识水平所限，书中的错漏之处，敬请广大读者批评指正！读者交流邮箱：228424497@qq.com。

本书编委会

目录
MU LU

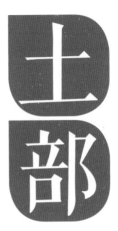

第一卷

土部

百草霜

释名 灶突墨（《纲目》），灶额墨。

气味 辛，温，无毒。

主治 消化积滞，入下食药中用。（苏颂）止上下诸血，妇人崩中带下，胎前产后诸病，伤寒阳毒发狂，黄疸，疟痢，噎膈，咽喉口舌一切诸疮。（时珍）

附方

齿缝出血： 百草霜末掺之，立止。（《集简方》）

挟热下痢脓血： 灶突中墨、黄连各一两，为末。每酒下二钱，日二服。（《圣惠方》）

白秃头疮： 百草霜和猪脂涂之。（《简便方》）

食疗药膳

百草霜炒鸡蛋

原料： 百草霜10克，鸡蛋3个。

制法： 将鸡蛋打碎后与百草霜调匀，炒熟即可。

用法： 顿服。

功效： 止血，润燥，和营。

适用： 功能失调性子宫出血之出血期，症见阴道出血、淋沥不尽、量少、血色鲜红、口干咽燥、手足心发热、盗汗、心烦失眠等。

伏龙肝

释名 灶心土。

气味 辛，微温，无毒。

主治 妇人崩中吐血，止咳逆血。醋调，涂，痈肿毒气。（《别录》）止鼻洪，肠风带下，尿血泄精，催生下胞，及小儿夜啼。（大明）治心痛狂颠，风邪蛊毒，妊娠护胎，小儿脐疮、重舌，风噤反胃，中恶卒魇，诸疮。（时珍）

附方

小儿夜啼： 伏龙肝末二钱，朱砂一钱，麝香少许，为末，蜜丸绿豆大，每服五丸，桃符汤下。（《普济方》）

反胃吐食：灶中土年久者，为末，米饮服三钱，经验。（《百一选方》）

卒然咳嗽： 釜月土一分，豉七分，捣丸梧桐子大。每饮下四十丸。（《肘后方》）

聤耳出汁： 绵裹伏龙肝末塞之，日三易。（《圣济录》）

小儿脐疮： 伏龙肝末敷之。（《圣惠方》）

一切痈肿： 伏龙肝以蒜和作泥，贴之，干再易。或鸡子黄和亦可。（《外台秘要》）

食 疗 药 膳

伏龙肝粥

原料： 伏龙肝（灶心黄土）200克，粳米100克。

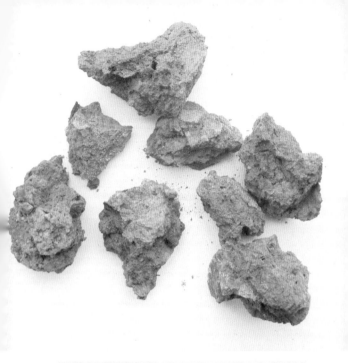

制法: 先将伏龙肝煎汤,滤取上清液,而后用此水熬粥;也可用此水煎服中药。

用法: 早餐食用。

功效: 调中和胃,运脾消食。

适用: 尿毒症病人、长期胃纳欠佳者。

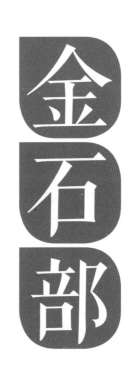

第二卷

金石部

● 本草纲目药物速认速查小红书
● 第二卷 金石部

紫石英

气味 甘，温，无毒。

主治 心腹咳逆邪气，补不足，女子风寒在子宫，绝孕十年无子。久服温中，轻身延年。（《本经》）疗上气心腹痛，寒热邪气结气，补心气不足，定惊悸，安魂魄，填下焦，止消渴，除胃中久寒，散痈肿，令人悦泽。（《别录》）养肺气，治惊痫，蚀脓。（甄权）

附方

虚劳惊悸（补虚止惊，令人能食）：紫石英五两，打如豆大，水淘一遍，以水一斗，煮取三升，细细服，或煮粥食，水尽可再煎之。（《随身备急方》）

痈肿毒气：紫石英火烧醋淬，为末，生姜、米醋煎敷之，摩亦得。（《日华》）

食疗药膳

紫石英粥

原料：紫石英12克，糯米60克，红糖适量。

制法：先将紫石英打碎淘净，加水煎成浓汁，去渣留汁；然后把洗净的糯米和红糖煮粥，待粥快好时加入药汁，稍煮便可食用。

用法：早餐食用。

功效： 镇心神，降逆气，暖子宫。

适用： 虚劳惊悸、咳逆上气、妇女宫寒不孕者。

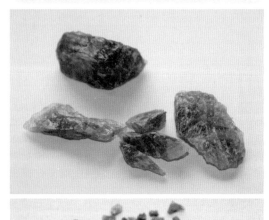

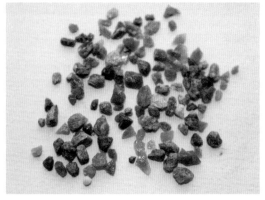

雄黄

《本经》中品

释名 黄金石(《本经》),石黄(《唐本》),熏黄。

气味 苦,平、寒,有毒。

主治 寒热,鼠瘘恶疮,疽痔死肌,杀精物恶鬼邪气百虫毒,胜五兵。炼食之,轻身神仙。(《本经》)主疥癣风邪,癫痫岚瘴,一切虫兽伤。(大明)搜肝气,泻肝风,消涎积。(好古)治疟疾寒热,伏暑泄痢,酒饮成癖,惊痫,头风眩晕,化腹中瘀血,杀劳虫疳虫。(时珍)

附方

伤寒狐惑(虫蚀下部,痛痒不止): 雄黄半两,烧于瓶中,熏其下部。(《圣惠方》)

小腹痛满(不得小便): 雄黄末蜜丸,塞阴孔中。(《伤寒类要》)

阴肿如斗(痛不可忍): 雄黄、矾石各二两,甘草一尺,水五升,煮二升,浸之。(《肘后方》)

中风舌强(正舌散): 用雄黄、荆芥穗等份,为末。豆淋酒服二钱。(《卫生宝鉴》)

白秃头疮: 雄黄、猪胆汁和敷之。(《圣济录》)

眉毛脱落: 雄黄末一两,醋和涂之。(《圣济录》)

熏黄

主治 恶疮疥癣，杀虫虱，和诸药熏嗽。（藏器）

附方

水肿上气（咳嗽腹胀）： 熏黄一两，款冬花二分，熟艾一分，以蜡纸铺艾，洒二末于上，苇管卷成筒，烧烟吸咽三十口则瘥。三日尽一剂，百日断盐、醋。（《外台秘要》）

手足甲疽： 熏黄、蛇皮等份为末，以泔洗净，割去甲，入肉处敷之，一顷痛定，神效。（《近效方》）

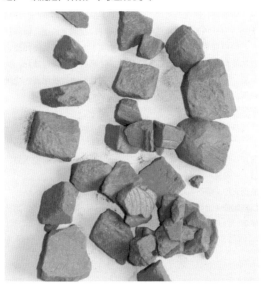

石膏

《本经》中品

释名 细理石（《别录》），寒水石（《纲目》）。

气味 辛，微寒，无毒。

主治 中风寒热，心下逆气惊喘，口干舌焦，不能息，腹中坚痛，除邪鬼，产乳金疮。（《本经》）除时气头痛身热，三焦大热，皮肤热，肠胃中结气，解肌发汗，止消渴烦逆，腹胀暴气，喘息咽热，亦可作浴汤。（《别录》）治伤寒头痛如裂，壮热皮如火燥。和葱煎茶，去头痛。（甄权）治天行热狂，头风旋，下乳，揩齿益齿。（大明）除胃热肺热，散阴邪，缓脾益气。（李杲）

附方

小儿身热： 石膏一两，青黛一钱，为末，糕糊丸龙眼大。每服一丸，灯心汤化下。（《普济方》）

鼻衄头痛（心烦）： 石膏、牡蛎各一两，为末。每新汲水服二钱，并滴鼻内。（《普济方》）

油伤火灼（痛不可忍）： 石膏末敷之，良。（《梅师方》）

口疮咽痛（上膈有热）： 寒水石（煅）三两，朱砂三钱半，脑子半字，为末，掺之。（《三因方》）

石膏豆豉粥

原料： 生石膏60克，葛根25克，淡豆豉、麻黄各1.5克，荆芥5克，生姜3片，葱白3茎，粳米100克。

制法： 将生石膏、葛根、淡豆豉、荆芥、麻黄、生姜等洗净入锅，煎取汁。滤去药渣，澄清去沉淀。将粳米淘净入锅，加清水煮开后，与药汁、葱白煮成粥食用。

用法： 每日2次，早、晚分食。

功效： 发汗清热。

适用： 感冒引起的高热不退、肺热喘急、头痛、烦躁、失眠、口渴、咽干等。

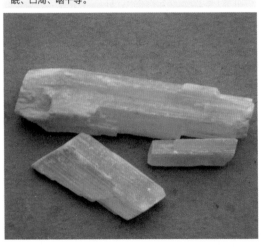

滑石

释名 画石（《衍义》），液石（《别录》），冷石（弘景），番石（《别录》），共石。

气味 甘，寒，无毒。

主治 身热泄澼，女子乳难癃闭，利小便，荡胃中积聚寒热，益精气。久服轻身耐饥长年。（《本经》）通九窍六腑津液，去留结，止渴，令人利中。（《别录》）燥湿，分水道，实大肠，化食毒，行积滞，逐凝血，解燥渴，补脾胃，降心火，偏主石淋为要药。（震亨）疗黄疸水肿脚气，吐血衄血，金疮血出，诸疮肿毒。（时珍）

附方

妇人转胞（因过忍小便而致）：滑石末，葱汤服二钱。（《圣惠方》）

妊娠子淋（不得小便）：滑石末水和，泥脐下二寸。（《外台秘要》）

伏暑吐泄（或吐，或泄，或疟，小便赤，烦渴），霍乱及疟：玉液散，用桂府滑石（烧）四两，藿香一钱，丁香一钱，为末，米汤服二钱。（《普济方》）

阴下湿汗、脚指缝烂：滑石一两，石膏（煅）半两，枯白矾少许，研掺之。（《集简方》）

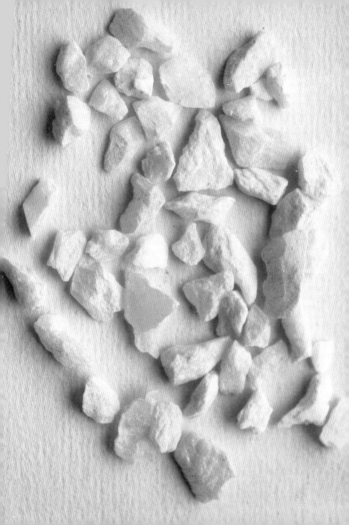

阳起石

释名 羊起石（《别录》），白石（《本经》），石生（《别录》）。

气味 咸，微温，无毒。

主治 崩中漏下，破子脏中血，症瘕结气，寒热腹痛，无子，阴痿不起，补不足。（《本经》）疗男子茎头寒，阴下湿痒，去臭汗，消水肿。久服不饥，令人有子。（《别录》）治带下温疫冷气，补五劳七伤。（大明）补命门不足。（好古）散诸热肿。（时珍）

附方

丹毒肿痒： 阳起石煅研，新水调涂。（《儒门事亲》）

元气虚寒（精滑不禁、大便溏泄、手足厥冷）： 阳起石（煅研）、钟乳粉各等份，酒煮附子末，同面糊丸梧子大，每空心米饮服五十丸，以愈为度。（《济生方》）

阴痿阴汗： 阳起石煅为末，每服二钱，盐酒下。（《普济方》）

食疗药膳

阳起石牛肾粥

原料： 阳起石30克，牛肾1个，粳米50克。

制法： 先将牛肾洗净切成小块，把阳起石用3层纱布包裹，加水5碗约1小时，取澄清煎液，然后加入牛肾及粳米，煮

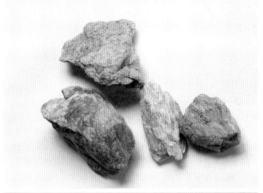

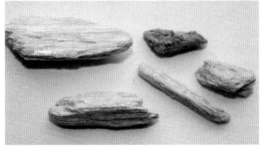

粥，加油、盐及葱白调味。

用法： 每日1次，连服5日。

功效： 温肾益精。

适用： 肾虚腰痛虚冷、阳痿、夜尿频等。

慈石

释名 玄石（《本经》），处石（《别录》），吸针石。

气味 辛，寒，无毒。

主治 周痹风湿，肢节中痛，不可持物，洗洗酸消，除大热烦满及耳聋。（《本经》）养肾脏，强骨气，益精除烦，通关节，消痈肿鼠瘘，颈核喉痛，小儿惊痫，炼水饮之。亦令人有子。（《别录》）补男子肾虚风虚。身强，腰中不利，加而用之。（甄权）治筋骨羸弱，补五劳七伤，眼昏，除烦躁。小儿误吞针铁等，即研细末，以筋肉莫令断，与末同吞，下之。（大明）明目聪耳，止金疮血。（时珍）

附方

肾虚耳聋： 真磁石一豆大，穿山甲（烧存性研）一字，新绵塞耳内，口含生铁一块，觉耳中如风雨声即通。（《济生方》）

老人耳聋： 磁石一斤捣末，水淘去赤汁，绵裹之。猪肾一具，细切。以水五斤煮石，取二斤，入肾，下盐豉作羹食之。米煮粥食亦可。（《养老方》）

阳事不起： 磁石五斤研，清酒渍二七日。每服三合，日三夜一。（《千金方》）

磁石粥

原料: 磁石3克, 猪肾1对, 粳米100克。

制法: 将猪肾洗净, 剖开, 去内膜, 细切; 将磁石打碎, 先入砂锅内煎煮2小时, 然后去渣留汁, 再下猪肾及粳米一同煮至粥熟汤稠即可。

用法: 每日1剂, 分次于空腹时食用, 10日为1个疗程, 每疗程间停用3日, 再服2个疗程即可。

功效: 益肾开窍, 聪耳明目。

适用: 肾虚精亏, 髓海失相火上扰所致的腰膝酸软、五心烦热、耳鸣耳聋、头目眩晕、心悸失眠等。

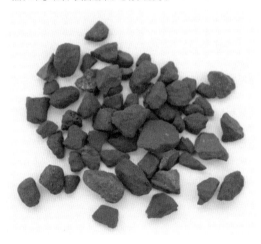

代赭石

释名 须丸（《本经》），血师（《别录》），土朱（《纲目》），铁朱。

气味 苦，寒，无毒。

主治 鬼疰贼风蛊毒，杀精物恶鬼，腹中毒邪气，女子赤沃漏下。（《本经》）带下百病，产难胞不出。堕胎，养血气，除五脏血脉中热，血痹血瘀。大人小儿惊气入腹，及阴痿不起。（《别录》）安胎健脾，止反胃吐血鼻衄，月经不止，肠风痔瘘，泻痢脱精，尿血遗溺，夜多小便，小儿惊痫疳疾，金疮长肉。（大明）辟鬼魅。（甄权）

附方

哮呷有声（卧睡不得）：土朱末，米醋调，时时进一二服。（《普济方》）

伤寒无汗：代赭石、干姜等份为末，热醋调涂两手心，合掌握定，夹于大腿内侧，温覆汗出乃愈。（《伤寒蕴要》）

婴儿疟疾（无计可施）：代赭石五枚（煅红醋淬），朱砂五分，砒霜一豆大，同以纸包七重，打湿煨干，入麝香少许为末。香油调一字，涂鼻尖上及眉心、四肢，神应。（《保幼大全》）

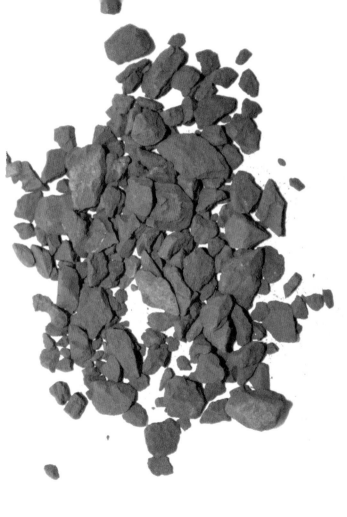

凝水石

释名 白水石（《本经》），寒水石、凌水石（《别录》），盐精石、泥精、盐枕（《纲目》），盐根。

气味 辛，寒，无毒。

主治 身热，腹中积聚邪气，皮中如火烧，烦满，水饮之。久服不饥。（《本经》）除时气热盛，五脏伏热，胃中热，止渴，水肿，小腹痹。（《别录》）压丹石毒风，解伤寒劳复。（甄权）治小便白，内痹，凉血降火，止牙疼，坚牙明目。（时珍）

附方

男女转脬（不得小便）： 寒水石二两，滑石一两，葵子一合。为末，水一斗，煮五升，时服一升，即利。（《永类方》）

汤火伤灼： 寒水石烧研敷之。（《卫生易简方》）

食疗药膳

寒水石粥

原料： 寒水石30克（捣碎，绢袋盛），牛蒡茎长16～20厘米（别煮令熟，研），白米150克。

制法： 以水3000毫升，先煮寒水石至1500毫升，次下牛蒡，并汁再煎令沸，下米煮粥，候熟。

用法： 空腹食用，每日1次。

功效： 清热解毒。

适用： 发背痈疽、毒攻寒热等。

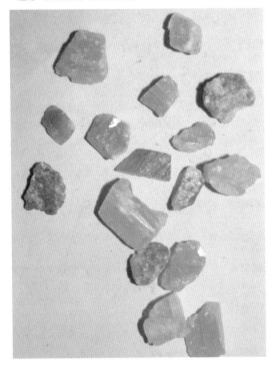

石硫黄

释名 硫黄（吴普），黄硇砂（《药性》），黄牙、阳侯（《纲目》），将军。

气味 酸，温，有毒。

主治 妇人阴蚀疽痔恶血，坚筋骨，除头秃。能化金银铜铁奇物。（《本经》）治妇人血结。（吴普）下气，治腰肾久冷，除冷风顽痹，寒热。生用治疗癣，炼服主虚损泄精。（甄权）壮阳道，补筋骨劳损，风劳气，止嗽，杀脏虫邪魅。（大明）长肌肤，益气力，老人风秘，并宜炼服。（李珣）主虚寒久痢，滑泄霍乱，补命门不足，阳气暴绝，阴毒伤寒，小儿慢惊。（时珍）

附方

伤暑吐泻：硫黄、滑石等份为末。每服一钱，米饮下，即止。（《救急良方》）

身面疣目：蜡纸卷硫黄末少许，点之，焯之有声，根去。（《普济方》）

痔疮不合：石硫黄粉，以箸蘸插入孔中，以瘥为度。（《外台秘要》）

食 疗 药 膳

硫黄粥

原料：硫黄0.5克，白粮米60克。

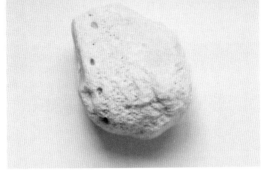

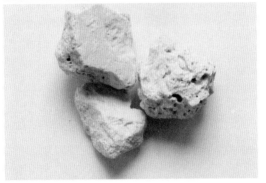

制法： 用水煮白粮米做粥，待熟后加入硫黄末及酒10毫升，搅匀，煮沸3分钟即可。

用法： 空腹服用。

功效： 温中散寒，养胃。

适用： 脾胃气弱久冷、不思饮食者。

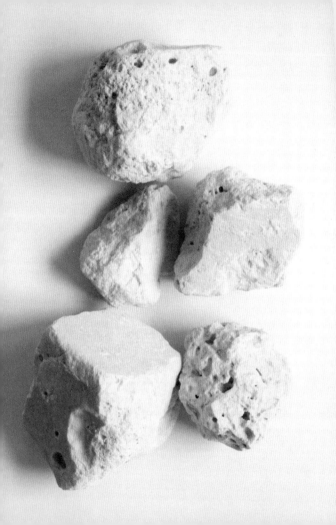

第三卷

草部

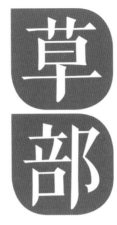

甘草

释名 蜜甘（《别录》），蜜草（《别录》），国老（《别录》）。

根

气味 甘，平，无毒。

主治 温中下气，烦满短气，伤脏咳嗽，止渴，通经脉，利血气，解百药毒，为九土之精，安和七十二种石，一千二百种草。（《别录》）主腹中冷痛，治惊痫，除腹胀满，补益五脏，养肾气内伤，令人阴不痿，主妇人血沥腰痛，凡虚而多热者，加用之。（甄权）吐肺痿之脓血，消五发之疮疽。（好古）解小儿胎毒惊痫，降火止痛。（时珍）

附方

伤寒咽痛（少阴证，甘草汤主之）：用甘草二两（蜜水炙），水二升，煮一升半，服五合，日二服。（张仲景《伤寒论》）

小儿热嗽：甘草二两，猪胆汁浸五宿，炙，研末，蜜丸绿豆大，食后薄荷汤下十丸，名凉膈丸。（《圣惠方》）

梢

主治 生用治胸中积热，去茎中痛，加酒煮玄胡索、苦楝子，尤妙。（元素）

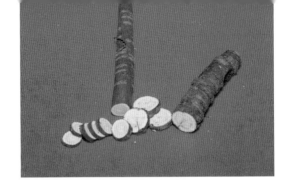

头

主治 生用能行足厥阴、阳明二经污浊之血，消胀导毒。（震亨）主痈肿，宜入吐药。（时珍）

食疗药膳

芍药甘草羊肉汤

原料： 甘草、白芍各15克，通草9克，羊肉1500克。

制法： 将甘草、白芍、通草等用纱布包裹，与洗净切成小块的羊肉同放入砂锅，加水煎煮至肉熟汤香，弃纱布包，捞起羊肉，留汤备用。

用法： 佐餐食用。

功效： 补益精血，缓急止痛。

适用： 精血亏虚，寒滞经脉之产后少腹冷痛、神疲倦怠、腰膝酸软、四肢不温、面色淡白或萎黄、心悸失眠，或中风偏瘫等。

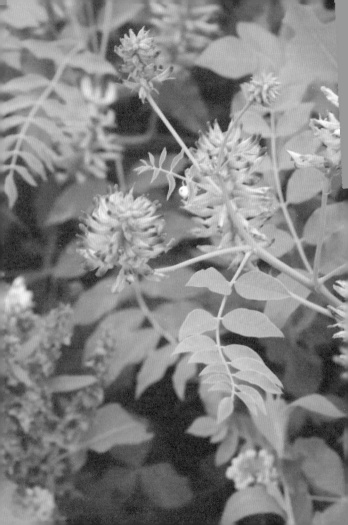

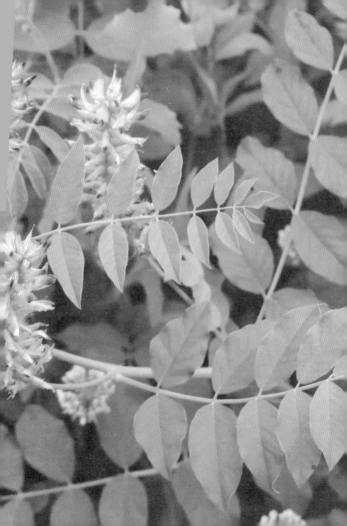

黄耆

释名 黄芪(《纲目》),戴糁(《本经》),王孙(《药性论》)。

根

气味 甘,微温,无毒。(《本经》)白水者冷,补。(《别录》)

主治 痈疽久败疮,排脓止痛,大风癞疾,五痔鼠瘘,补虚,小儿百病。(《本经》)妇人子脏风邪气,逐五脏间恶血,补丈夫虚损,五劳羸瘦,止渴,腹痛泄痢,益气,利阴气。(《别录》)主虚喘,肾衰耳聋,疗寒热,治发背,内补。(甄权)治虚劳自汗,补肺气,泻肺火、心火,实皮毛,益胃气,去肌热及诸经之痛。(元素)主太阴疟疾,阳维为病苦寒热,督脉为病逆气里急。(好古)

附方

气虚白浊: 黄芪(盐炒)半两,茯苓一两,为末。每服一钱,白汤下。(《经验良方》)

肠风泻血: 黄芪、黄连等份,为末,面糊丸绿豆大。每服三十丸,米饮下。(孙用和《秘宝方》)

吐血不止: 黄芪二钱半,紫背浮萍五钱,为末。每服一钱,姜蜜水下。(《圣济总录》)

阴汗湿痒：绵黄芪，酒炒为末，以熟猪心点吃，妙。（赵真人《济急方》）

茎叶

主治 疗渴及筋挛、痈肿疽疮。（《别录》）

食|疗|药|膳

黄芪川芎粥

原料：黄芪15克，川芎6克，糯米50～100克。

制法：将黄芪、川芎水煎取汁，与糯米煮成粥。

用法：早、晚温热服食。

功效：补气安胎。

适用：胎动不安。

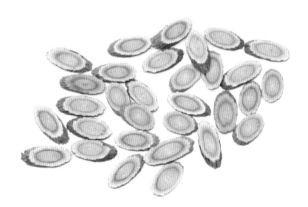

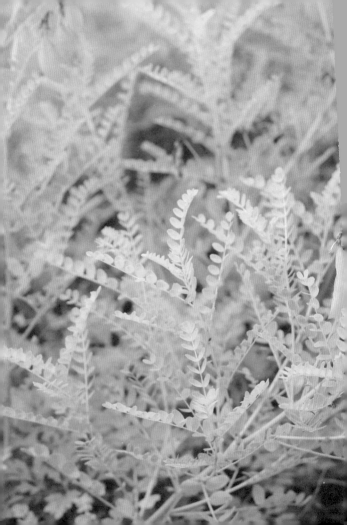

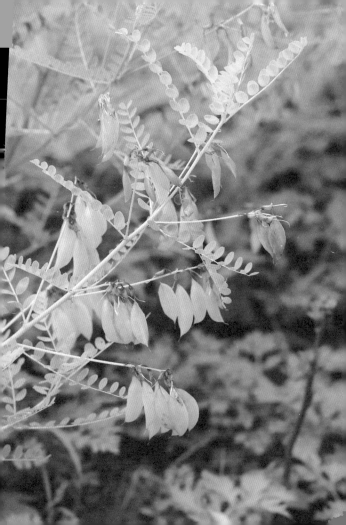

人参

释名 黄参（吴普），血参（《别录》），人衔（《本经》），地精（《广雅》）。

根

气味 甘，微寒，无毒。

主治 补五脏，安精神，定魂魄，止惊悸，除邪气，明目开心益智。久服轻身延年。（《本经》）疗肠胃中冷，心腹鼓痛，胸胁逆满，霍乱吐逆，调中，止消渴，通血脉，破坚积，令人不忘。（《别录》）消食开胃，调中治气，杀金石药毒。（大明）治男妇一切虚证，发热自汗，眩晕头痛，反胃吐食，滑泻久痢，小便频数淋沥，劳倦内伤，中风中暑，痿痹，吐血、咯血、下血、血淋、血崩，胎前、产后诸病。（时珍）

附方

脾胃虚弱（不思饮食）：生姜半斤（取汁），白蜜十两，人参（末）四两，银锅煎成膏，每米饮调服一匙。（《普济方》）

妊娠吐水（酸心腹痛，不能饮食）：人参、干姜（炮）等份，为末，以生地黄汁和丸梧子大。每服五十丸，米汤下。（《和剂局方》）

喘急欲绝（上气鸣息者）：人参末，汤服方寸匕，日五六服，效。（《肘后方》）

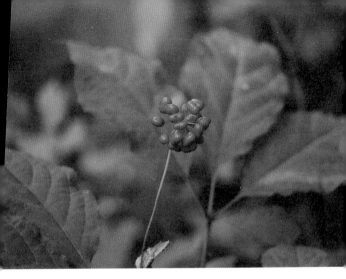

产后血晕：人参一两，紫苏半两，以童尿、酒、水三合，煎服。（《医方摘要》）

齿缝出血：人参、赤茯苓、麦门冬各二钱，水一钟，煎七分，食前温服，日再。苏东坡得此，自谓神奇。后生小子多患此病，予累试之，累如所言。（《谈野翁试效方》）

蜂虿螫伤：人参末敷之。（《证治要诀》）

芦

气味 苦，温，无毒。

主治 吐虚劳痰饮。（时珍）

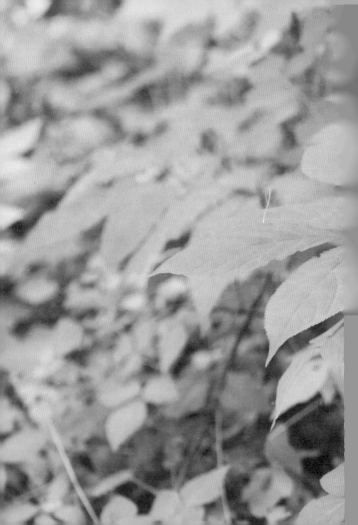

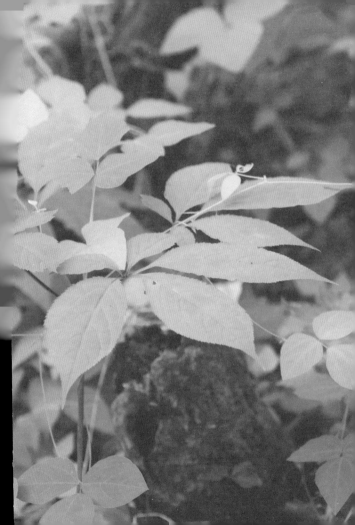

人参黄芪粥

原料： 人参、白糖各5克，黄芪20克，粳米80克，白术10克。

制法： 将人参、黄芪、白术切成薄片，清水浸泡40分钟后，放入砂锅中加水煮开，再用小火慢煮成浓汁，取出药汁后，再次加水煮开取汁，合并两次药汁，早、晚分别用来煮粳米粥。

用法： 加白糖趁热食用。5日为1个疗程。

功效： 补正气，疗虚损，抗衰老。

适用： 五脏虚衰、久病体弱、气短自汗、脾虚泄泻、食欲不振、气虚浮肿者等。

人参莲肉汤

原料： 白人参（糖参）10克，莲实（去皮、去心）10枚，冰糖30克。

制法： 将白人参、莲实放入碗内，加清水适量，泡发后，再加冰糖；将盛人参、莲实的碗放入锅内隔水蒸1小时即成。

用法： 人参可连续应用3次，次日再加莲实、冰糖，如上述制法蒸制，服用，第3次可连同人参一起吃完。

功效： 补气益脾。

适用： 中老年人病后体虚、气弱、脾虚、食少、疲倦、自汗、泄泻等。

参苓粥

原料： 人参50克，茯苓25克，粳米100克，生姜10克，鸡蛋1个。

制法： 先将人参、茯苓、生姜用水1500毫升煎至500毫

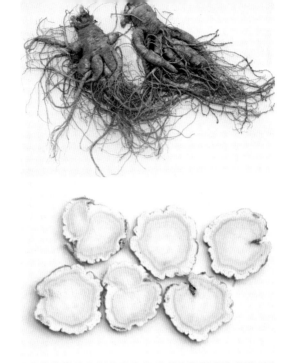

升，去渣下米煮粥。快熟时下鸡子白1个及盐少许，搅匀即可。

用法：空腹食用。

功效：健脾和胃。

适用：伤寒、胃气不和、全不思食、日渐虚羸等。

沙参

释名 白参（吴普），知母（《别录》），羊婆奶（《纲目》），铃儿草（《别录》）。

根

气味 苦，微寒，无毒。

主治 血结惊气，除寒热，补中，益肺气。（《本经》）疗胸痹，心腹痛，结热邪气头痛，皮间邪热，安五脏。久服利人。又云：羊乳，主头肿痛，益气，长肌肉。（《别录》）去皮肌浮风，疝气下坠，治常欲眠，养肝气，宣五脏风气。（甄权）补虚，止惊烦，益心肺，并一切恶疮疥癣及身痒，排脓，消肿毒。（大明）清肺火，治久咳肺痿。（时珍）

附方

肺热咳嗽： 沙参半两，水煎服之。（《卫生易简方》）

妇人白带（多因七情内伤或下元虚冷所致）： 沙参为末，每服二钱，米饮调下。（《证治要诀》）

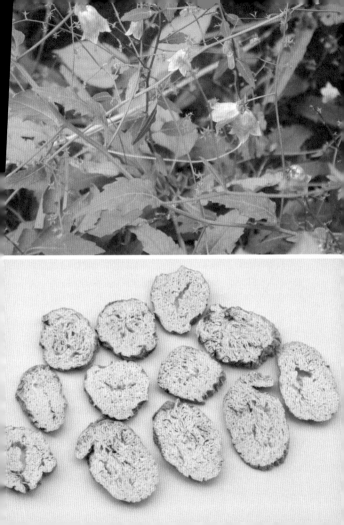

桔梗

释名 白药（《别录》），梗草（《别录》），荠苨（《本经》）。

根

气味 辛，微温，有小毒。

主治 胸胁痛如刀刺，腹满肠鸣幽幽，惊恐悸气。（《本经》）利五脏肠胃，补血气，除寒热风痹，温中消谷，疗喉咽痛，下蛊毒。（《别录》）治下痢，破血积气，消聚痰涎，去肺热气促嗽逆，除腹中冷痛，主中恶及小儿惊痫。（甄权）下一切气，止霍乱转筋，心腹胀痛，补五劳，养气，除邪辟温，破症瘕肺痈，养血排脓，补内漏及喉痹。（大明）利窍，除肺部风热，清利头目咽嗌，胸膈滞气及痛，除鼻塞。（元素）治寒呕。（李杲）主口舌生疮，赤目肿痛。（时珍）

附方

痰嗽喘急： 桔梗一两半，为末，用童子小便半升，煎四合，去滓温服。（《简要济众方》）

喉痹毒气： 桔梗二两，水三升，煎一升，顿服。（《千金方》）

少阴咽痛（少阴证，二三日咽痛者，可与甘草汤；不瘥者，与桔梗汤主之）： 桔梗一两，甘草二两，水三升，煮一升，分服。（张仲景《伤寒论》）

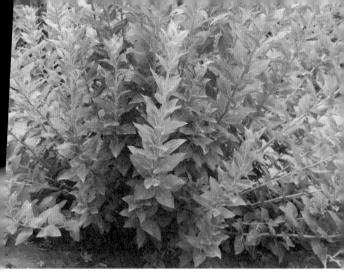

骨槽风痛，牙根肿痛： 桔梗为末，枣瓤和丸皂子大，绵裹咬之。仍以荆芥汤漱之。（《经验方》）

鼻出衄血、吐血下血： 桔梗为末，水服方寸匕，日四服。一加生犀角屑。（《普济方》）

妊娠中恶（心腹疼痛）： 桔梗一两锉，水一钟，生姜三片，煎六分，温服。（《圣惠方》）

芦头

主治 吐上膈风热痰实，生研末，白汤调服一二钱，探吐。（时珍）

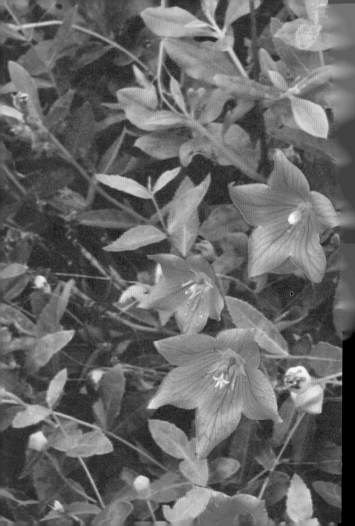

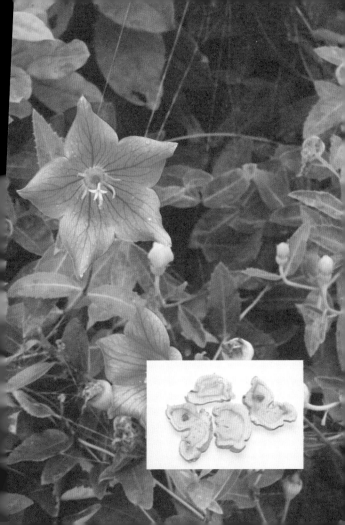

黄精

释名 黄芝（《瑞草经》），菟竹（《别录》），鹿竹（《别录》），龙衔（《广雅》）。

根

气味 甘，平，无毒。

主治 补中益气，除风湿，安五脏。久服轻身延年不饥。（《别录》）

补五劳七伤，助筋骨，耐寒暑，益脾胃，润心肺。单服九蒸九暴食之，驻颜断谷。（大明）

补诸虚，止寒热，填精髓，下三尸虫。（时珍）

附方

补肝明目： 黄精二斤，蔓荆子一升（淘），同和，九蒸九晒，为末。空心每米饮下二钱，日二服，延年益寿。（《圣惠方》）

补虚精气： 黄精、枸杞子等份，捣作饼，日干为末，炼蜜丸梧子大。每汤下五十丸。（《奇效良方》）

食 疗 药 膳

黄精粥

原料： 黄精30克，粳米50克。

04 8　I　04 9　本草纲目药物速认速查小红书

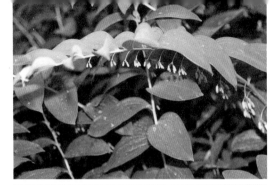

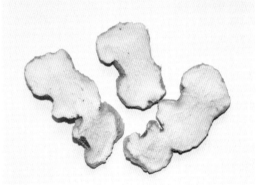

制法：将黄精切碎，与粳米共煮为粥。

用法：每日早餐食用。

功效：补气生血。

适用：腰膝酸软、筋骨虚弱等。

知母

释名 连母（《本经》），货母（《本经》），地参（《本经》），儿草（《别录》）。

根

气味 苦，寒，无毒。

主治 消渴热中，除邪气，肢体浮肿，下水，补不足，益气。（《本经》）疗伤寒久疟烦热，胁下邪气，膈中恶，及风汗内疸。多服令人泄。（《别录》）心烦躁闷，骨热劳往来，产后蓐劳，肾气劳，憎寒虚烦。（甄权）安胎，止子烦，辟射工、溪毒。（时珍）

附方

紫癜风疾： 醋磨知母擦之，日三次。（《卫生易简方》）

嵌甲肿痛： 知母（烧存性）研，掺之。（《多能方》）

食 疗 药 膳

知母龙骨炖鸡

原料： 知母20克，龙骨40克，雏母鸡1只（当年未下蛋）。

制法： 将母鸡拔毛去内脏，洗净，取知母、龙骨放入鸡腹腔内，小火炖至熟烂即可。

用法： 早、晚佐餐食用。

功效： 滋阴降火。

适用： 早泄伴情欲亢盛、梦遗滑精者。

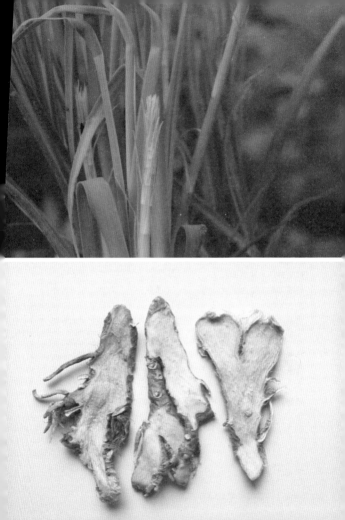

肉苁蓉

释名 肉松容（吴普），黑司命（吴普）。

气味 甘，微温，无毒。

主治 五劳七伤，补中，除茎中寒热痛，养五脏，强阴，益精气，多子，妇人症瘕。久服轻身。（《本经》）除膀胱邪气腰痛，止痢。（《别录》）益髓，悦颜色，延年，大补壮阳，日御过倍，治女人血崩。（甄权）男子绝阳不兴，女子绝阴不产，润五脏，长肌肉，暖腰膝，男子泄精，尿血遗沥，女子带下阴痛。（大明）

附方

补益劳伤（精败面黑）： 用肉苁蓉四两，水煮令烂，薄细切，研精羊肉，分为四度，下五味，以米煮粥，空心食。（《药性论》）

肾虚白浊： 肉苁蓉、鹿茸、山药、白茯苓等份，为末，米糊丸梧子大，每枣汤下三十丸。（《圣济总录》）

汗多便秘（老人虚人皆可用）： 肉苁蓉（酒浸，焙）二两，研沉香末一两，为末，麻子仁汁打糊，丸梧子大。每服七十丸，白汤下。（《济生方》）

破伤风病（口禁身强）： 肉苁蓉切片晒干，用一小盏，底上穿定，烧烟，于疮上熏之，累效。（《卫生总微》）

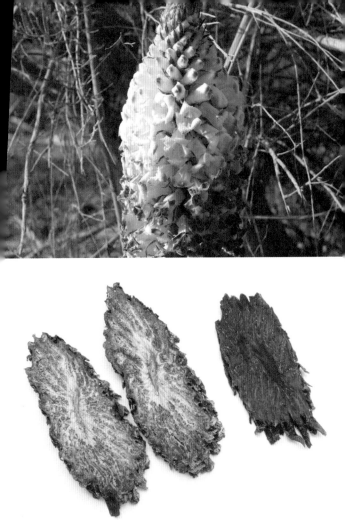

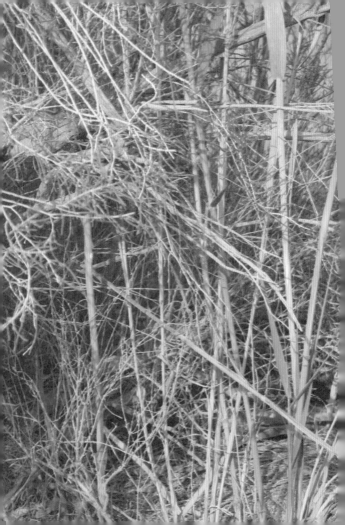

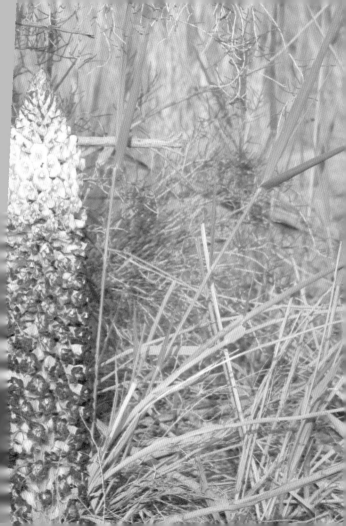

锁阳

气味 甘，温，无毒。

主治 大补阴气，益精血，利大便。虚人大便燥结者，啖之可代
苁蓉，煮粥弥佳。不燥结者勿用。（震亨）润燥养筋，治痿弱。
（时珍）

食 疗 药 膳

锁阳粥

原料： 锁阳15克，大米50克。

制法： 将锁阳择净，放入锅中，加清水适量浸泡5~10分钟，
水煎取汁，加大米煮粥服食。

用法： 每日1剂，连续3~5日。

功效： 补肾壮阳，润肠通便。

适用： 肾阳不足，精血亏虚所致的阳痿、遗精、不孕、腰膝酸
软、筋骨无力等。

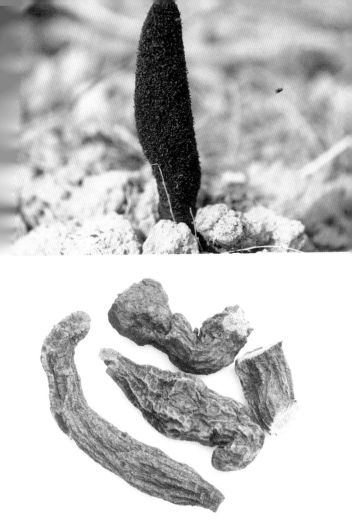

赤箭/天麻

《本经》上品/
（宋·《开宝》）

释名 赤箭芝（《药性》），合离草（《抱朴子》），神草（吴普），鬼督邮（《本经》）。

赤箭

气味 辛，温，无毒。

主治 杀鬼精物，蛊毒恶气。久服益气力，长阴肥健，轻身增年。（《本经》）消痈肿，下支满，寒疝下血。（《别录》）天麻，主诸风湿痹，四肢拘挛，小儿风痫惊气，利腰膝，强筋力。久服益气，轻身长年。（《开宝》）治风虚眩晕头痛。（元素）

附方

天麻丸（消风化痰，清利头目，宽胸利膈。治心忪烦闷，头晕欲倒，项急，肩背拘倦，神昏多睡，肢节烦痛，皮肤瘙痒，偏正头痛，鼻，面目虚浮，并宜服之）：天麻半两，川芎二两，为末，炼蜜丸如芡子大。每食后嚼一丸，茶酒任下。（《普济方》）

腰脚疼痛：天麻、半夏、细辛各二两，绢袋二个，各盛药令匀，蒸热交互熨痛处，汗出则愈。数日再熨。（《卫生易简方》）

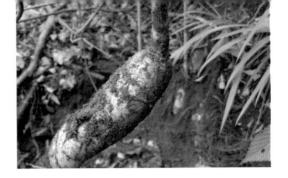

还筒子

主治 定风补虚，功同天麻。（时珍）

附方

益气固精（补血，黑发，益寿，有奇效）： 还筒子半两，芡实半两，金银花二两，破故纸（酒浸，春三、夏一、秋二、冬五日，焙，研末）二两，各研末，蜜糊丸梧子大。每服五十丸，空心盐汤温酒任下。（《邓才杂兴方》）

食疗 药膳

天麻陈皮粥

原料： 天麻15克，陈皮9克，大米100克，白糖适量。

制法： 将天麻切片后，与陈皮、大米、适量水同放入锅内煮粥，待粥熟后，再加入适量的白糖调匀即可。

用法： 食用。每日分2次服完。

功效： 祛痰开窍，平肝息风。

适用： 癫痫病。

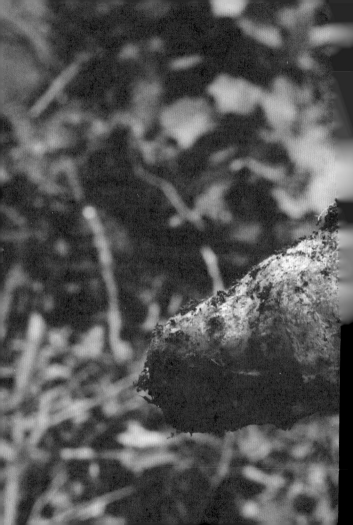

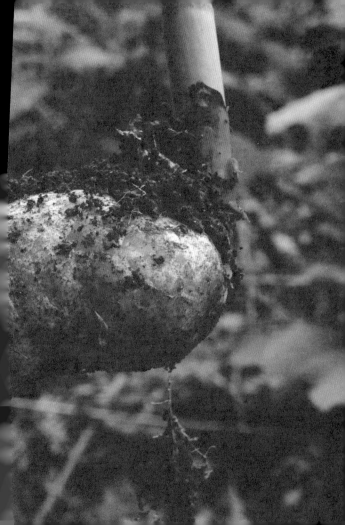

术

释名 山蓟（《本经》），马蓟（《纲目》），山连（《别录》）。

气味 甘，温，无毒。

主治 风寒湿痹，死肌痉疸，止汗除热消食。作煎饵，久服轻身延年不饥。（《本经》）主大风在身面，风眩头痛，目泪出，消痰水，逐皮间风水结肿，除心下急满，霍乱吐下不止，利腰脐间血，益津液，暖胃消谷嗜食。（《别录》）理胃益脾，补肝风虚，主舌本强，食则呕，胃脘痛，身体重，心下急痛，心下水痞。冲脉为病，逆气里急，脐腹痛。（好古）

附方

胸膈烦闷： 白术末，水服方寸匕。（《千金方》）

心下有水： 白术三两，泽泻五两，水三升，煎一升半，分三服。（《梅师方》）

湿气作痛： 白术切片，煎汁熬膏，白汤点服。（《集简方》）

中湿骨痛： 术一两，酒三盏，煎一盏，顿服。不饮酒，以水煎之。（《三因良方》）

自汗不止： 白术末，饮服方寸匕，日二服。（《千金方》）

湿泻暑泻： 白术、车前子等份，炒为末，白汤下二三钱。（《简便方》）

久泻滑肠： 白术（炒）、茯苓各一两，糯米（炒）二两，为末，枣肉拌食，或丸服之。（《简便方》）

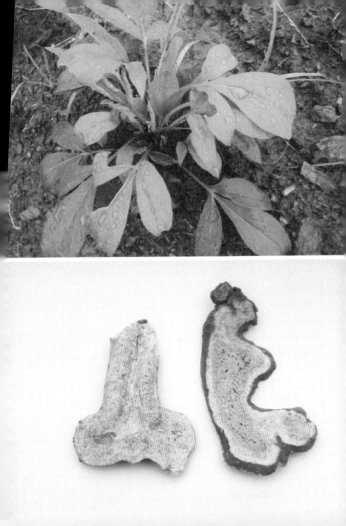

苍术

释名 赤术（《别录》），山精（《抱朴》），仙术（《纲目》），山蓟。

气味 苦，温，无毒。

主治 风寒湿痹，死肌痉疸。作煎饵久服，轻身延年不饥。（《本经》）主头痛，消痰水，逐皮间风水结肿，除心下急满及霍乱吐下不止，暖胃消谷嗜食。（《别录》）治湿痰留饮或挟瘀血成窠囊，及脾湿下流，浊沥带下，滑泻肠风。（时珍）

附方

暑月暴泻（壮脾温胃，饮食所伤）： 曲术丸，用神曲（炒），苍术（米泔浸一夜，焙），等份为末，糊丸梧子大。每服三五十丸，米饮下。（《和剂局方》）

湿气身痛： 苍术泔浸切，水煎，取浓汁熬膏，白汤点服。（《简便方》）

补虚明目、健骨和血： 苍术（泔浸）四两，熟地黄（焙）二两，为末，酒糊丸梧子大。每温酒下三五十丸，日三服。（《普济方》）

眼目昏涩： 苍术半斤（泔浸七日，去皮切焙），木贼二两，为末。每服一钱，茶酒任下。（《圣惠方》）

风牙肿痛： 苍术盐水浸过，烧存性，研末揩牙，去风热。（《普济方》）

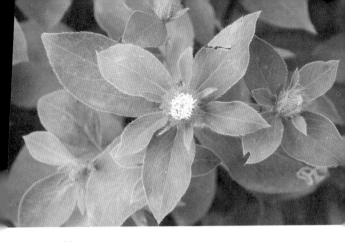

苗

主治 作饮甚香，去水。（弘景）亦止自汗。

食 疗 药 膳

苍术粥

原料： 苍术10克，大米100克，白糖少许。

制法： 将苍术择净，放入锅中，加清水适量，水煎取汁，加大米煮粥，待熟时调入白糖，再煮1~2沸即成。

用法： 每日1剂，早餐食用。

功效： 燥湿健脾，祛风除湿。

适用： 湿阻中焦所致的脘腹胀满、食欲不振、恶心呕吐、倦怠乏力、风寒湿痹等。

狗脊

《本经》中品

释名 强膂(《别录》)，扶筋(《别录》)，百枝(《本经》)，狗青(吴普)。

根

气味 苦，平，无毒。

主治 腰背强，关节缓急，周痹寒湿膝痛，颇利老人。(《本经》)疗失溺不节，男女脚弱腰痛，风邪淋露，少气目暗，坚脊利俯仰，女子伤中关节重。(《别录》)男子女人毒风软脚，坚气虚弱，续筋骨，补益男子。(甄权)强肝肾，健骨，治风虚。(时珍)

附方

室女白带(冲任虚寒)：鹿茸丸，用金毛狗脊(燎去毛)、白敛各一两，鹿茸(酒蒸，焙)二两，为末，用艾煎醋汁打糯米糊，丸梧子大。每服五十丸，空心温酒下。(《济生方》)

固精强骨：金毛狗脊、远志肉、白茯神、当归身等份，为末，炼蜜丸梧子大。每酒服五十丸。(《集简方》)

病后足肿(节食以养胃气)：外用狗脊，煎汤渍洗。(《伤寒蕴要》)

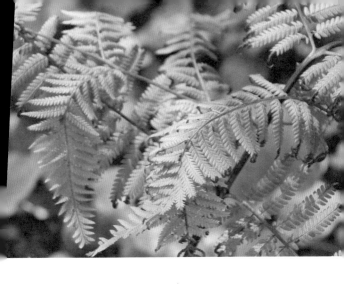

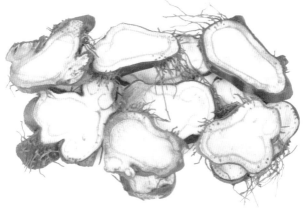

贯众

释名 贯节（《本经》），贯渠（《本经》），黑狗脊（《纲目》），凤尾草（《图经》）。

根

气味 苦，微寒，有毒。

主治 腹中邪热气，诸毒，杀三虫。（《本经》）去寸白，破症瘕，除头风，止金疮。（《别录》）为末，水服一钱，止鼻血有效。（苏颂）治下血崩中带下，产后血气胀痛，斑疹毒，漆毒，骨哽。解猪病。（时珍）

附方

鼻衄不止： 贯众根末，水服一钱。（《普济方》）

女人血崩： 贯众半两，煎酒服之，立止。（《集简方》）

头疮白秃： 贯众、白芷为末，油调涂之。又方，贯众烧末，油调涂。（《圣惠方》）

鸡鱼骨哽： 贯众、缩砂、甘草等份，为粗末，绵包少许，含之咽汁，久则随痰自出。（《普济方》）

血痢不止： 凤尾草根（即贯众）五钱，煎酒服。陈解元吉言所传。（《集简方》）

花

主治 恶疮，令人泄。（《别录》）

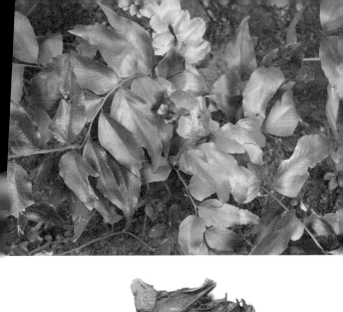
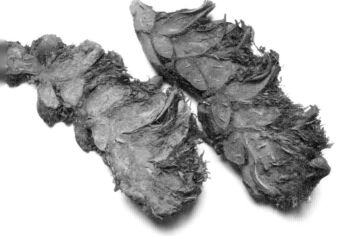

巴戟天

释名 不凋草（《日华》），三蔓草。

根

气味 辛、甘，微温，无毒。

主治 大风邪气，阴痿不起，强筋骨，安五脏，补中增老益气。（《本经》）疗头面游风，小腹及阴中相引痛，补五劳，益精，利男子。（《别录》）治男子夜梦鬼交精泄，强阴下气，治风癞。（甄权）治一切风，疗水胀。（《日华》）治脚气，去风疾，补血海。（时珍，出《仙经》）

食 疗 药 膳

巴戟鹿肉

原料： 巴戟天20克，鹿肉250克，肉桂6克。

制法： 将鹿肉洗净，切小块，与巴戟天、肉桂共入砂锅内，加少许盐、料酒、味精，小火煮炖，待鹿肉烂熟即可。

用法： 每晚1次顿服，连服数日。

功效： 补益精，壮阳固精。

适用： 精血不足，阳虚不固之阳痿、遗精、早泄、体弱身倦等。

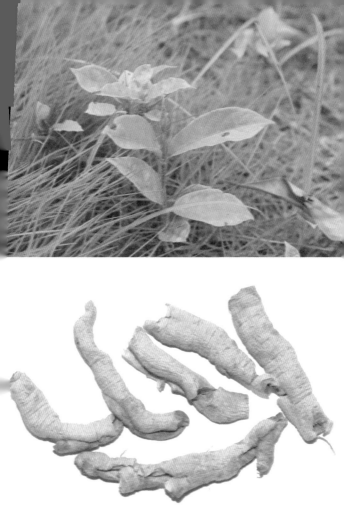

远志

释名 苗名小草（《本经》），细草（《本经》），棘苑（《本经》）。

根

气味 苦，温，无毒。

主治 咳逆伤中，补不足，除邪气，利九窍，益智慧，耳目聪明，不忘，强志倍力。久服轻身不老。（《本经》）长肌肉，助筋骨，妇人血噤失音，小儿客忤。（《日华》）肾积奔豚。（好古）治一切痈疽。（时珍）

叶

主治 益精补阴气，止虚损梦泄。（《别录》）

附方

喉痹作痛： 远志肉为末，吹之，涎出为度。（《直指方》）

吹乳肿痛： 远志焙研，酒服二钱，以滓敷之。（《袖珍方》）

小便赤浊： 远志，甘草水煮半斤，茯神、益智仁各二两，为末，酒糊丸梧子大，每空心枣汤下五十丸。（《普济方》）

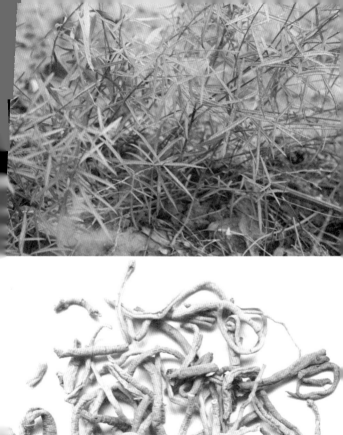
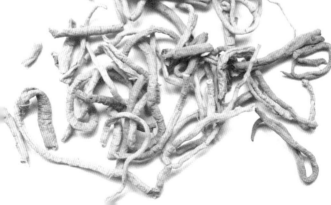

淫羊藿

释名 仙灵脾（《唐本》），放杖草（《日华》），三枝九叶草（《图经》）。

根叶

气味 辛，寒，无毒。

主治 阴痿绝伤，茎中痛，利小便，益气力，强志。（《本经》）坚筋骨，消瘰疬赤痈，下部有疮，洗出虫。丈夫久服，令人无子。（《别录》）丈夫绝阳无子，女人绝阴无子，老人昏耄，中年健忘，一切冷风劳气，筋骨挛急，四肢不仁，补腰膝，强心力。（大明）

附方

益丈夫兴阳、理腰膝冷： 仙灵脾酒。用淫羊藿一斤，酒一斗，浸三日，逐时饮之。（《食医心镜》）

小儿雀目： 仙灵脾根、晚蚕蛾各半两，炙甘草、射干各二钱半，为末。用羊子肝一枚，切开掺药二钱，扎定，以黑豆一合，米泔一盏，煮熟，分二次食，以汁送之。（《普济方》）

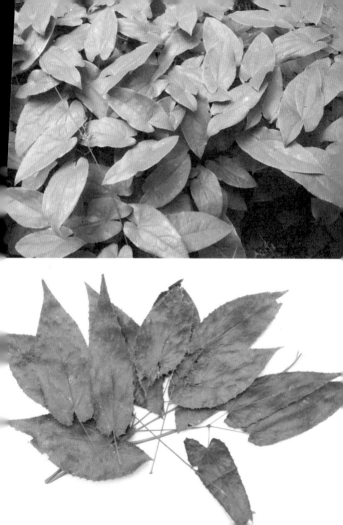

仙茅

（宋·《开宝》）

释名 独茅（《开宝》），茅爪子（《开宝》），婆罗门参。

根

气味 辛，温，有毒。

主治 心腹冷气不能食，腰脚风冷挛痹不能行，丈夫虚劳，老人失溺无子，益阳道。久服通神强记，助筋骨，益肌肤，长精神，明目。（《开宝》）治一切风气，补暖腰脚，清安五脏。久服轻身，益颜色。丈夫五劳七伤，明耳目，填骨髓。（李珣）开胃消食下气，益房事不倦。（大明）

附方

壮筋骨，益精神，明目，黑髭须： 仙茅丸，仙茅二斤，糯米泔浸五日，去赤水，夏月浸三日，铜刀刮锉阴干，取一斤；苍术二斤，米泔浸五日，刮皮焙干，取一斤；枸杞子一斤；车前子十二两；白茯苓（去皮）、茴香（炒）、柏子仁（去壳）各八两；生地黄（焙）、熟地黄（焙）各四两；为末，酒煮糊丸如梧子大。每服五十丸，食前温酒下，日二服。（《圣济总录》）

定喘下气（补心肾）： 神秘散，用白仙茅半两，米泔浸三宿，晒炒；团参二钱半；阿胶一两半，炒；鸡膍胵一两，烧；为末。每服二钱，糯米饮空心下，日二服。（《三因方》）

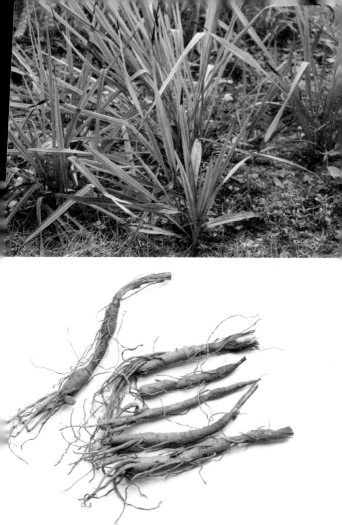

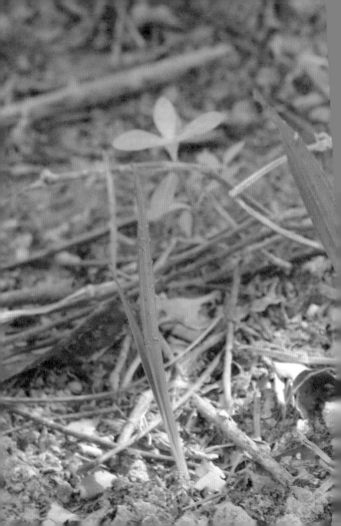

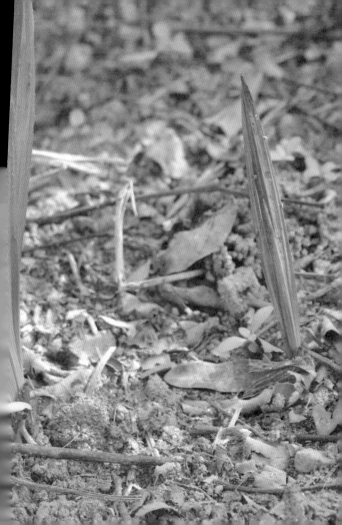

玄参

释名 黑参（《纲目》），重台（《本经》），正马（《别录》），馥草（《开宝》）。

根

气味 苦，微寒，无毒。

主治 腹中寒热积聚，女子产乳余疾，补肾气，令人明目。（《本经》）热风头痛，伤寒劳复，治暴结热，散瘤瘘瘰疬。（甄权）治游风，补劳损，心惊烦躁，骨蒸传尸邪气，止健忘，消肿毒。（大明）滋阴降火，解斑毒，利咽喉，通小便血滞。（时珍）

附方

赤脉贯瞳： 玄参为末，以米泔煮猪肝，日日蘸食之。（《济急仙方》）

发斑咽痛： 玄参升麻汤。用玄参、升麻、甘草各半两，水三盏，煎一盏半，温服。（《南阳活人书》）

急喉痹风（不拘大人小儿）： 玄参、苍耳子半生半炒各一两，为末，新水服一盏，立瘥。（《圣惠方》）

鼻中生疮： 玄参末涂之，或以水浸软塞之。（《卫生易简方》）

三焦积热： 玄参、黄连、大黄各一两，为末，炼蜜丸梧子大。每服三四十丸，白汤下。小儿丸粟米大。（《丹溪方》）

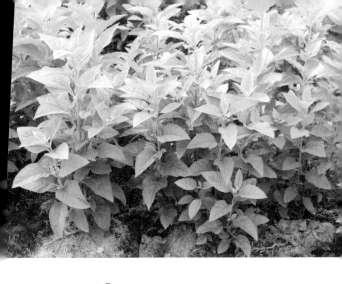

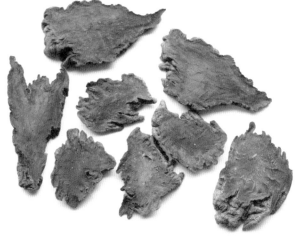

地榆

释名 玉豉，酸赭。

根

气味 苦，微寒，无毒。

主治 妇人乳产，痓痛七伤，带下五漏，止痛止汗，除恶肉，疗金疮。（《本经》）止脓血，诸瘘恶疮热疮，补绝伤，产后内塞，可作金疮膏，消酒，除渴，明目。（《别录》）止冷热痢疳痢，极效。（《开宝》）止吐血鼻衄肠风，月经不止，血崩，产前后诸血疾，并水泻。（大明）治胆气不足。（李杲）汁酿酒治风痹，补脑。捣汁涂虎犬蛇虫伤。（时珍）酸赭：味酸。主内漏，止血不足。（《别录》）

附方

男女吐血： 地榆三两，米醋一升，煮十余沸，去滓，食前稍热服一合。（《圣惠方》）

血痢不止： 地榆晒研，每服二钱，掺在羊血上，炙熟食之，以捻头煎汤送下。一方，以地榆煮汁作饮，每服三合。（《圣济总录》）

下血不止（二十年者）： 取地榆、鼠尾草各二两。水二升，煮一升，顿服。若不断，以水渍屋尘饮一小杯投之。（《肘后方》）

小儿疳痢： 地榆煮汁，熬如饴糖，与服便已。（《肘后方》）

毒蛇螫人： 新地榆根捣汁饮，兼以渍疮。（《肘后方》）

小儿湿疮： 地榆煮浓汁，日洗二次。（《千金方》）

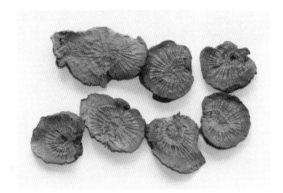

叶

主治 作饮代茶，甚解热。（苏恭）

食 疗 药 膳

地榆粥

原料： 地榆20克，大米100克，白糖适量。

制法： 将地榆择净，放入锅中，加清水适量，浸泡5～10分钟后，水煎取汁，加大米煮粥，待粥熟时下白糖，再煮1～2沸即成。

用法： 每日1剂，连续3～5日。

功效： 凉血止血，解毒敛疮。

适用： 衄血、咯血、吐血、尿血、痔疮出血、崩漏、血痢不止及水火烫伤等。

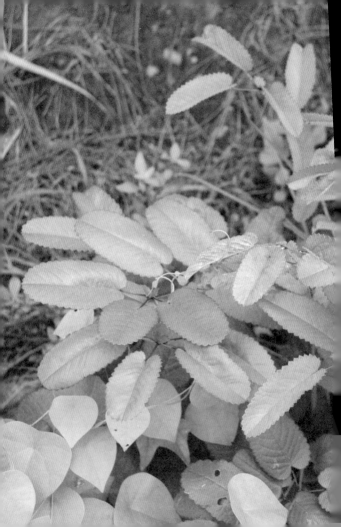

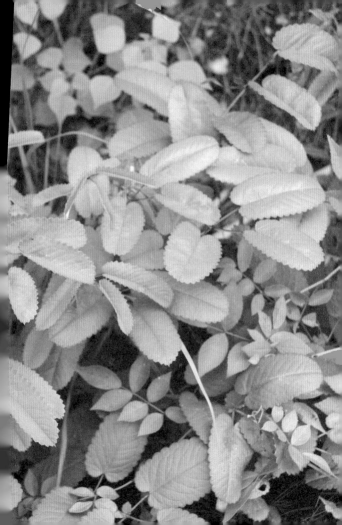

丹参

释名 赤参（《别录》），山参（《日华》），郄蝉草（《本经》），木羊乳（吴普）。

根

气味 苦，微寒，无毒。

主治 心腹邪气，肠鸣幽幽如走水，寒热积聚，破症除瘕，止烦满，益气。（《本经》）养血，去心腹痛疾结气，腰脊强脚痹，除风邪留热。久服利人。（《别录》）活血，通心包络，治疝痛。（时珍）

附方

妇人经脉不调，或前或后，或多或少，产前胎不安，产后恶血不下，兼治冷热劳，腰脊痛，骨节烦疼： 丹参散，用丹参洗净，切晒为末。每服二钱，温酒调下。（《妇人明理方》）

惊痫发热： 丹参摩膏，用丹参、雷丸各半两，猪膏二两，同煎七上七下，滤去滓盛之。每以摩儿身上，日三次。（《千金方》）

热油火灼（除痛生肌）： 丹参八两锉，以水微调，取羊脂二斤，煎三上三下，以涂疮上。（《肘后方》）

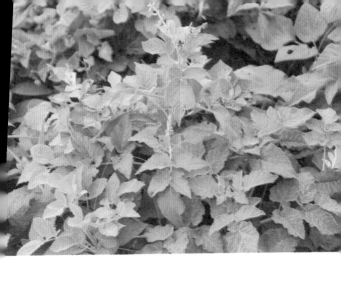

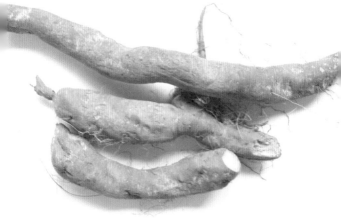

紫参

释名 牡蒙（《本经》），童肠（《别录》），五鸟花（《纲目》）。

根

气味 苦，寒，无毒。

主治 心腹积聚，寒热邪气，通九窍，利大小便。（《本经》）疗肠胃大热，唾血衄血，肠中聚血，痈肿诸疮，止渴益精。（《别录》）治心腹坚胀，散瘀血，治妇人血闭不通。（甄权）主狂疟瘟疟，鼽血汗出。（好古）牡蒙：治金疮，破血，生肌肉，止痛，赤白痢，补虚益气，除脚肿，发阴阳。（苏恭）

附方

痢下： 紫参半斤，水五升，煎二升，入甘草二两，煎取半升，分三服。（张仲景《金匮玉函》）

吐血不止： 紫参、人参、阿胶（炒）等份，为末，乌梅汤服一钱。一方去人参，加甘草，以糯米汤服。（《圣惠方》）

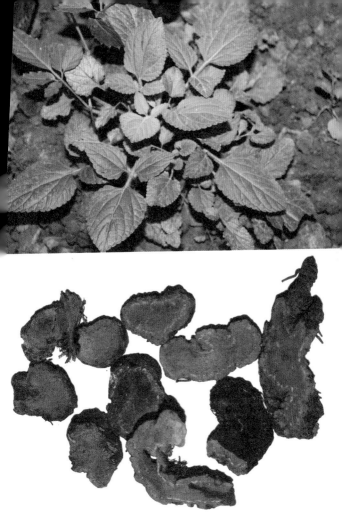

紫草

释名 紫丹(《别录》),藐(《尔雅》),地血(吴普),鸦衔草。

根

气味 苦,寒,无毒。

主治 心腹邪气,五疸,补中益气,利九窍。(《本经》)通水道,疗肿胀满痛。以合膏,疗小儿疮,及面皶。(《别录》)治斑疹痘毒,活血凉血,利大肠。(时珍)

附方

消解痘毒: 紫草一钱,陈皮五分,葱白三寸,新汲水煎服。(《直指方》)

婴童疹痘(三四日,隐隐将出未出,色赤便闭者): 紫草二两(锉),以百沸汤一盏泡,封勿泄气,待温时服半合,则疮虽出亦轻。大便利者勿用。煎服亦可。(《经验后方》)

痈疽便闭: 紫草、栝楼实等份,新水煎服。(《直指方》)

小儿白秃: 紫草煎汁涂之。(《圣惠方》)

小便卒淋: 紫草一两,为散,每食前用井华水服二钱。(《千金翼》)

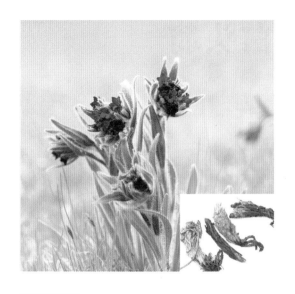

紫草粥

原料： 紫草15克，大米100克，白糖适量。

制法： 将紫草洗净，放入锅中，加清水适量，水煎取汁，再加大米煮粥，待熟时调入白糖，再煮1~2沸即成。

用法： 每日1剂。

功效： 凉血退疹，清热解毒。

适用： 斑疹紫黑、麻疹疹色紫暗及疮疡、阴痒等。

白头翁

释名 野丈人（《本经》），胡王使者（《本经》），奈何草（《别录》）。

根

气味 苦，温，无毒。

主治 温疟狂易寒热，症瘕积聚瘿气，逐血止腹痛，疗金疮。（《本经》）鼻衄。（《别录》）止毒痢。（弘景）赤痢腹痛，齿痛，百节骨痛，项下瘰疬。（甄权）一切风气，暖腰膝，明目消赘。（大明）

附方

下痢咽痛： 春夏病此，宜用白头翁、黄连各一两，木香二两，水五升，煎一升半，分三服。（《圣惠方》）

外痔肿痛： 白头翁草，一名野丈人，以根捣涂之，逐血止痛。（《卫生易简方》）

小儿秃疮： 白头翁根捣敷，一宿作疮，半月愈。（《肘后方》）

花

主治 疟疾寒热，白秃头疮。（时珍）

092 ｜ 093　本草纲目药物速认速查小红书

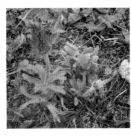 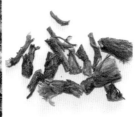

白头翁秦皮粥

原料： 白头翁15克，秦皮12克，黄柏10克，黄连3克，粳米100克。

制法： 先煎前4种，取汁去渣，淘净的粳米煮粥，粥熟时调入白糖即可。

用法： 每日早、晚各1次，温热服。

功效： 清热利湿，杀菌止痢。

适用： 细菌性痢疾、肠炎。

黄连白头翁粥

原料： 白头翁50克，黄连10克，粳米30克。

制法： 将黄连、白头翁入砂锅，水煎，去渣取汁。将锅中加清水400毫升，煮至米开花，加入药汁，煮成粥，待食。

用法： 每日3次，温热服食。

功效： 清热，解毒，凉血。

适用： 中毒性痢疾。

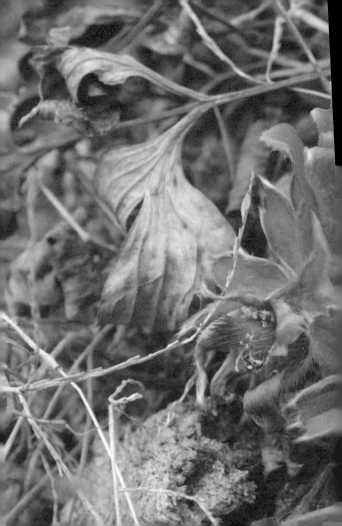

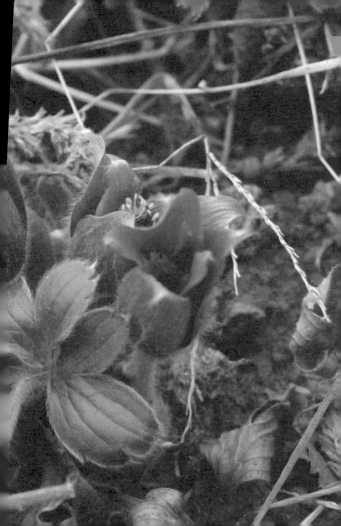

白及

释名 连及草（《本经》），甘根（《本经》），白给。

根

气味 苦，平，无毒。

主治 痈肿恶疮败疽，伤阴死肌，胃中邪气，贼风鬼击，痱缓不收。（《本经》）止惊邪血邪血痢，痫疾风痹，赤眼症结，温热疟疾，发背瘰疬，肠风痔瘘，扑损，刀箭疮，汤火疮，生肌止痛。（大明）止肺血。（李杲）白给：主伏虫白癣肿痛。（《别录》）

附方

鼻衄不止： 津调白及末，涂山根上，仍以水服一钱，立止。（《经验方》）

疔疮肿毒： 白及末半钱，以水澄之，去水，摊于厚纸上贴之。（《袖珍方》）

食 疗 药 膳

白及米蒜粥

原料： 白及粉5克，紫皮大蒜30克，大米60克。

制法： 先将紫皮大蒜去皮，放沸水中煮1分钟后捞出，将大米、白及粉放水中煮成粥，再放入大蒜共煮成粥。

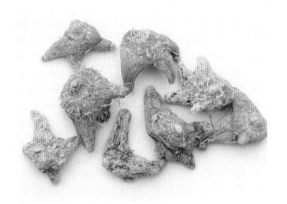

用法： 早、晚常服。

功效： 补肺养阴。

适用： 脾肺气虚型肺结核。

白及沙参粥

原料： 白及粉6克，北沙参20克，百合25克，川贝母10克，粳米400克，白糖15克。

制法： 将川贝母、百合、北沙参、粳米洗净，备用。将粳米、川贝母、百合、北沙参、白及粉同放炖锅内，加入清水，置大火上烧沸，再用小火炖煮35分钟，加入白糖即成。

用法： 每日1次，每次吃粥200克。

功效： 滋阴润肺。

适用： 干咳、咳声短促、少痰或痰中带血等。

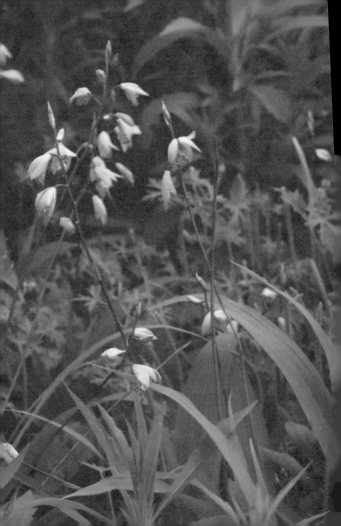

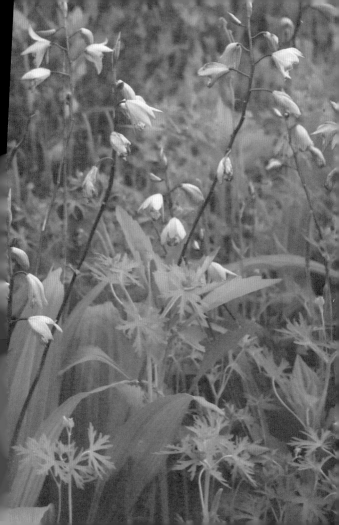

三七

《纲目》

释名 山漆（《纲目》），金不换。

根

气味 甘、微苦，温，无毒。

主治 止血散血定痛，金刃箭伤、跌扑杖疮、血出不止者，嚼烂涂，或为末掺之，其血即止。亦主吐血衄血，下血血痢，崩中经水不止，产后恶血不下，血晕血痛，赤目痈肿，虎咬蛇伤诸病。（时珍）

附方

吐血衄血： 山漆一钱，自嚼，米汤送下。或以五分，加入八核汤。（《濒湖集简方》）

赤痢血痢： 三七三钱，研末，米泔水调服，即愈。（《濒湖集简方》）

大肠下血、妇人血崩： 三七研末，同淡白酒调一二钱服，三服可愈。加五分入四物汤，亦可。（《圣济总录》）

叶

主治 折伤跌扑出血，敷之即止，青肿经夜即散，余功同根。（时珍）

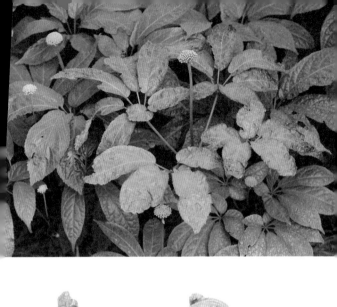
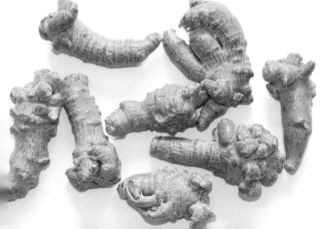

黄连

释名 王连（《本经》），支连（《药性》）。

根

气味 苦，寒，无毒。

主治 热气，目痛眦伤泣出，明目，肠澼腹痛下痢，妇人阴中肿痛。久服令人不忘。（《本经》）主五脏冷热，久下泄澼脓血，止消渴大惊，除水利骨，调胃厚肠益胆，疗口疮。（《别录》）去心窍恶血，解服药过剂烦闷及巴豆、轻粉毒。（时珍）

附方

心经实热： 泻心汤，用黄连七钱，水一盏半，煎一盏，食远温服。小儿减之。（《和剂局方》）

小便白淫（因心肾气不足，思想无穷所致）： 黄连、白茯苓等份，为末，酒糊丸梧子大。每服三十丸，煎补骨脂汤下，日三服。（《普济方》）

赤白暴痢（如鹅鸭肝者，痛不可忍）： 用黄连、黄芩各一两，水二升，煎一升，分三次热服。（《经验方》）

口舌生疮： 用黄连煎酒，时含呷之。（《肘后方》）

小儿口疳： 黄连、芦荟等份，为末，每蜜汤服五分。走马疳，入蟾灰等份，青黛减半，麝香少许。（《简便方》）

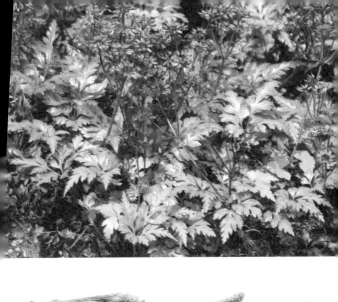

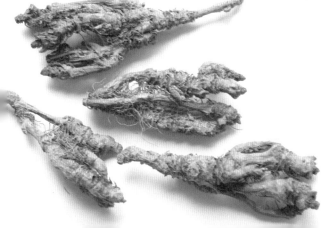

黄芩

释名 腐肠（《本经》），经芩（《别录》），条芩（《纲目》）。

根

气味 苦，平，无毒。

主治 诸热黄疸，肠澼泄痢，逐水，下血闭，恶疮疽蚀火疡。（《本经》）疗痰热胃中热，小腹绞痛，消谷，利小肠，女子血闭淋露下血，小儿腹痛。（《别录》）凉心，治肺中湿热，泻肺火上逆，疗上热，目中肿赤，瘀血壅盛，上部积血，补膀胱寒水，安胎，养阴退阳。（元素）治风热湿热头疼，奔豚热痛，火咳肺痿喉腥，诸失血。（时珍）

子

主治 肠澼脓血。（《别录》）

附方

小儿惊啼 黄芩、人参等份，为末。每服一字，水饮下。（《普济方》）

血淋热痛 黄芩一两，水煎热服。（《千金方》）

崩中下血 黄芩为细末，每服一钱，霹雳酒下，以秤锤烧赤，淬酒中也。许学士云，崩中多用止血及补血药。此方乃治阳乘于阴，所谓天暑地热，经水沸溢者也。（《本事方》）

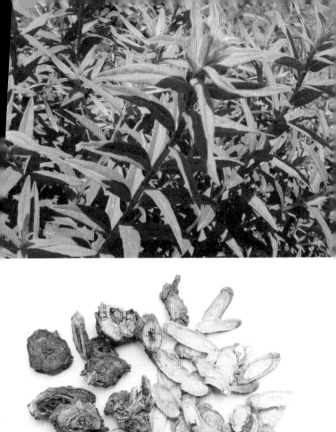

秦艽

释名 秦纠（《唐本》），秦爪（萧炳）。

根

气味 苦，平，无毒。

主治 寒热邪气，寒湿风痹，肢节痛，下水利小便。（《本经》）疗风无问久新，通身挛急。（《别录》）传尸骨蒸，治疳及时气。（大明）牛乳点服，利大小便，疗酒黄、黄疸，解酒毒，去头风。（甄权）除阳明风湿，及手足不遂，口噤牙痛口疮，肠风泻血，养血荣筋。（元素）泄热益胆气。（好古）治胃热虚劳发热。（时珍）

附方

暴泻引饮： 秦艽二两，甘草炙半两。每服三钱，水煎服。（《圣惠方》）

伤寒烦渴（心神躁热）： 秦艽一两，牛乳一大盏，煎六分，分作二服。（《圣惠方》）

小便艰难（或转胞，腹满闷，不急疗，杀人）： 用秦艽一两，水一盏；煎六分，分作二服。又方，加冬葵子等份，为末，酒服一匕。（《圣惠方》）

胎动不安： 秦艽、甘草炙、鹿角胶炒，各半两，为末。每服三钱，水一大盏，糯米五十粒，煎服。又方，秦艽、阿胶炒、艾叶等份，如上煎服。（《圣惠方》）

疮口不合（一切皆治）： 秦艽为末掺之。（《直指方》）

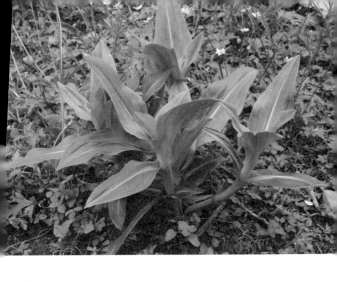

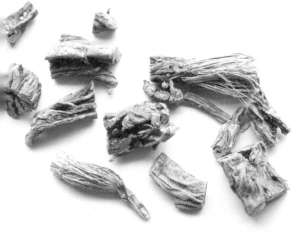

茈胡①

释名 地熏（《本经》），芸蒿（《别录》），山菜（吴普），
茹草（吴普），柴胡。

根

气味 苦，平，无毒。

主治 心腹肠胃中结气，饮食积聚，寒热邪气，推陈致新。久服
轻身，明目益精。（《本经》）除伤寒心下烦热，诸痰热结实，
胸中邪气，五脏间游气，大肠停积水胀，及湿痹拘挛，亦可作浴
汤。（《别录》）治阳气下陷，平肝胆三焦包络相火，及头痛
眩晕，目昏赤痛障翳，耳聋鸣，诸疟，及肥气寒热，妇人热入血
室，经水不调，小儿痘疹余热，五疳羸热。（时珍）

附方

虚劳发热： 柴胡、人参等份，每服三钱，姜、枣同水煎服。
（《澹寮方》）

湿热黄疸： 柴胡一两，甘草二钱半，作一剂，以水一碗，白茅根
一握，煎至十分，任意时时服，一日尽。（孙用和《秘宝方》）

眼目昏暗： 柴胡六铢，决明子十八铢，治筛，人乳汁和敷目上，
久久夜见五色。（《千金方》）

积热下痢： 柴胡、黄芩等份，半酒半水煎七分，浸冷，空心服
之。（《济急方》）

---

① 即柴胡。

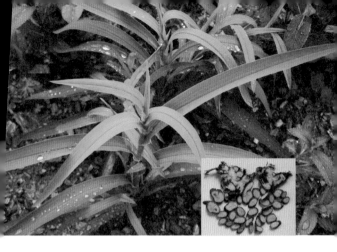

苗

主治 卒聋，捣汁频滴之。（《千金方》）

柴胡青叶粥

原料： 柴胡、大青叶各15克，粳米30克。

制法： 先把大青叶、柴胡加水1500毫升，煎至约1000毫升时，去渣取汁，入粳米煮粥，待粥将成时，入白糖调味。

用法： 早、晚分食，每日1剂，可连服数日。

功效： 清泻肝火。

适用： 慢性肝炎。

前胡

释名 时珍曰：按孙愐（《唐韵》作湔胡，名义未解。

根

气味 苦，微寒，无毒。

主治 痰满，胸胁中痞，心腹结气，风头痛，去痰，下气，治伤寒寒热，推陈致新，明目益精。（《别录》）能去热实，及时气内外俱热，单煮服之。（甄权）治一切气，破症结，开胃下食，通五脏，主霍乱转筋，骨节烦闷，反胃呕逆，气喘咳嗽，安胎，小儿一切疳气。（大明）清肺热，化痰热，散风邪。（时珍）

附方

小儿夜啼： 前胡捣筛，蜜丸小豆大。日服一丸，熟水下，至五六丸，以瘥为度。（《普济方》）

食 疗 药 膳

前胡粥

原料： 前胡10克，大米100克。

制法： 将前胡择净，放入锅中，加清水适量，浸泡5～10分钟后，水煎取汁，加大米煮粥，服食。

用法： 每日1剂，连续2～3日。

功效： 降气祛痰，宣散风热。

适用： 外感风热，或风热郁肺所致的咳嗽、气喘、痰稠、胸闷不舒等。

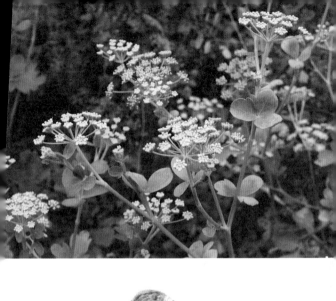

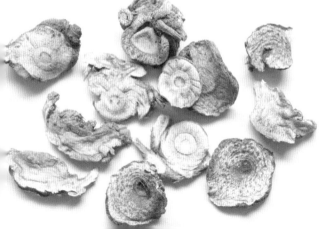

防风

《本经》上品

释名 铜芸（《本经》），茴芸（吴普），百枝（《别录》），百蜚（吴普）。

气味 甘，温，无毒。

主治 大风，头眩痛恶风，风邪目盲无所见，风行周身，骨节疼痹。久服轻身。（《本经》）烦满胁痛，风头面去来，四肢挛急，字乳金疮内痉。（《别录》）治上焦风邪，泻肺实，散头目中滞气，经络中留湿，主上部见血。（元素）搜肝气。（好古）

叶

主治 中风热汗出。（《别录》）

花

主治 四肢拘急，行履不得，经脉虚羸，骨节间痛，心腹痛。（甄权）

子

主治 疗风更优，调食之。（苏恭）

附方

自汗不止： 防风去芦为末，每服二钱，浮麦煎汤服。一方，防风

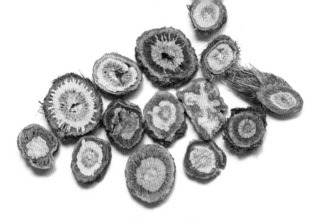

用麸炒，猪皮煎汤下。（《朱氏集验方》）

睡中盗汗： 防风二两，川芎一两，人参半两，为末。每服三钱，临卧饮下。（《卫生易简方》）

防风粥

原料： 防风105克，葱白2棵，粳米100克。

制法： 先将防风择洗干净，放入锅中，加清水适量，浸泡10分钟后，同葱白煎取药汁，去渣取汁。将粳米洗净煮粥，待粥将熟时加入药汁，煮成稀饭。

用法： 每日2次，趁热服食，连服2～3日。

功效： 祛风解表，散寒止痛。

适用： 感冒风寒、发热畏冷、恶风自汗、风寒痹痛、关节酸楚、肠鸣腹泻等。

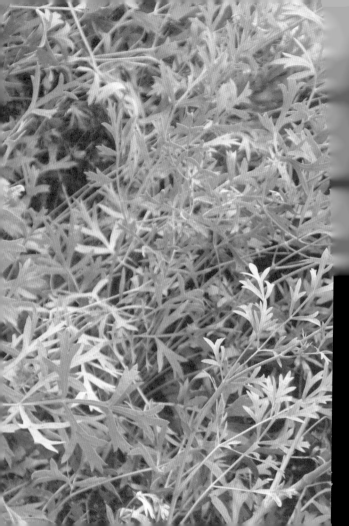

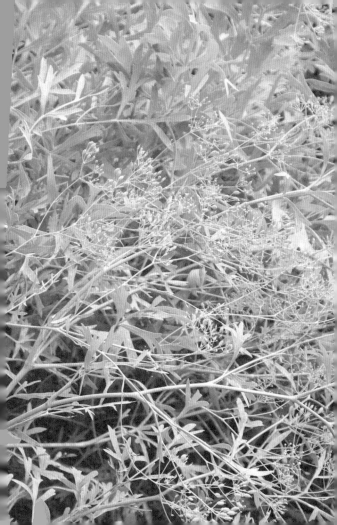

独活

释名 羌活（《本经》），独摇草（《别录》），胡王使者（吴普）。

根

气味 苦、甘，平，无毒。

主治 风寒所击，金疮止痛，奔豚痫痓，女子疝瘕。久服轻身耐老。（《本经》）疗诸贼风，百节痛风，无问久新。（《别录》）治风寒湿痹，酸痛不仁，诸风掉眩，颈项难伸。（李杲）去肾间风邪，搜肝风，泻肝气，治项强、腰脊痛。（好古）散痈疽败血。（元素）

附方

中风口噤（通身冷，不知人）： 独活四两，好酒一升，煎半升服。（《千金方》）

产后腹痛、产肠脱出： 羌活二两，煎酒服。（《必效方》）

妊娠浮肿、风水浮肿： 羌活、萝卜子同炒香，只取羌活为末。每服二钱，温酒调下，一日一服，二日二服，三日三服。乃嘉兴簿张昌明所传。（《许学士本事方》）

风牙肿痛： 用独活煮酒热漱之（《肘后方》）。用独活、地黄各三两，为末。每服三钱，水一盏煎，和滓温服，卧时再服（《文潞公药准》）。

喉闭口噤： 羌活三两，牛蒡子二两，水煎一钟，入白矾少许，灌之取效。（《圣济录》）

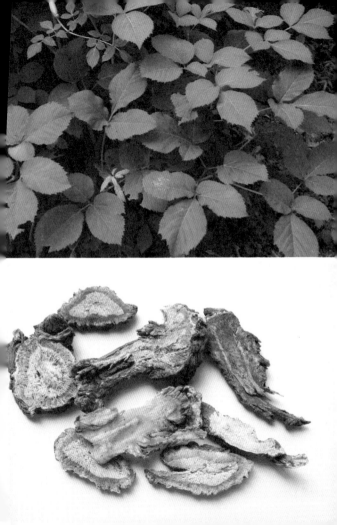

升麻

释名 周麻。

根

气味 甘、苦，平、微寒，无毒。

主治 解百毒，杀百精老物殃鬼，辟瘟疫瘴气邪气，蛊毒入口皆吐出，中恶腹痛，时气毒疠，头痛寒热，风肿诸毒，喉痛口疮。久服不夭，轻身长年。（《本经》）牙根浮烂恶臭，太阳鼽衄，为疮家圣药。（好古）消斑疹，行瘀血，治阳陷眩晕，胸胁虚痛，久泄下痢，后重遗浊，带下崩中，血淋下血，阴痿足寒。（时珍）

附方

卒肿毒起： 升麻磨醋频涂之。（《肘后方》）

喉痹作痛： 升麻片含咽。或以半两煎服取吐。（《直指方》）

胃热齿痛： 升麻煎汤，热漱咽之，解毒。或加生地黄。（《直指方》）

口舌生疮： 升麻一两，黄连三分，为末，绵裹含咽。（《本事方》）

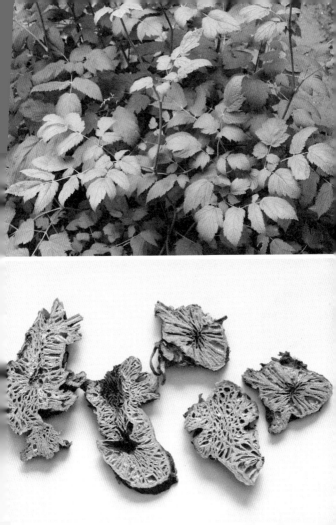

苦参

释名 苦骨（《纲目》），地槐（《别录》），菀槐（《别录》），野槐（《纲目》）。

根

气味 苦，寒，无毒。

主治 心腹结气，症瘕积聚，黄疸，溺有余沥，逐水，除痈肿，补中，明目止泪。（《本经》）渍酒饮，治疥杀虫。（弘景）治恶虫、胫酸。（苏恭）治热毒风，皮肌烦躁生疮，赤癞眉脱，除大热嗜睡，治腹中冷痛，中恶腹痛。（甄权）杀疳虫。炒存性，米饮服，治肠风泻血并热痢。（时珍）

附方

伤寒结胸（天行病四五日，结胸满痛壮热）：苦参一两，以醋三升，煮取一升二合，饮之取吐即愈。天行毒病，非苦参、醋药不解，及温覆取汗良。（《外台秘要》）

小儿身热：苦参煎汤浴之良。（《外台秘要》）

毒热足肿（作痛欲脱者）：苦参煮酒渍之。（《姚僧坦集验方》）

大肠脱肛：苦参、五倍子、陈壁土等份，煎汤洗之，以木贼末敷之。（《医方摘要》）

汤火伤灼：苦参末，油调敷之。（《卫生宝鉴》）

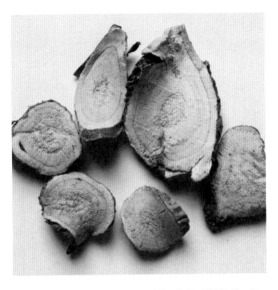

赤白带下：苦参二两，牡蛎粉一两五钱，为末。以雄猪肚一个，水三碗煮烂，捣泥和丸梧子大。每服百丸，温酒下。（《陆氏积德堂方》）

实（十月收采）

气味 苦，寒，无毒。

主治 久服轻身不老，明目。饵如槐子法，有验。（苏恭）

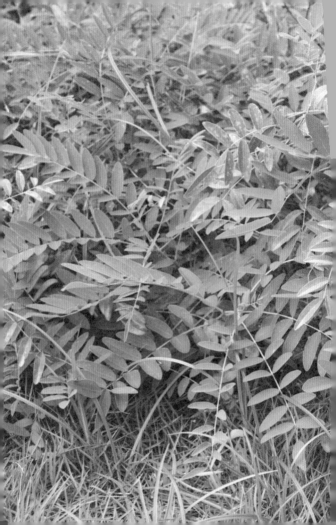

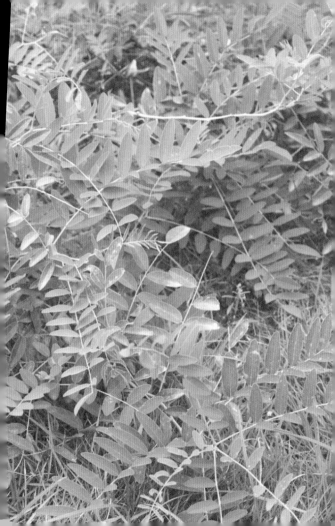

白鲜

释名 白膻（弘景），地羊鲜（《图经》），金雀儿椒（《日华》）。

根皮

气味 苦，寒，无毒。

主治 头风黄疸，咳逆淋沥，女子阴中肿痛，湿痹死肌，不可屈伸起止行步。（《本经》）疗四肢不安，时行腹中大热饮水，欲走大呼，小儿惊痫，妇人产后余痛。（《别录》）通关节，利九窍及血脉，通小肠水气，天行时疾，头痛眼疼。其花同功。（大明）治肺嗽。（苏颂）

附方

鼠瘘已破（出脓血者）：白鲜皮煮汁，服一升，当吐若鼠子也。（《肘后方》）

产后中风（人虚不可服他药者）：一物白鲜皮汤，用新汲水三升，煮取一升，温服。（《陈延之小品方》）

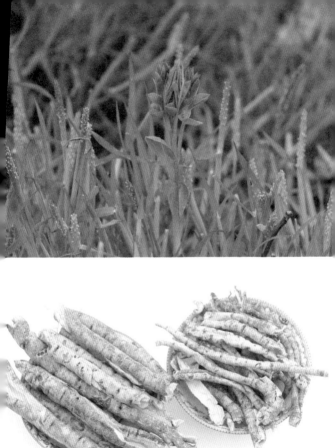

延胡索

（宋·《开宝》）

释名 玄胡索。

根

气味 辛，温，无毒。

主治 破血，妇人月经不调，腹中结块，崩中淋露，产后诸血病，血晕，暴血冲上，因损下血。煮酒或酒磨服。（《开宝》）除风治气，暖腰膝，止暴腰痛，破症瘕，扑损瘀血，落胎。（大明）治心气小腹痛，有神。（好古）散气，治肾气，通经络。（李珣）活血利气，止痛，通小便。（时珍）

附方

鼻出衄血： 玄胡索末，绵裹塞耳内，左衄塞右，右衄塞左。（《普济方》）

小便尿血： 玄胡索一两，朴消七钱半，为末。每服四钱，水煎服。（《活人书》）

小儿盘肠（气痛）： 玄胡索、茴香等份，炒研，空心米饮量儿大小与服。（《卫生易简方》）

疝气危急： 玄胡索盐炒，全蝎去毒生用，等份为末。每服半钱，空心盐酒下。（《直指方》）

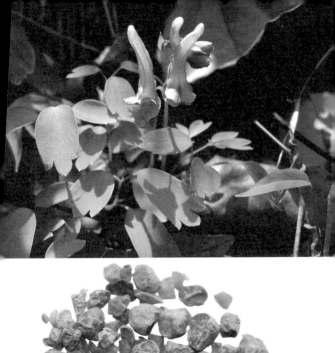
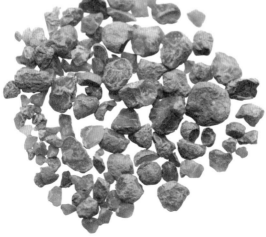

贝母

《本经》中品

释名 勤母（《别录》），苦菜（《别录》），苦花（《别录》），空草（《别录》）。

根

气味 辛，平，无毒。

主治 伤寒烦热，淋沥邪气疝瘕，喉痹乳难，金疮风痉。（《本经》）疗腹中结实，心下满，洗洗恶风寒，目眩项直，咳嗽上气，止烦热渴，出汗，安五脏，利骨髓。（《别录》）服之不饥断谷。（弘景）消痰，润心肺。末和砂糖丸含，止嗽。烧灰油调，敷人畜恶疮，敛疮口。（大明）主胸胁逆气，时疾黄疸。研末点目，去肤翳。以七枚作末酒服，治产难及胞衣不出。与连翘同服，主项下瘤瘿疾。（甄权）

附方

便痈肿痛： 贝母、白芷等份为末，酒调服或酒煎服，以滓贴之。（《永类钤方》）

孕妇咳嗽： 贝母去心，麸炒黄为末，沙糖拌丸芡子大。每含咽一丸，神效。（《救急易方》）

妊娠尿难（饮食如故）： 用贝母、苦参、当归四两，为末，蜜丸小豆大，每饮服三丸至十丸。（《金匮要略》）

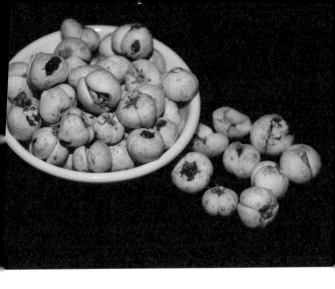

贝母粥

原料： 贝母粉10克，粳米100克，砂糖适量。

制法： 将粳米、砂糖放入砂锅，加水煮粥，待粥将成时，调入贝母粉，再煮即可。

用法： 每日1剂，分次服食。

功效： 清热散结，润肺化痰，止咳宁嗽。

适用： 痰热内蕴、肺气郁闭之咳嗽咯痰、痰黄黏稠、胸闷短气、口干咽燥、尿黄便秘等。

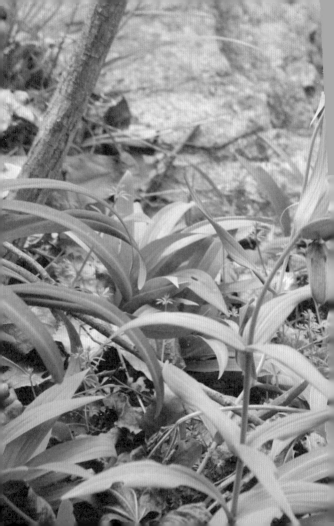

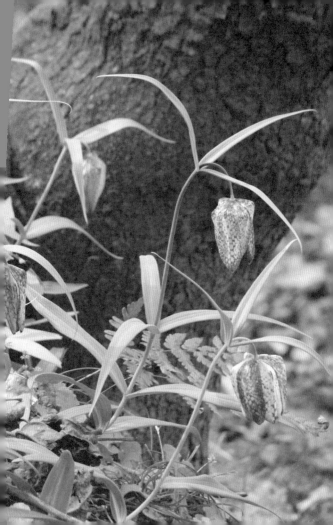

山慈姑^①

（宋·《嘉祐》）

释名　金灯（《拾遗》），鬼灯檠（《纲目》），朱姑（《纲目》），鹿蹄草（《纲目》），无义草。

根

气味　甘、微辛，有小毒。

主治　主疔肿，攻毒破皮，解诸毒蛊毒，蛇虫狂犬伤。（时珍）

附方
牙龈肿痛：红灯笼枝根，煎汤漱吐。（孙氏《集效方》）

叶

主治　疮肿，入蜜捣涂疮口，候清血出，效（慎微）。涂乳痈、便毒尤妙。（时珍）

附方
中溪毒生疮：朱姑叶捣烂涂之。生东间，叶如蒜叶。（《外台秘要》）

花

主治　小便血淋涩痛，同地檗花阴干，每用三钱，水煎服。（《圣惠方》）

---

① 即山慈菇。

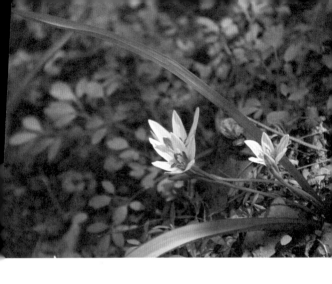

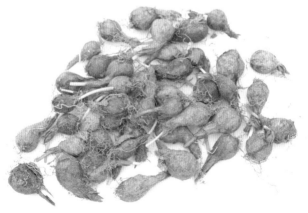

石蒜

（宋·《图经》）

释名 乌蒜（《纲目》），婆婆酸（《纲目》），一枝箭（《纲目》），水麻（《图经》）。

根

气味 辛、甘，温，有小毒。

主治 敷贴肿毒。（苏颂）

疗疮恶核，可水煎服取汗，及捣敷之。又中溪毒者，酒煎半升服，取吐良。（时珍）

附方

产肠脱下： 老鸦蒜即酸头草一把，以水三碗，煎一碗半，去滓熏洗，神效。（危氏《得效方》）

小儿惊风： 以散麻缠住肋下及手心足心，以灯火爆之。用老鸦蒜晒干、车前子等份，为末，水调贴手足心。仍以灯心淬手足心，及肩膊眉心鼻心，即醒也。（《王日新小儿方》）

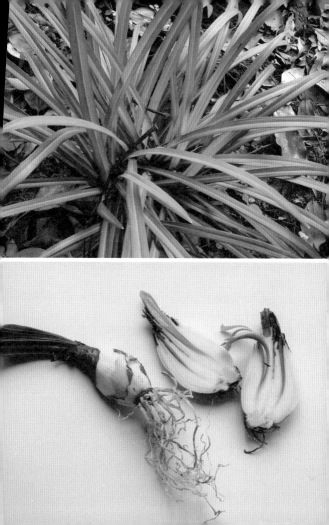

白茅

释名 根名茹根（《本经》），兰根（《本经》），地筋（《别录》）。

茅根

气味 甘，寒，无毒。

主治 劳伤虚羸，补中益气，除瘀血血闭寒热，利小便。（《本经》）下五淋，除客热在肠胃，止渴坚筋，妇人崩中。久服利人。（《别录》）主妇人月经不匀，通血脉淋沥。（大明）止吐衄诸血，伤寒哕逆，肺热喘急，水肿黄疸，解毒酒。（时珍）

附方

反胃上气（食入即吐）：茅根、芦根二两，水四升，煮二升，顿服得下，良。（《圣济总录》）

虚后水肿（因饮水多，小便不利）：用白茅根一大把，小豆三升，水三升，煮干，去茅食豆，水随小便下也。（《肘后方》）

解中酒毒（恐烂五脏）：茅根汁，饮一升。（《千金方》）

小便出血：茅根煎汤，频饮为佳。（《谈野翁方》）

鼻衄不止：茅根为末，米泔水服二钱。（《圣惠方》）

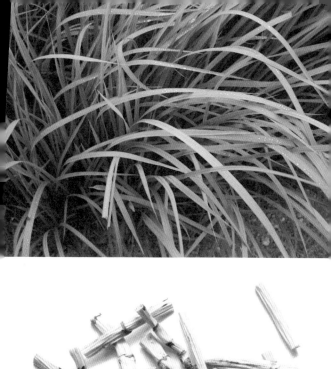
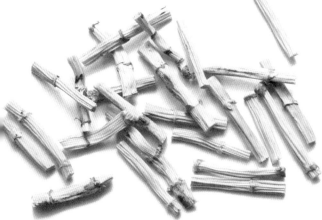

龙胆

释名 陵游。

根

气味 苦、涩，大寒，无毒。

主治 骨间寒热，惊痫邪气，续绝伤，定五脏，杀蛊毒。（《本经》）除胃中伏热，时气温热，热泄下痢，去肠中小虫，益肝胆气，止惊惕。久服益智不忘，轻身耐老。（《别录》）客忤疳气，热狂，明目止烦，治疮疥。（大明）去目中黄及睛赤肿胀，瘀肉高起，痛不可忍。（元素）退肝经邪热，除下焦湿热之肿，泻膀胱火。（李杲）疗咽喉痛，风热盗汗。（时珍）

附方

伤寒发狂： 草龙胆为末，入鸡子清、白蜜，化凉水服二钱。（《伤寒蕴要》）

四肢疼痛： 山龙胆根细切，用生姜自然汁浸一宿，去其性，焙干捣末，水煎一钱匕，温服之。此与龙胆同类别种，经霜不凋。（《图经》）

咽喉热痛： 龙胆擂水服之。（《集简方》）

暑行目涩： 生龙胆捣汁一合，黄连浸汁一匙，和点之。（危氏《得效方》）

卒然尿血不止： 龙胆一虎口，水五升，煮取二升半，分为五服。（《姚僧坦集验方》）

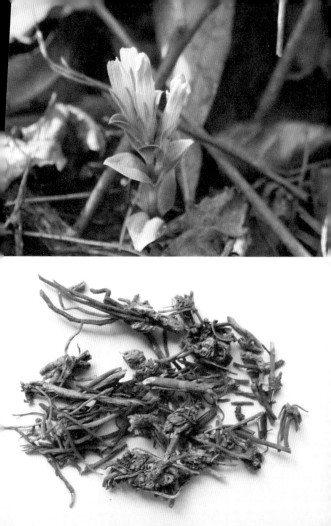

细辛

《本经》上品

释名 小辛（《本经》），少辛。

根

气味 辛，温，无毒。

主治 咳逆上气，头痛脑动，百节拘挛，风湿痹痛死肌。久服明目利九窍，轻身长年。（《本经》）润肝燥，治督脉为病，脊强而厥。（好古）治口舌生疮，大便燥结，起目中倒睫。（时珍）

附方

暗风卒倒，不省人事： 细辛末，吹入鼻中。（危氏《得效方》）

小儿口疮： 细辛末，醋调，贴脐上。（《卫生家宝方》）

口舌生疮： 细辛、黄连等份，为末掺之，漱涎甚效，名兼金散。一方用细辛、黄檗。（《三因方》）

食 疗 药 膳

细辛粥

原料： 细辛3克，大米100克。

制法： 将细辛择净，放入锅中，加清水适量，浸泡5～10分钟后，水煎取汁，加大米煮为稀粥。

用法： 每日1～2剂，连续2～3日。

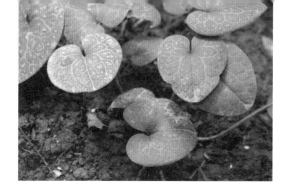

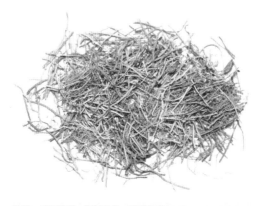

功效：祛风散寒，温肺化饮，宣通鼻窍。

适用：外感风寒头痛、身痛、牙痛、痰饮咳嗽、痰白清稀、鼻塞等。

杜衡

释名 杜葵（《纲目》），马蹄香（《唐本》），土卤（《尔雅》），土细辛（《纲目》）。

根

气味 辛，温，无毒。

主治 风寒咳逆。作浴汤，香人衣体。（《别录》）止气奔喘促，消痰饮，破留血，项间瘿瘤之疾。（甄权）下气杀虫。（时珍）

附方

风寒头痛（伤风伤寒，头痛发热，初觉者）： 马蹄香为末，每服一钱，热酒调下，少顷饮热茶一碗，催之出汗即愈，名香汗散。（王英《杏林摘要》）

痰气哮喘： 马蹄香焙研，每服二三钱，正发时淡醋调下，少顷吐出痰涎为验。（《普济方》）

噎食膈气： 马蹄香四两，为末，好酒三升，熬膏。每服二匙，好酒调下，日三服。（孙氏《集效方》）

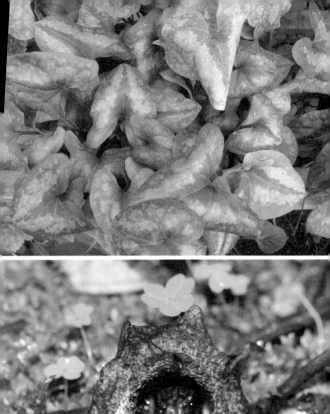
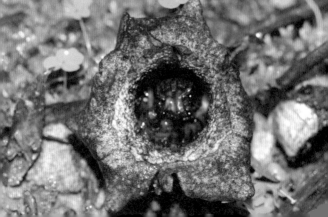

徐长卿

释名 鬼督邮（《本经》），别仙踪（苏颂）。

根

气味 辛，温，无毒。

主治 鬼物百精蛊毒，疫疾邪恶气，温疟。久服强悍轻身。（《本经》）益气延年。又曰，石下长卿：主鬼疰精物邪恶气，杀百精蛊毒，老魅注易，亡走啼哭，悲伤恍惚。（《别录》）

附方

小便关格（徐长卿汤，治气壅关格不通，小便淋结，脐下烦闷）：徐长卿炙半两，茅根三分，木通、冬葵子一两，滑石二两，槟榔一分，瞿麦穗半两，每服五钱，水煎，入朴消一钱，温服，日二服。（《圣惠方》）

食 疗 药 膳

徐长卿茶

原料：徐长卿10克，炙甘草3克，茶叶2克。

制法：将徐长卿、炙甘草洗净，用水煎煮，入茶叶取汁200毫升。

用法：代茶饮用，每日1剂。

功效：祛风通络，止痛。

适用：风湿痹痛、肩周炎等。

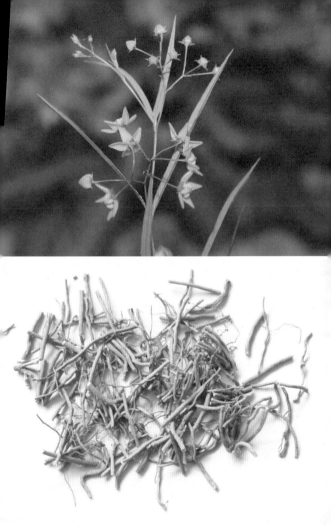

白微①

释名 薇草（《别录》），白幕（《别录》），春草（《本经》），骨美。

根

气味 苦、咸，平，无毒。

主治 暴中风身热肢满，忽忽不知人，狂惑邪气，寒热酸疼，温疟洗洗，发作有时。（《本经》）疗伤中淋露，下水气，利阴气，益精。久服利人。（《别录》）治惊邪风狂痓病，百邪鬼魅。（弘景）风温灼热多眠，及热淋遗尿，金疮出血。（时珍）

附方

肺实鼻塞（不知香臭）： 白微、贝母、款冬花各一两，百部二两，为末。每服一钱，米饮下。（《普济方》）

妇人遗尿（不拘胎前产后）、血淋热淋： 白微、芍药各一两，为末。酒服方寸匕，日三服。（《千金方》）

食 疗 药 膳

丹参桃仁白薇粥

原料： 白薇、桃仁（去皮、尖）各10克，丹参15克，粳米

---

① 即白薇。

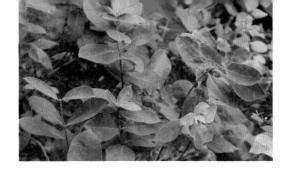

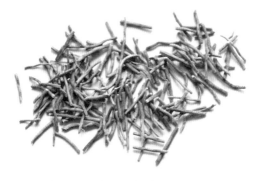

50克。

制法： 将桃仁研碎，与白薇、丹参同煎，取汁去渣，与粳米
同煮为粥。

用法： 温服适量。

功效： 清热凉血，化瘀。

适用： 损伤后瘀血发热、大便干结等。

白前

《别录》中品

释名 石蓝（《唐本》），嗽药（《唐本》）。

根

气味 甘，微温，无毒。

主治 胸胁逆气，咳嗽上气，呼吸欲绝。（《别录》）主一切气，肺气烦闷，贲豚肾气。（大明）降气下痰。（时珍）

附方

久嗽唾血： 白前、桔梗、桑白皮（炒）三两，甘草（炙）一两，水六升，煮一升，分三服。忌猪肉、菘菜。（《外台秘要》）

久患喛呷（咳嗽，喉中作声，不得眠）： 取白前（焙）捣为末，每温酒服二钱。（《深师方》）

食 疗 药 膳

白前粥

原料： 白前10克，大米100克。

制法： 将白前择净，放入锅中，加清水适量，浸泡5～10分钟后，水煎取汁，加大米煮粥，服食。

用法： 每日1剂，连续2～3日。

功效： 祛痰，降气，止咳。

适用： 肺气壅实、痰多而咳嗽不爽，气逆喘促等。

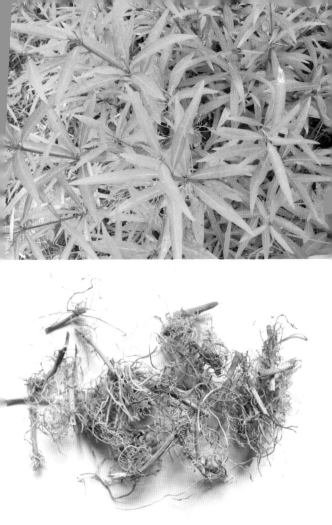

当归

释名 乾归（《本经》），山蕲（《尔雅》），白蕲（《尔雅》），文无（《纲目》）。

根

气味 苦，温，无毒。

主治 咳逆上气，温疟寒热，洗洗在皮肤中，妇人漏下绝子，诸恶疮疡金疮，煮汁饮之。（《本经》）温中止痛，除客血内塞，中风痉汗不出，湿痹中恶，客气虚冷，补五脏，生肌肉。（《别录》）止呕逆，虚劳寒热，下痢腹痛齿痛，女人沥血腰痛，崩中，补诸不足。（甄权）治头痛，心腹诸痛，润肠胃筋骨皮肤，治痈疽，排脓止痛，和血补血。（时珍）主痿躄嗜卧，足下热而痛。冲脉为病，气逆里急。带脉为病，腹痛，腰溶溶如坐水中。（好古）

附方

衄血不止： 当归（焙）研末，每服一钱，米饮调下。（《圣济总录》）

小便出血： 当归四两，锉，酒三升，煮取一升，顿服。（《肘后方》）

头痛欲裂： 当归二两，酒一升，煮取六合，饮之，日再服。（《外台秘要》）

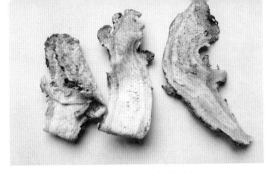

心下痛刺：当归为末，酒服方寸匕。（《必效方》）

大便不通：当归、白芷等份，为末。每服二钱，米汤下。（《圣济总录》）

室女经闭：当归尾、没药各一钱，为末，红花浸酒，面北饮之，一日一服。（《普济方》）

食疗 药膳

当归首乌鸡肉汤

原料：当归、何首乌各20克，枸杞子15克，鸡肉200克。

制法：将鸡肉洗净、切块，与当归、何首乌、枸杞子同放入锅内，加清水适量，煮至鸡肉烂熟时放入生姜、葱花、盐、味精调味。

用法：饮汤食肉。

功效：补肝肾，益气血。

适用：肝血不足所致的身体虚弱、头晕目眩、倦怠乏力、心悸怔忡、失眠健忘、食欲不佳等。

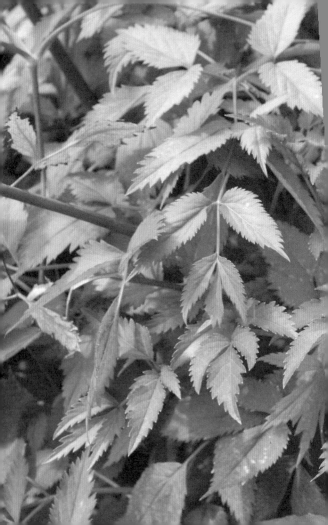

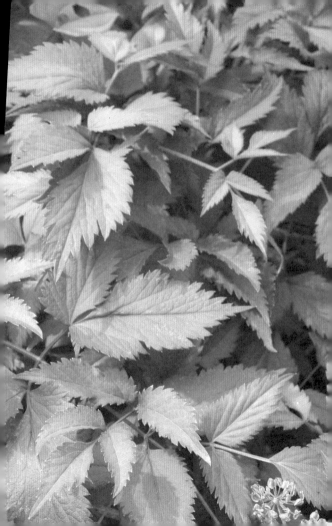

芎䓖^①

释名 香果（《别录》），山鞠穷（《纲目》）。

根

气味 辛，温，无毒。

主治 中风入脑头痛，寒痹筋挛缓急，金疮，妇人血闭无子。（《本经》）除脑中冷动，面上游风去来，目泪出，多涕唾，忽忽如醉，诸寒冷气，心腹坚痛，中恶卒急肿痛，胁风痛，温中内寒。（《别录》）搜肝气，补肝血，润肝燥，补风虚。（好古）燥湿，止泻痢，行气开郁。（时珍）蜜和大丸，夜服，治风痰殊效。（苏颂）齿根出血，含之多瘥。（弘景）

附方

气虚头痛： 真川芎为末，腊茶调服二钱，甚捷。曾有妇人产后头痛，一服即愈。（《集简方》）

风热头痛： 川芎一钱，茶叶二钱，水一钟，煎五分，食前热服。（《简便方》）

头风化痰： 川芎洗切，晒干为末，炼蜜丸如小弹子大。不拘时嚼一丸，茶清下。（《经验后方》）

偏头风痛： 川芎细锉，浸酒日饮之。（《斗门方》）

---

① 即川芎。

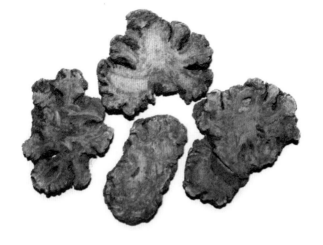

小儿脑热（好闭目，或太阳痛，或目赤肿）：川芎、薄荷、朴消各二钱，为末，以少许吹鼻中。（《全幼心鉴》）

诸疮肿痛：川芎煅研，入轻粉，麻油调涂。（《普济方》）

食疗 药膳

川芎调经茶

原料：川芎、红茶各6克。

制法：将以上2味药共置盖杯中，冲入沸水适量，泡闷15分钟后，分2～3次温饮。

用法：每日1剂。

功效：理气开郁，活血止痛。

适用：经前腹痛、经行不畅、经闭不行、胁腹胀痛等。

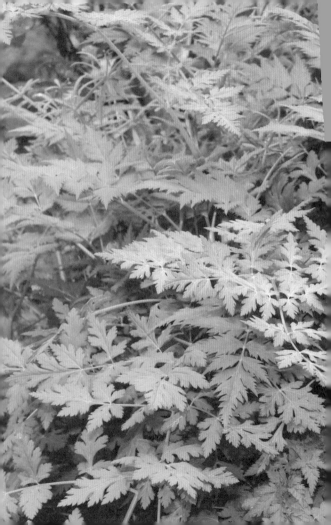

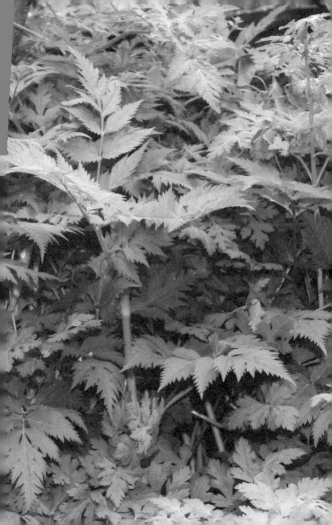

蛇床

释名 蛇粟（《本经》），蛇米（《本经》），虺床（《尔雅》），墙蘼（《别录》）。

子

气味 苦，平，无毒。

主治 男子阴痿湿痒，妇人阴中肿痛，除痹气，利关节，癫痫恶疮。久服轻身。好颜色。（《本经》）温中下气，令妇人子脏热，男子阴强。久服令人有子。（《别录》）暖丈夫阳气，助女人阴气，治腰胯酸疼，四肢顽痹，缩小便，去阴汗湿癣齿痛，赤白带下，小儿惊痫，扑损瘀血，煎汤浴大风身痒。（大明）

附方

阳事不起： 蛇床子、五味子、菟丝子等份，为末，蜜丸梧子大。每服三十丸，温酒下，日三服。（《千金方》）

妇人阴痒： 蛇床子一两，白矾二钱，煎汤频洗。（《集简方》）

产后阴脱、妇人阴痛： 绢盛蛇床子，蒸热熨之。又法：蛇床子五两，乌梅十四个，煎水，日洗五六次。（《千金方》）

痔疮肿痛（不可忍）： 蛇床子煎汤熏洗。（《简便方》）

小儿癣疮： 蛇床子杵末，和猪脂涂之。（《千金方》）

风虫牙痛： 用蛇床子、烛烬，同研，涂之。（《千金方》）用蛇床子煎汤，乘热漱数次，立止。（《集简方》）

158   I   159   本草纲目药物速认速查小红书

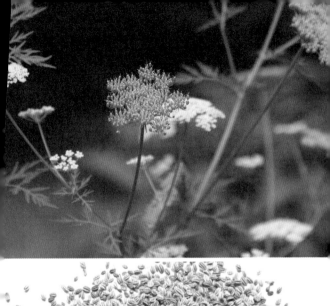

藁本

释名 藁茇（《纲目》），鬼卿（《本经》），鬼新（《本经》），微茎（《别录》）。

根

气味 辛，温，无毒。

主治 妇人疝瘕，阴中寒肿痛，腹中急，除风头痛，长肌肤，悦颜色。（《本经》）治太阳头痛巅顶痛，大寒犯脑，痛连齿颊。（元素）头面身体皮肤风湿。（李杲）督脉为病，脊强而厥。（好古）治痈疽，排脓内塞。（时珍）

附方

实心痛（已用利药，用此彻其毒）： 藁本半两，苍术一两，作二服。水二钟，煎一钟，温服。（《活法机要》）

干洗头屑： 藁本、白芷等份，为末，夜擦旦梳，垢自去也。（《便民图纂》）

小儿疥癣： 藁本煎汤浴之，并以浣衣。（《保幼大全》）

实

主治 风邪流入四肢。（《别录》）

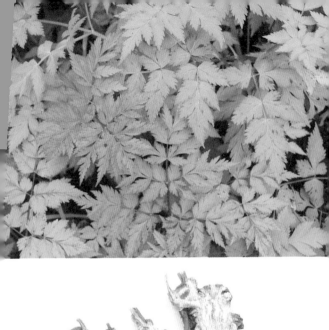

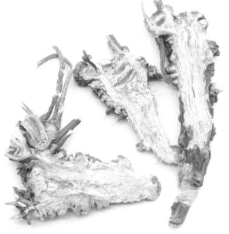

白芷

释名 芳香（《本经》），泽芬（《别录》）。

根

气味 辛，温，无毒。

主治 女人漏下赤白，血闭阴肿，寒热，头风侵目泪出，长肌肤，润泽颜色，可作面脂。（《本经》）疗风邪，久渴吐呕，两胁满，头眩目痒。可作膏药。（《别录》）解利手阳明头痛，中风寒热，及肺经风热，头面皮肤风痹燥痒。（元素）治鼻渊鼻衄，齿痛，眉棱骨痛，大肠风秘，小便去血，妇人血风眩晕，翻胃吐食，解砒毒蛇伤，刀箭金疮。（时珍）

附方

鼻衄不止： 就以所出血调白芷末，涂山根，立止。（《简便方》）

小便出血： 白芷、当归等份，为末，米饮每服二钱。（《经验方》）

痔疮肿痛： 先以皂角烟熏之，后以鹅胆汁调白芷末涂之，即消。（《医方摘要》）

疔疮初起： 白芷一钱，生姜一两，擂酒一盏，温服取汗，即散。此陈指挥方也。（《袖珍方》）

痈疽赤肿： 白芷、大黄等份，为末，米饮服二钱。（《经验

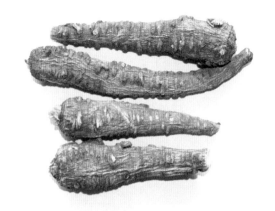

方》）

诸骨哽咽： 白芷、半夏等份，为末。水服一钱，即呕出。（《普济方》）

白芷茯苓薏苡仁粥

原料： 白芷、陈皮各10克，茯苓30克，薏苡仁50克，盐3克。

制法： 将白芷、茯苓、陈皮洗净，薏苡仁洗净，清水浸半小时；把白芷、茯苓、陈皮放入锅内，加清水适量，大火煮半小时，去渣，放入薏苡仁，小火煮至粥成，加盐调味或淡食。

用法： 随量食用。

功效： 祛风化痰，降浊止痛。

适用： 神经衰弱属脾湿痰浊上犯者，症见头痛、头晕，时有恶心、胸脘痞闷等。

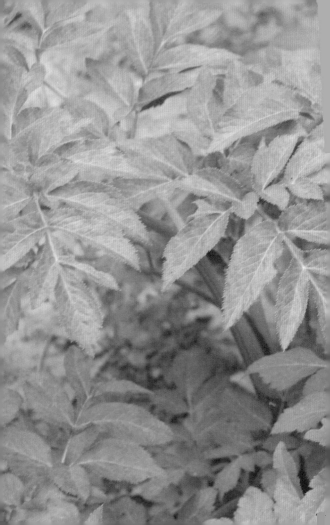

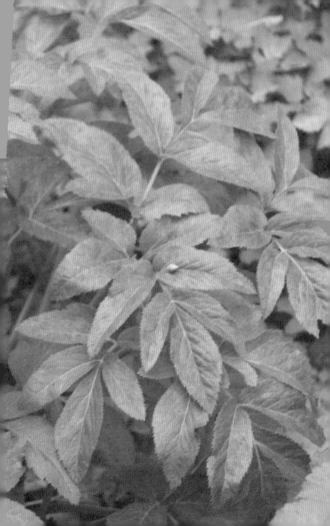

芍药

《本经》中品

释名 将离（《纲目》），犁食（《别录》），白术（《别录》），余容（《别录》）。

根

气味 苦，平，无毒。

主治 邪气腹痛，除血痹，破坚积，寒热疝瘕，止痛，利小便，益气。（《本经》）通顺血脉，缓中，散恶血，逐贼血，去水气，利膀胱大小肠，消痈肿，时行寒热，中恶腹痛腰痛。（《别录》）理中气，治脾虚中满，心下痞，胁下痛，善噫，肺急胀逆喘咳，太阳鼽衄目涩，肝血不足，阳维病苦寒热，带脉病苦腹痛满，腰溶溶如坐水中。（好古）止下痢腹痛后重。（时珍）

附方

衄血咯血： 白芍药一两，犀角末二钱半，为末。新水服一钱匕，血止为限。（《古今录验》）

崩中下血（小腹痛甚者）： 芍药一两，炒黄色，柏叶六两，微炒。每服二两，水一升，煎六合，入酒五合，再煎七合，空心分为两服。亦可为末，酒服二钱。（《圣惠方》）

痘疮胀痛： 白芍药为末，酒服半钱匕。（《痘疹方》）

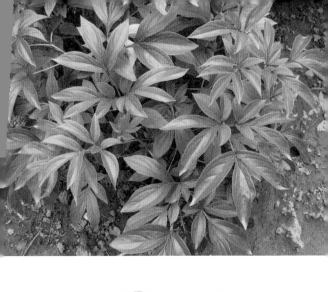

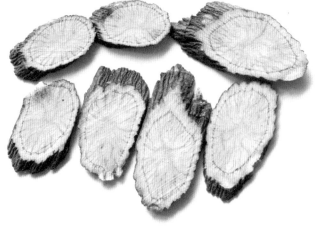

牡丹

《本经》中品

释名 鼠姑（《本经》），百两金（《唐本》），木芍药（《纲目》），花王。

根皮

主治 久服轻身益寿。（吴普）治冷气，散诸痛，女子经脉不通，血沥腰痛。（甄权）通关腠血脉，排脓，消扑损瘀血，续筋骨，除风痹，落胎下胞，产后一切冷热血气。（大明）治神志不足，无汗之骨蒸，衄血吐血。（元素）和血生血凉血，治血中伏火，除烦热。（时珍）

附方

妇人恶血，攻聚上面多怒： 牡丹皮半两，干漆烧烟尽半两，水二钟，煎一钟服。（《诸证辨疑》）

伤损瘀血： 牡丹皮二两，虻虫二十一枚，熬过同捣末。每旦温酒服方寸匕，血当化为水下。（《广利方》）

食 疗 药 膳

牡丹粥

原料： 牡丹叶、决明子、漏芦（去芦头）各10克，雄猪肝100克，粳米50～100克。

制法： 将猪肝洗净切片；先煎以上前3味药，去渣取汁，后入

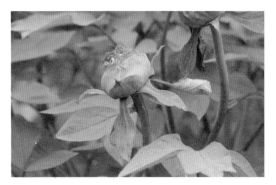

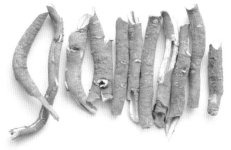

肝、米，煮粥即可。

用法： 每日2次，空腹服食。

功效： 活血消积。

适用： 小儿癖瘕，症见两胁下出现结块，时痛时止或平时摸不到，痛时才触及。

木香

释名 蜜香（《别录》），青木香（弘景），五木香（《图经》），南木香（《纲目》）。

根

气味 辛，温，无毒。

主治 邪气，辟毒疫温鬼，强志，主淋露。久服不梦寤魇寐。（《本经》）消毒，杀鬼精物，温疟蛊毒，气劣气不足，肌中偏寒，引药之精。（《别录》）治心腹一切气，膀胱冷痛，呕逆反胃，霍乱泄泻痢疾，健脾消食，安胎。（大明）散滞气，调诸气，和胃气，泄肺气。（元素）行肝经气。煨熟，实大肠。（震亨）治冲脉为病，逆气里急，主腹渗小便秘。（好古）

附方

气滞腰痛： 青木香、乳香各二钱，酒浸，饭上蒸，均以酒调服。（《圣惠方》）

耳卒聋闭： 昆仑真青木香一两切，以苦酒浸一夜，入胡麻油一合，微火煎，三上三下，以绵滤去滓，日滴三四次，以愈为度。（《外台秘要》）

耳内作痛： 木香末，以葱黄染鹅脂，蘸末深纳入耳中。（《圣济总录》）

小儿天行壮热头痛： 木香六分，白檀香三分，为末，清水和服。

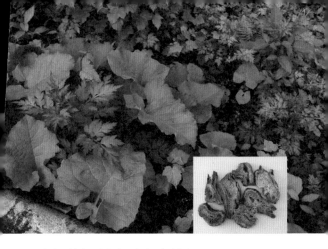

乃温水调涂囟顶上取瘥。（《圣惠方》）

天行发斑赤黑色：青木香一两，水二升，煮一升服。（《外台秘要》）

食 疗 药 膳

香砂藕粉

原料：木香2克，砂仁3克，藕粉30克，糖适量。

制法：先将砂仁、木香研粉，和藕粉用温水调糊，再用滚开水冲熟，入糖调匀即可。

用法：做早餐食用。

功效：理气开胃，和中止呕。

适用：食气相结，或气郁所致的呕吐。

山奈

释名 山辣（《纲目》），三奈。

根

气味 辛，温，无毒。

主治 暖中，辟瘴疠恶气，治心腹冷气痛，寒湿霍乱，风虫牙痛。入合诸香用。（时珍）

附方

风虫牙痛： 用山奈为末，铺纸上卷作筒，烧灯吹灭，乘热和药吹入鼻内，痛即止。（《仁存方》）

面上雀斑： 三奈子、鹰粪、密陀僧、蓖麻子各等份，研匀，以乳汁调之，夜涂旦洗去。

食 疗 药 膳

山奈炒鸡

原料： 山奈数块，土鸡半只，黄酒、蚝油适量。

制法： 将鸡斩成小块，用盐和料酒腌制；将山奈拍碎或切小块，待锅油热，放入山奈爆炒，把鸡块倒进去，大火炒2~3分钟，稍焖，加调料起锅。

用法： 佐餐食用。

功效： 提高免疫力，预防流感。

适用： 免疫力低下者。

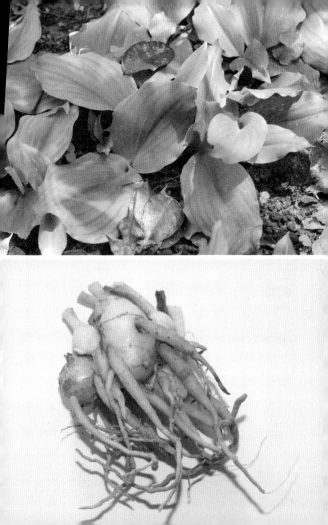

高良姜

释名 蛮姜(《纲目》),子名红豆蔻。

根

气味 辛,大温,无毒。

主治 暴冷,胃中冷逆,霍乱腹痛。(《别录》)下气益声,好颜色。煮饮服之,止痢。(藏器)治风冷破气,腹内久冷气痛,去风冷痹弱。(甄权)转筋泻痢,反胃,解酒毒,消宿食。(大明)含块咽津,治忽然恶心,呕清水,逡巡即瘥。若口臭者,同草豆蔻为末,煎饮。(苏颂)健脾胃,宽噎膈,破冷癖,除瘴疟。(时珍)

附方

霍乱吐利(火炙高良姜令焦香): 每用五两,以酒一升,煮三四沸,顿服。亦治腹痛中恶。(《外台秘要》)

霍乱腹痛: 高良姜一两锉,以水三大盏,煎二盏半,去滓,入粳米一合,煮粥食之,便止。(《圣惠方》)

食 疗 药 膳

良姜陈皮粥

原料: 高良姜、陈皮各10克,粳米60克。

制法: 将良姜切片,与陈皮、粳米一起熬粥。

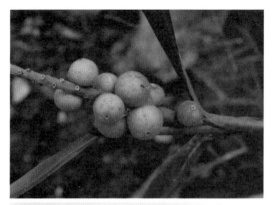

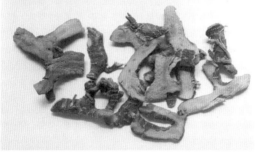

用法：温热食用。

功效：温中止痛，行气健脾，燥湿化痰。

适用：脘腹冷痛、呕吐、泄泻、胀满以及痰湿壅滞的咳嗽痰多等。

豆蔻

释名 草豆蔻（《开宝》），漏蔻（《异物志》），草果（《郑樵通志》）。

仁

气味 辛，温，涩，无毒。

主治 温中，心腹痛，呕吐，去口臭气。（《别录》）下气，止霍乱，一切冷气，消酒毒。（《开宝》）调中补胃，健脾消食，去客寒，心与胃痛。（李杲）治瘴疠寒疟，伤暑吐下泄痢，噎膈反胃，痞满吐酸，痰饮积聚，妇人恶阻带下，除寒燥湿，开郁破气，杀鱼肉毒。制丹砂。（时珍）

附方

心腹胀满（短气）：用草豆蔻一两，去皮为末，以木瓜生姜汤，调服半钱。（《千金方》）

胃弱呕逆（不食）：用草豆蔻仁二枚，高良姜半两，水一盏，煮取汁，入生姜汁半合，和白面作拨刀，以羊肉臛汁煮熟，空心食之。（《普济方》）

霍乱烦渴：草豆蔻、黄连各一钱半，乌豆五十粒，生姜三片，水煎服之。（《圣济总录》）

气虚瘴疟（热少寒多，或单寒不热，或虚热不寒）：用草果仁、熟附子等份，水一盏，姜七片，枣一枚，煎半盏服。名果附汤。（《济生方》）

赤白带下： 连皮草果一枚，乳香一小块，面裹煨焦黄，同面研细。每米饮服二钱，日二服。（《卫生易简方》）

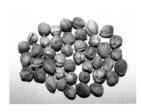

香口辟臭： 豆蔻、细辛为末，含之。（《肘后方》）

脾痛胀满： 草果仁二个，酒煎服之。（《直指方》）

花

气味 辛，热，无毒。

主治 下气，止呕逆，除霍乱，调中补胃气，消酒毒。（大明）

食 疗 药 膳

果仁排骨

原料： 草果仁10克，薏苡仁50克，猪排骨1500克，冰糖屑、卤汁、味精、花椒、料酒、香油、生姜、葱各适量。

制法： 将草果仁、薏苡仁炒香后，捣碎，加水煎煮2次，提取滤液3000毫升；将猪排骨洗净，放入药液中，加生姜、葱、花椒，将排骨煮至七成熟，捞取排骨，晾凉。将卤汁倒入锅内，用小火烧沸，放入排骨，卤至透熟，即刻起锅。取适量卤汁倒入锅中，加冰糖、味精、盐，在小火上收成浓汁，烹入料酒后，均匀地倒在排骨上面即成。

用法： 每日1次，每次吃排骨100克，佐餐食用。

功效： 健脾燥湿，行气止痛，消食和胃。

适用： 脾虚湿重、骨节疼痛、食少便溏等。

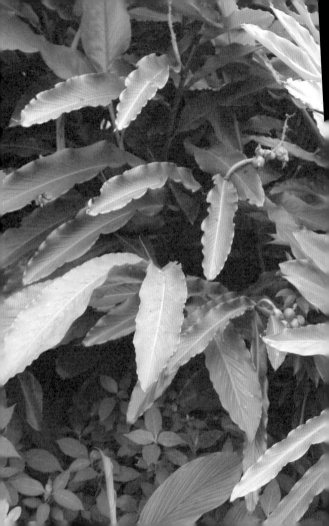

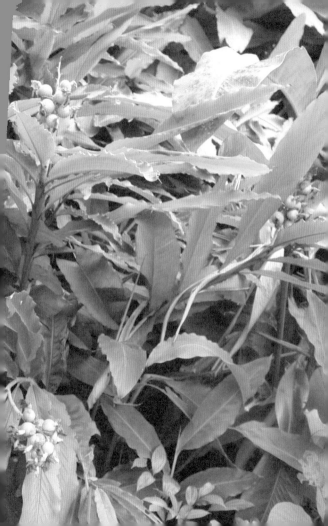

白豆蔻

（宋·《开宝》）

释名 多骨。

仁

气味 辛，大温，无毒。

主治 积冷气，止吐逆反胃，消谷下气。（《开宝》）散肺中滞气，宽膈进食，去白睛翳膜。（李杲）补肺气，益脾胃，理元气，收脱气。（好古）治噎膈，除疟疾寒热，解酒毒。（时珍）

附方

胃冷恶心（凡食即欲吐）：用白豆蔻子三枚，捣细，好酒一盏，温服，并饮数服佳。（张文仲《备急方》）

小儿吐乳（胃寒者）：白豆蔻仁十四个，缩砂仁十四个，生甘草二钱，炙甘草二钱。为末，常掺入儿口中。（危氏《得效方》）

脾虚反胃：白豆蔻、缩砂仁各二两，丁香一两，陈禀米一升，黄土炒焦，去土研细，姜汁和丸梧子大。每服百丸，姜汤下。名太仓丸。（《济生方》）

食疗药膳

白豆蔻粥

原料： 白豆蔻3克，生姜3片，大米50克。

制法： 将白豆蔻、生姜择净，放入锅中，加清水适量，浸泡

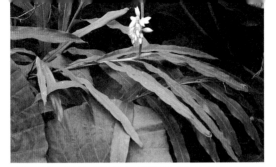

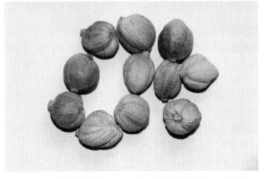

5~10分钟后，水煎取汁，加大米煮为稀粥；或将豆蔻、生姜研细，待粥熟时调入粥中，再煮1~2沸即成。

用法： 每日1剂，连续5~7日。

功效： 温中散寒，健脾止泻。

适用： 湿阻中焦、脘腹疼痛、纳食不香、肠鸣泻泄、恶心欲呕、肢体重困等。

缩砂蔤① （宋·《开宝》）

仁

气味 辛，温，涩，无毒。

主治 虚劳冷泻，宿食不消，赤白泄痢，腹中虚痛下气。（《开宝》）主冷气腹痛，止休息气痢劳损，消化水谷，温暖肝胃。（甄权）补肺醒脾，养胃益肾，理元气，通滞气，散寒饮胀痞，噎膈呕吐，止女子崩中，除咽喉口齿浮热，化铜铁骨哽。（时珍）

附方

大便泻血（三代相传者）： 缩砂仁为末，米饮热服二钱，以愈为度。（《十便良方》）

上气咳逆： 砂仁（洗净，炒研）、生姜（连皮）等份。捣烂，热酒食远泡服。（《简便方》）

痰气膈胀： 砂仁捣碎，以萝卜汁浸透，焙干为末。每服一二钱，食远沸汤服。（《简便方》）

妇人血崩： 新缩砂仁，新瓦焙研末，米饮服三钱。（《妇人良方》）

---

① 即砂仁。

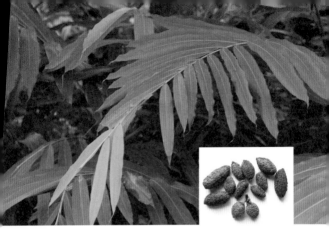

牙齿疼痛： 缩砂常嚼之良。（《直指方》）

口吻生疮： 缩砂壳煅研，擦之即愈。此蔡医博秘方也。（黎居士《简易方》）

食 疗 药 膳

砂仁粥

原料： 砂仁细末3~5克，粳米100克。

制法： 先将粳米煮粥，待粥煮成后调入砂仁末，再煮1~2沸即可。

用法： 早餐食用。

功能： 暖脾胃，助消化，调中气。

适用： 消化不良、脘腹肿满、食欲不振、气逆呕吐、脾胃虚寒性腹痛泻痢等。

益智子

（宋·《开宝》）

仁

气味 辛，温，无毒

主治 遗精虚漏，小便余沥，益气安神，补不足，利三焦，调诸气。夜多小便者，治二十四枚碎，入盐同煎服，有奇验。（藏器）治客寒犯胃，和中益气，及人多唾。（李杲）益脾胃，理元气，补肾虚滑沥。（好古）冷气腹痛，及心气不足，梦泄赤浊，热伤心系，吐血血崩诸证。（时珍）

附方

小便频数（脬气不足也）： 雷州益智子盐炒，去盐，天台乌药等份，为末，酒煮山药粉为糊，丸如梧子大，每服七十丸，空心盐汤下。名缩泉丸。（《朱氏集验方》）

腹胀忽泻（日夜不止，诸药不效，此气脱也）： 用益智子仁二两，浓煎饮之，立愈。（危氏《得效方》）

妇人崩中： 益智子炒碾细，米饮入盐，服一钱。（《产宝》）

香口辟臭： 益智子仁一两，甘草二钱，碾粉舐之。（《经验良方》）

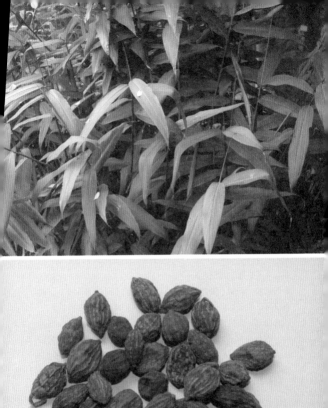

荜茇

释名 荜拨。

气味 辛，大温，无毒。

主治 温中下气，补腰脚，杀腥气，消食，除胃冷，阴疝痃癖。（藏器）霍乱冷气，心痛血气。（大明）水泻虚痢，呕逆醋心，产后泄痢，与阿魏和合良。得诃子、人参、桂心、干姜，治脏腑虚冷肠鸣泄痢，神效。（李珣）治头痛、鼻渊、牙痛。（时珍）

附方

胃冷口酸（流清水，心下连脐痛）：用荜茇半两，厚朴姜汁浸炙一两，为末，入热鲫鱼肉，和丸绿豆大。每米饮下二十丸，立效。（《余居士选奇方》）

瘕气成块（在腹不散）：用荜茇一两，大黄一两，并生为末，入麝香少许，炼蜜丸梧子大，每冷酒服三十丸。（《永类钤方》）

妇人血气（作痛，及下血无时，月水不调）：用荜茇盐炒，蒲黄炒，等份为末，炼蜜丸梧子大。每空心温酒服三十丸，两服即止。名二神丸。（《陈氏方》）

偏头风痛：荜茇为末，令患者口含温水，随左右痛，以左右鼻吸一字，有效。（《经验良方》）

鼻流清涕：荜茇末吹之，有效。（《卫生易简方》）

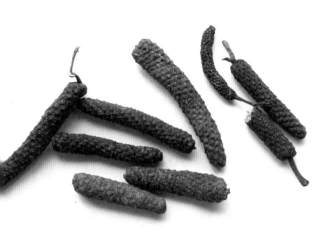

荜茇粥

原料： 荜茇、桂心、胡椒各1克为末，粳米50克。

制法： 如常法煮米做粥，将熟时入荜茇、胡椒、桂心末等调匀，可入盐少许。

用法： 宜晨起空腹食用。

功效： 温胃散寒，下气止痛。

适用： 脾胃虚弱、胃脘疼痛、胀满、呕吐稀涎、肠鸣泄泻等。

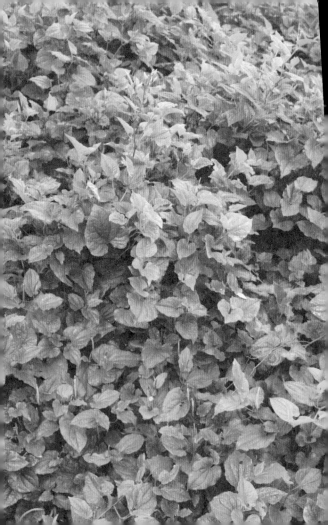

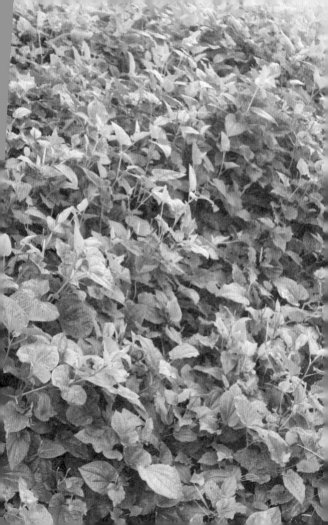

肉豆蔻

（宋·《开宝》）

释名 肉果（《纲目》），迦拘勒。

实

气味 辛，温，无毒。

主治 温中，消食止泄，治积冷心腹胀痛，霍乱中恶，鬼气冷疰，呕沫冷气，小儿乳霍。（《开宝》）调中下气，开胃，解酒毒，消皮外络下气。（大明）治宿食痰饮，止小儿吐逆，不下乳，腹痛。（甄权）主心腹虫痛，脾胃虚冷，气并冷热，虚泄赤白痢，研末粥饮服之。（李珣）暖脾胃，固大肠。（时珍）

附方

暖胃除痰（进食消食）：肉豆蔻二个，半夏姜汁炒五钱，木香二钱半，为末，蒸饼丸芥子大，每食后津液下五丸、十丸。（《普济方》）

霍乱吐利：肉豆蔻为末，姜汤服一钱。（《普济方》）

老人虚泻：肉豆蔻三钱，面裹煨熟，去面研，乳香一两，为末，陈米粉糊丸梧子大。每服五七十丸，米饮下。此乃常州侯教授所传方。（《瑞竹堂方》）

小儿泄泻：肉豆蔻五钱，乳香二钱半，生姜五片，同炒黑色，去姜，研为膏收，旋丸绿豆大。每量大小，米饮下。（《全幼心鉴》）

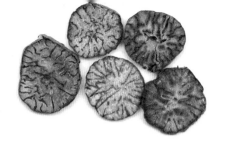

冷痢腹痛（不能食者）： 肉豆蔻一两去皮，醋和面裹煨，捣末。每服一钱，粥饮调下。（《圣惠方》）

豆蔻粥

原料： 肉豆蔻1枚，粳米100克。

制法： 先将肉豆蔻研末，粳米如常法煮稀粥，粥熟后入肉豆蔻末，搅匀即可。

用法： 温热顿服。

功效： 温中健脾。

适用： 伤寒后脾胃虚冷、呕逆不下食等。

肉豆蔻莲子粥

原料： 莲子60克，肉豆蔻5克，米、盐各少许。

制法： 莲子用开水烫过，备用。将米洗净后加水、肉豆蔻、莲子一同用小火煮，煮至成粥状，加盐即可。

用法： 早餐食用。

功效： 温中健胃，行气止痛。

适用： 食欲不振、脾胃虚寒、胃寒呕吐、虚寒性胃痛等。

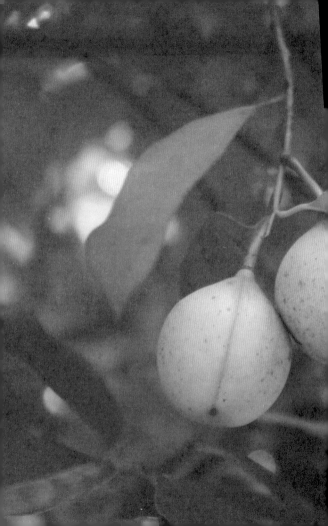

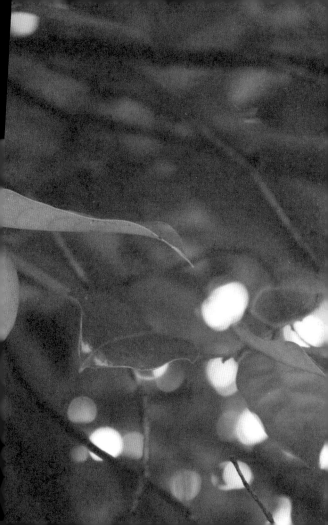

补骨脂

（宋·《开宝》）

释名 破故纸（《开宝》），婆固脂（《药性论》），胡韭子（《日华》）。

子

气味 辛，大温，无毒。

主治 五劳七伤，风虚冷，骨髓伤败，肾冷精流，及妇人血气堕胎。（《开宝》）男子腰疼，膝冷囊湿，逐诸冷痹顽，止小便、腹中冷。（甄权）兴阳事，明耳目。（大明）治肾泄，通命门，暖丹田，敛精神。（时珍）

附方

妊娠腰痛：通气散，用破故纸二两，炒香为末。先嚼胡桃肉半个，空心温酒调下二钱。此药神妙。（《妇人良方》）

精气不固：破故纸、青盐各等份，同炒为末。每服二钱，米饮下。（《三因方》）

小便无度（肾气虚寒）：破故纸十两酒蒸，茴香十两盐炒，为末，酒糊丸梧子大。每服百丸，盐酒下。或以末糁猪肾煨食之。（《普济方》）

小儿遗尿（膀胱冷也。夜属阴，故小便不禁）：破故纸炒为末，每夜热汤服五分。（《婴童百问》）

打坠腰痛（瘀血凝滞）：破故纸（炒）、茴香（炒）、辣桂等份，为末，每热酒服二钱。故纸主腰痛行血。（《直指方》）

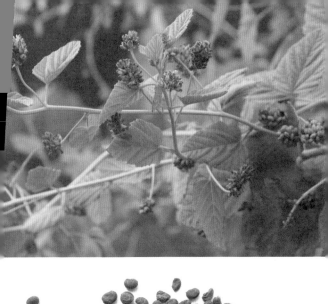

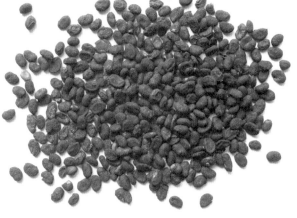

郁金

释名 马蒁。

根

气味 辛、苦，寒，无毒。

主治 血积下气，生肌止血，破恶血，血淋尿血，金疮。（《唐本》）单用，治女人宿血气心痛，冷气结聚，温醋摩敷之。亦治马胀。（甄权）凉心。（元素）治阳毒入胃，下血频痛。（李杲）治血气心腹痛，产后败血冲心欲死，失心颠狂蛊毒。（时珍）

附方

产后心痛（血气上冲欲死）：郁金烧存性，为末二钱，米醋一呷，调灌即苏。（《袖珍方》）

自汗不止：郁金末，卧时调涂于乳上。（《集简方》）

风痰壅滞：郁金一分，藜芦十分，为末。每服一字，温浆水调下。仍以浆水一盏漱口，以食压之。（《经验方》）

痔疮肿痛：郁金末，水调涂之，即消。（《医方摘要》）

耳内作痛：郁金末一钱，水调，倾入耳内，急倾出之。（《圣济总录》）

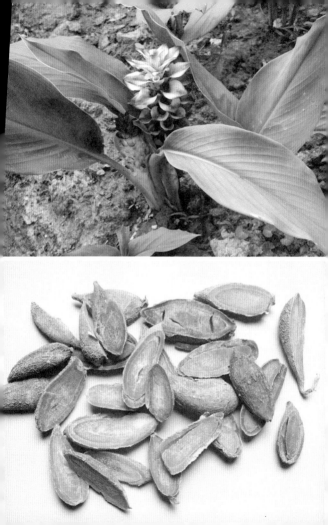

莎草 / 香附子

释名 雀头香（《唐本》），草附子（《图经》），水莎（《图经》），侯莎（《尔雅》）。

根

气味 甘，微寒，无毒。

主治 除胸中热，充皮毛，久服利人，益气，长须眉。（《别录》）治心中客热，膀胱间连胁下气妨，常日忧愁不乐，心忪少气。（苏颂）治一切气，霍乱吐泻腹痛，肾气膀胱冷气。（李杲）散时气寒疫，利三焦，解六郁，消饮食积聚，痰饮痞满，胕肿腹胀脚气，止心腹肢体头目齿耳诸痛，痈疽疮疡，吐血下血尿血，妇人崩漏带下，月候不调，胎前产后百病。（时珍）

苗及花

主治 丈夫心肺中虚风及客热，膀胱连胁下时有气妨，皮肤瘙痒瘾疹，饮食不多，日渐瘦损，常有忧愁心忪少气等证。并收苗花二十余斤锉细，以水二石五斗，煮一石五斗，斛中浸浴，令汗出五六度，其瘙痒即止。四时常用，瘾疹风永除。（《天宝单方图》）煎饮散气郁，利胸膈，降痰热。（时珍）

附方

一切气疾（心腹胀满，噎塞，噫气吞酸，痰逆呕恶，及宿酒不解）：香附子一斤，缩砂仁八两，甘草炙四两，为末，每白汤入盐点服。为粗末，煎服亦可。名曰快气汤。（《和剂局方》）

调中快气（心腹刺痛）：小乌沉汤，香附子擦去毛焙二十两，乌药十两，甘草（炒）一两，为末，每服二钱，盐汤随时点服。（《和剂局方》）

元脏腹冷（及开胃）：香附子炒为末，每用二钱，姜、盐同煎服。（《普济方》）

老小疝癖（往来疼痛）：香附、南星等份，为末，姜汁糊丸梧子大，每姜汤下二三十丸。（《圣惠方》）

血气刺痛：香附子（炒）一两，荔枝核（烧存性）五钱，为末。每服二钱，米饮调下。（《妇人良方》）

赤白带下（及血崩不止）：香附子、赤芍药等份，为末，盐一捻，水二盏，煎一盏，食前温服。（《圣惠方》）

偏正头风：香附子（炒）一斤，乌头（炒）一两，甘草二两，为末，炼蜜丸弹子大。每服一丸，葱茶嚼下。（《本事方》）

女人头痛：香附子末，茶服三钱，日三五服。（《经验良方》）

聤耳出汁：香附末，以绵杖送入。蔡邦度知府常用，有效。（《经验良方》）

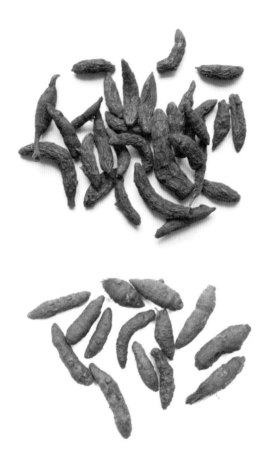

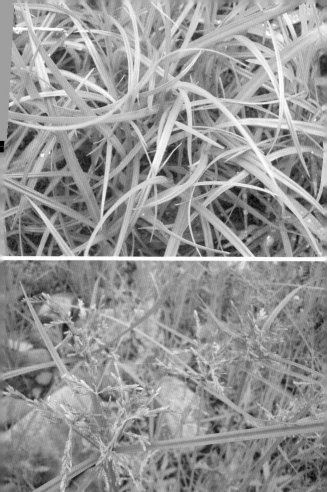

茉莉

《纲目》

释名 奈花。

花

气味 辛，热，无毒。

主治 蒸油取液，作面脂头泽，长发润燥香肌，亦入茗汤。（时珍）

根

气味 热，有毒。

主治 以酒磨一寸服，则昏迷一日乃醒，二寸二日，三寸三日。凡跌损骨节脱臼接骨者用此，则不知痛也（汪机）。

食 疗 药 膳

茉莉花茶

原料： 茉莉花、石菖蒲各6克，绿茶10克。

制法： 将上几味研成细末，放入茶杯，冲入开水，加盖闷泡15分钟，代茶饮用。

用法： 每日1剂，分数次饮服，连用25～35日。

功效： 理气，开郁，辟秽，和中。

适用： 慢性胃炎引起的脘腹胀痛。

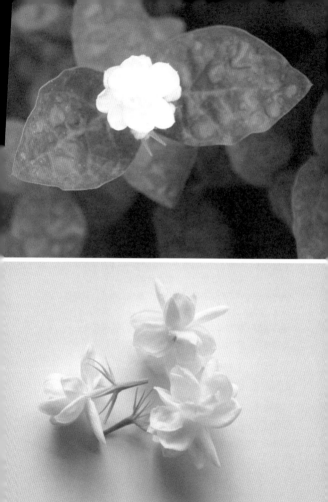

藿香

（宋·《嘉祐》）

释名 兜娄婆香。

枝叶

气味 辛，微温，无毒。

主治 风水毒肿，去恶气，止霍乱心腹痛。（《别录》）

脾胃吐逆为要药。（苏颂）助胃气，开胃口，进饮食。（元素）

温中快气，肺虚有寒，上焦壅热，饮酒口臭，煎汤漱。（好古）

附方

暑月吐泻： 滑石（炒）二两，藿香二钱半，丁香五分，为末。每服一二钱，淅米泔调服。（《禹讲师经验方》）

胎气不安（气不升降，呕吐酸水）： 香附、藿香、甘草各二钱，为末。每服二钱，入盐少许，沸汤服之。（《圣惠方》）

香口去臭： 藿香洗净，煎汤，时时噙漱。（《摘玄方》）

冷露疮烂： 藿香叶、细茶等份，烧灰，油调涂叶上贴之。（《应验方》）

食 疗 药 膳

藿香粥

原料： 藿香15克（鲜者30克），粳米30克。

制法： 先将藿香煎汤取汁，去滓，待用。再将粳米煮粥，将

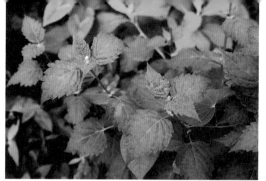

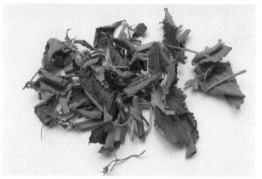

熟时加入藿香汁，再煮1~2沸即可。

用法： 早餐食用。

功效： 解暑祛湿，开胃止呕。

适用： 感受暑热、恶寒发热、头痛胸闷、痞满呕吐、精神不振、食欲不佳等。

泽兰

释名 虎兰（《本经》），虎蒲（《别录》），孩儿菊（《纲目》），风药（《纲目》）。

叶

气味 苦，微温，无毒。

主治 金疮，痈肿疮脓。（《本经》）产后金疮内塞。（《别录》）产后腹痛，频产血气衰冷，成劳瘦羸，妇人血沥腰痛。（甄权）产前产后百病，通九窍，利关节，养血气，破宿血，消症瘕，通小肠，长肌肉，消扑损瘀血，治鼻血吐血，头风目痛，妇人劳瘦，丈夫面黄。（大明）

附方

产后水肿（血虚浮肿）： 泽兰、防己等份，为末。每服二钱，醋汤下。（张文仲（《备急方》）

小儿蓐疮： 嚼泽兰心封之良。（《子母秘录》）

疮肿初起： 泽兰捣封之良。（《集简方》）

产后阴翻（产后阴户燥热，遂成翻花）： 泽兰四两，煎汤熏洗二三次，再入枯矾煎洗之，即安。（《集简方》）

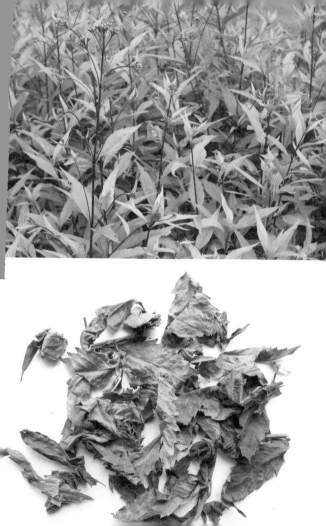

马兰

《日华》

释名 紫菊。

根、叶

气味 辛，平，无毒。

主治 破宿血，养新血，止鼻衄吐血，合金疮，断血痢，解酒疸及诸菌毒、蛊毒。生捣，涂蛇咬。（大明）主诸疟及腹中急痛，痔疮。（时珍）

附方

打伤出血：竹节草即马兰，同旱莲草、松香、皂子叶即柜子叶，冬用皮，为末，搽入刀口。（《摘玄方》）

喉痹口紧：用地白根即马兰根，或叶捣汁，入米醋少许，滴鼻孔中，或灌喉中，取痰自开。（孙一松《试效方》）

水肿尿涩：马兰菜一虎口，黑豆、小麦各一撮，酒、水各一钟，煎一钟，食前温服以利小水，四五日愈。（杨起《简便方》）

食 疗 药 膳

马兰茶

原料： 马兰根20克，大枣10克，绿茶1克。

制法： 将马兰根洗净切碎，与大枣、绿茶同煎水。

用法： 代茶频饮。

功效： 清热利湿，凉血解毒。

适用： 湿热带下。

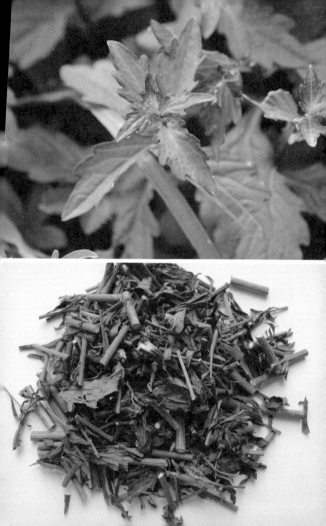

香薷

释名 香菜（《食疗》），香菜（《千金》），蜜蜂草（《纲目》）。

气味 辛，微温，无毒。

主治 霍乱腹痛吐下，散水肿。（《别录》）去热风。卒转筋者，煮汁顿服半升，即止。为末水服，止鼻衄。（孟诜）下气，除烦热，疗呕逆冷气。（大明）春月煮饮代茶，可无热病，调中温胃。含汁漱口，去臭气。（汪颖）主脚气寒热。（时珍）

附方

通身水肿： 薷术丸，治暴水风水气水，通身皆肿，服至小便利为效。（《深师方》）

食疗药膳

豌豆香薷粥

原料： 豌豆200克，香薷90克，大米50克。

制法： 将前2味药入砂锅内，加水适量煮沸后，再加大米煮为粥。

用法： 分2次食用。

功效： 和中下气，利水，解毒。

适用： 霍乱吐痢、转筋、心膈烦闷等。

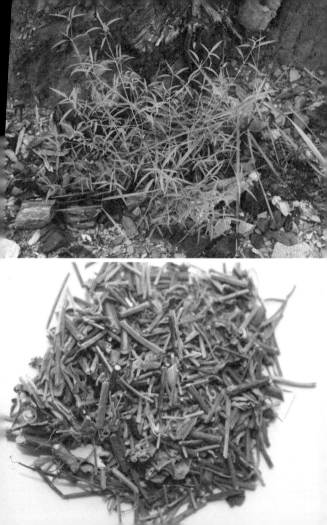

爵床

释名 爵麻（吴普），香苏（《别录》），赤眼老母草（《唐本》）。

茎叶

气味 咸，寒，无毒。

主治 腰脊痛，不得着床，俯仰艰难，除热，可作浴汤。（《本经》）疗血胀下气。治杖疮，捣汁涂之立瘥。（苏恭）

食 疗 药 膳

爵床炖瘦肉

原料： 爵床、醉鱼草根各10克，麻黄叶3克，猪瘦肉150克。

制法： 将猪瘦肉洗净，切作小块；把前3味药用新纱布袋装好。将上料共入砂锅内，加清水适量，大火烧沸，打去浮沫，改用小火炖至肉熟烂即成。

用法： 吃肉，加少许食盐、味精调味，连服数日。

功效： 活血化瘀，消积，补虚。

适用： 小儿疳积。

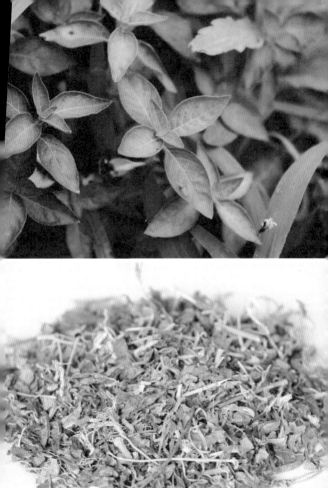

假苏

释名 姜芥（《别录》），荆芥（吴普），鼠蓂（《本经》）。

茎穗

气味 辛，温，无毒。

主治 寒热鼠瘘，瘰疬生疮，破结聚气，下瘀血，除湿痹。（《本经》）去邪，除劳渴冷风，出汗，煮汁服之。捣烂醋和，敷疔肿肿毒。（藏器）利五脏，消食下气，醒酒。作菜生熟皆可食，并煎茶饮之。以豉汁煎服，治暴伤寒，能发汗。（《日华》）治妇人血风及疮疥，为要药。（苏颂）产后中风身强直，研末酒服。（孟诜）散风热，清头目，利咽喉，消疮肿，治项强，目中黑花，及生疮阴癞，吐血衄血，下血血痢，崩中痔漏。（时珍）

附方

产后鼻衄： 荆芥焙研末，童子小便服二钱，海上方也。（《妇人良方》）

九窍出血： 荆芥煎酒，通口服之。（《直指方》）

吐血不止： 用荆芥连根洗，捣汁半盏服。干穗为末亦可。（《经验方》）用荆芥穗为末，生地黄汁调服二钱。（《圣惠方》）

痔漏肿痛： 荆芥煮汤，日日洗之。（《简易方》）

一切疮疥： 荆芥末，以地黄自然汁熬膏，和丸梧子大。每服

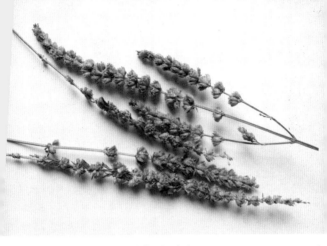

三五十丸，茶酒任下。（《普济方》）

缠脚生疮： 荆芥烧灰，葱汁调敷，先以甘草汤洗之。（《摘玄方》）

食 疗 药 膳

荆芥粥

原料： 荆芥、淡豆豉各6~10克，薄荷3~6克，粳米60克。

制法： 先煎前3味药约5分钟，取汁，去渣；另以粳米煮粥，待粥成时，加入药汁，稍煮即可。

用法： 温热食用。

功效： 发汗解表，清利咽喉。

适用： 伤风感冒、发热恶寒、头昏头痛、咽痒咽痛等。

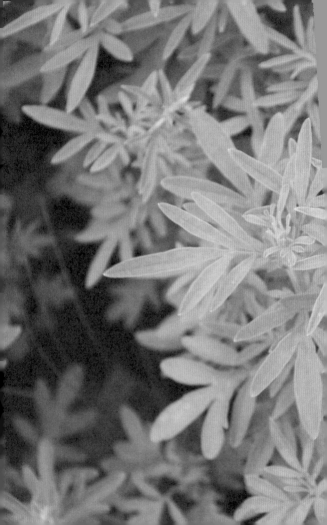

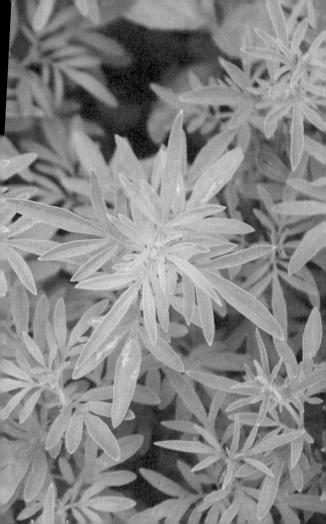

薄荷

释名 蕃荷菜，南薄荷（《衍义》），金钱薄荷。

茎叶

气味 辛，温，无毒。

主治 贼风伤寒发汗，恶气心腹胀满，霍乱，宿食不消，下气，煮汁服之，发汗，大解劳乏，亦堪生食。（《唐本》）作菜久食，却肾气，辟邪毒，除劳气，令人口气香洁。煎汤洗漆疮。（思邈）通利关节，发毒汗，去愤气，破血止痢。（甄权）疗阴阳毒，伤寒头痛，四季宜食。（士良）治中风失音吐痰。（《日华》）主伤风头脑风，通关格及小儿风涎，为要药。（苏颂）杵汁服，去心脏风热。（孟诜）清头目，除风热。（李杲）利咽喉口齿诸病，治瘰疬疮疥，风瘙瘾疹。捣汁含漱，去舌胎语涩。涂蜂螫蛇伤。（时珍）

附方

舌胎语蹇： 薄荷自然汁，和白蜜、姜汁擦之。（《医学集成》）

眼弦赤烂： 薄荷，以生姜汁浸一宿，晒干为末。每用一钱，沸汤泡洗。（《明目经验方》）

瘰疬结核（或破未破）： 以新薄荷二斤，取汁，皂荚一挺，水浸去皮，捣取汁，同于银石器内熬膏。入连翘末半两，连白青皮、陈皮，黑牵牛半生半炒，各一两，皂荚仁一两半，同捣和丸梧子

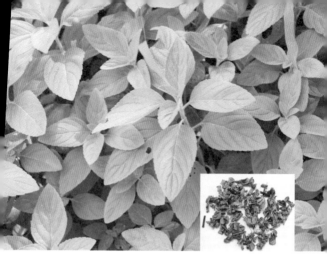

大。每服三十丸，煎连翘汤下。（《济生方》）

血痢不止： 薄荷叶煎汤常服。（《普济方》）

食 疗 药 膳

薄荷粥

原料： 薄荷30克，粳米100克。

制法： 将薄荷煎汤候冷；再用粳米煮粥，待粥将成时，加入冰糖适量及薄荷汤，再煮1~2沸即可。

用法： 早餐食用。

功效： 疏散风热，清利咽喉。

适用： 中老年人风热感冒、头痛目赤、咽喉肿痛等。

积雪草

释名 胡薄荷（《天宝方》），地钱草（《唐本》），连钱草（《药图》）。

茎叶

气味 苦，寒，无毒。

主治 大热，恶疮痈疽，浸淫赤熛，皮肤赤，身热。（《本经》）捣敷热肿丹毒。（苏恭）主暴热，小儿寒热，腹内热结，捣汁服之。（藏器）单用治瘰疬鼠漏，寒热时节来往。（甄权）

附方

热毒痈肿： 秋后收连钱草，阴干为末，水调敷之。生捣亦可。（寇氏《衍义》）

牙痛塞耳： 用连钱草即积雪草，和水沟污泥同捣烂，随左右塞耳内。（《摘玄方》）

食 疗 药 膳

积雪草煮猪肉

原料： 积雪草90克，猪瘦肉50克。

制法： 将以上2味同煎1小时，煮熟。

用法： 分2次服，连服数日。

功效： 祛风清热。

适用： 肺热咳嗽、百日咳等。

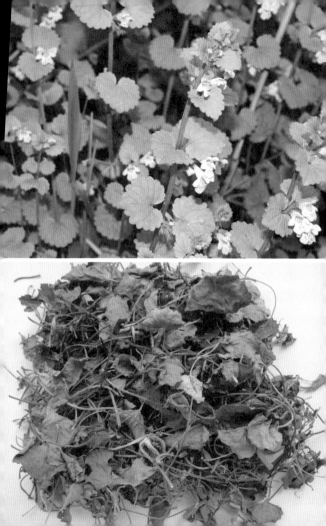

苏

释名 紫苏（《食疗》），赤苏（《肘后方》），桂荏。

茎叶

气味 辛，温，无毒。

主治 下气，除寒中，其子尤良。（《别录》）除寒热，治一切冷气。（孟诜）补中益气，治心腹胀满，止霍乱转筋，开胃下食，止脚气，通大小肠。（《日华》）通心经，益脾胃，煮饮尤胜，与橘皮相宜。（苏颂）解肌发表，散风寒，行气宽中，消痰利肺，和血温中止痛，定喘安胎，解鱼蟹毒，治蛇犬伤。（时珍）以叶生食作羹，杀一切鱼肉毒。（甄权）

附方

感寒上气：苏叶三两，橘皮四两，酒四升，煮一升半，分再服。（《肘后方》）

伤寒气喘不止：用赤苏一把，水三升，煮一升，稍稍次之。（《肘后方》）

霍乱胀满（未得吐下）：用生苏捣汁饮之，佳。干苏煮汁亦可。（《肘后方》）

疯狗咬伤：紫苏叶嚼敷之。（《千金方》）

蛇虺伤人：紫苏叶捣汁之。（《千金方》）

食蟹中毒：紫苏煮汁饮二升。（《金匮要略》）

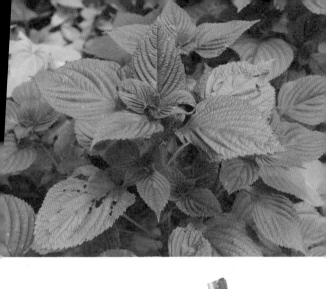

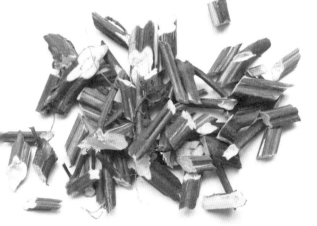

菊

释名 节华（《本经》），女节（《别录》），女华（《别录》），日精（《别录》）。

花（叶、根、茎、实并同）

气味 苦，平，无毒。

主治 诸风头眩肿痛，目欲脱，泪出，皮肤死肌，恶风湿痹。久服利血气，轻身耐老延年。（《本经》）疗腰痛去来陶陶，除胸中烦热，安肠胃，利五脉，调四肢。（《别录》）陶陶，纵缓貌。治头目风热，风旋倒地，脑骨疼痛，身上一切游风令消散，利血脉，并无所忌。（甄权）作枕明目，叶亦明目，生熟并可食。（大明）养目血，去翳膜。（元素）主肝气不足。（好古）

白菊

气味 苦、辛，平，无毒。

主治 风眩，能令头不白。（弘景）染髭发令黑。和巨胜、茯苓蜜丸服之，去风眩，变白不老，益颜色。（藏器）

附方

风热头痛 菊花、石膏、川芎各三钱，为末。每服一钱半，茶调下。（《简便方》）

疔肿垂死 菊花一握，捣汁一升，入口即活。冬月采根。（《肘

224 | 225　　本草纲目药物速认速查小红书

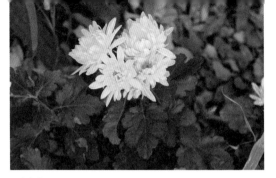

后方》）

女人阴肿： 甘菊苗捣烂煎汤，先熏后洗。（危氏《得效方》）

酒醉不醒： 九月九日真菊花为末，饮服方寸匕。（《外台秘要》）

眼目昏花： 双美丸，用甘菊花一斤，红椒去目六两，为末，用新地黄汁和丸梧子大。每服五十丸，临卧茶清下。（《瑞竹堂方》）

食疗药膳

菊花粥

原料： 菊花适量，粳米100克。

制法： 秋季霜降前，将菊花采摘去蒂，烘干或蒸后晒干，亦可置通风处阴干，然后磨粉备用。先用粳米煮粥，待粥将成时，调入菊花末10～15克，稍煮1～2沸即可。

用法： 早餐食用。

功效： 散风热，清肝火，降血压。

适用： 高血压病、冠心病、肝火头痛、眩晕目暗、风热目赤等。

野菊

释名 苦薏。

根、叶、茎、花

气味 苦、辛，温，有小毒。

主治 调中止泄，破血，妇人腹内宿血宜之。（藏器）治痈肿疔毒，瘰疬眼瘜。（时珍）

附方

痈疽疔肿（一切无名肿毒）：用野菊花连茎捣烂，酒煎热服取汗，以渣敷之即愈。（孙氏《集效方》）用野菊花茎叶、苍耳草各一握，共捣，入酒一碗，绞汁服，以渣敷之，取汗即愈。或六月六日采苍耳叶，九月九日采野菊花，为末，每酒服三钱，亦可。（《卫生易简方》）

天泡湿疮：野菊花根、枣木，煎汤洗之。（《医学集成》）

食疗药膳

野菊花粥

原料：野菊花15克，绿豆50克。

制法：先将野菊花水煎取汁去渣，然后放入浸泡洗净了的绿豆，煮成稀粥。

用法：每日早、晚餐服食，服用时加白糖适量，热退后即

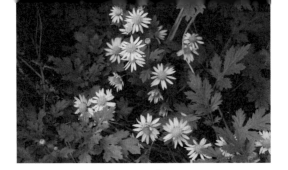

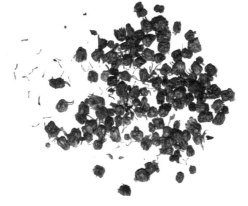

停服。

功效： 清热解毒，消肿。

适用： 金黄色葡萄球菌、白喉杆菌、链球菌、绿脓杆菌、痢疾杆菌、流感病毒等。

艾

释名 冰台（《尔雅》），医草（《别录》），黄草（《埤雅》），艾蒿。

叶

气味 苦，微温，无毒。

主治 主衄血下血，脓血痢，水煮及丸散任用。（苏恭）止崩血、肠痔血，搨金疮，止腹痛，安胎。苦酒作煎，治癣甚良。捣汁饮，治心腹一切冷气鬼气。（甄权）治带下，止霍乱转筋，痢后寒热。（大明）治带脉为病，腹胀满，腰溶溶如坐水中。（好古）温中逐冷除湿。（时珍）

附方

妊娠伤寒（壮热，赤斑变为黑斑，溺血）：用艾叶如鸡子大，酒三升，煮二升半，分为二服。（《伤寒类要》）

妊娠风寒（卒中，不省人事，状如中风）：用熟艾三两，米醋炒极热，以绢包熨脐下，良久即苏。（《妇人良方》）

舌缩口噤：以生艾捣敷之。干艾浸湿亦可。（《圣济总录》）

心腹恶气：艾叶捣汁饮之。（《药性论》）

蛔虫心痛（如刺，口吐清水）：白熟艾一升，水三升，煮一升服，吐虫出。或取生艾捣汁，五更食香脯一片，乃饮一升，当下虫出。（《肘后方》）

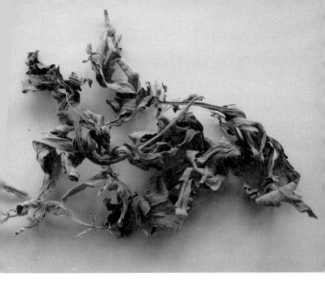

霍乱吐下（不止）： 以艾一把，水三升，煮一升，顿服。（《外台秘要》）

妊娠胎动（或腰痛，或抢心，或下血不止，或倒产子死腹中）： 艾叶一鸡子大，酒四升，煮二升，分二服。（《肘后方》）

鼻血不止： 艾灰吹之。亦可以艾叶煎服。（《圣惠方》）

白癞风疮： 干艾随多少，以浸曲酿酒如常法，日饮之，觉痹即瘥。（《肘后方》）

痈疽不合，疮口冷滞： 北艾煎汤洗后，以白胶熏之。（《直指方》）

诸虫蛇伤： 艾灸数壮甚良。（《集简方》）

艾叶粳米粥

原料： 鲜艾叶40克（干品减半），粳米50克，红糖适量。

制法： 先将艾叶加水适量，煎取药汁500毫升，再将粳米淘洗干净，放入锅中，兑入药汁，以大火煮沸，加红糖搅匀，改用小火煮至米烂汤稠为度。

用法： 从月经过后3日开始服，约在下次来月经前3日停服，每日2次，早、晚空腹温热服食。

功效： 温经散寒，调经止血。

适用： 虚寒性痛经、月经不调、小腹冷痛、崩漏下血不止等。

艾叶粥

原料： 干艾叶10克（鲜者20克），粳米50克，红糖适量。

制法： 先将艾叶煎汤，取汁去渣，再加入洗净的粳米及红糖熬煮成粥，即可食用。

用法： 每日2次。

功效： 温经止血，散寒止痛。

适用： 下焦虚寒、腹中冷痛、月经不调、经行腹痛，或妇女崩漏下血以及带下等。

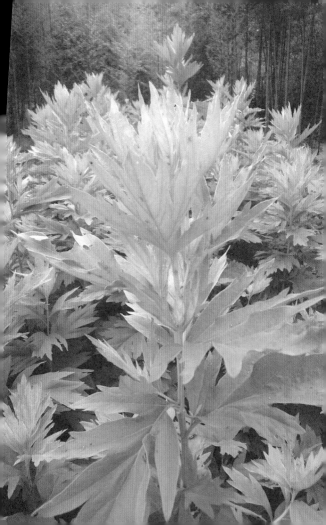

茵陈蒿①

释名 藏器曰：此虽蒿类，经冬不死，更因旧苗而生，故名因陈，后加蒿字耳。

茎叶

气味 苦、平、微寒，无毒。

主治 风湿寒热邪气，热结黄疸。久服轻身益气耐老。面白悦长年。白兔食之仙。（《本经》）治通身发黄，小便不利，除头热，去伏瘕。（《别录》）通关节，去滞热，伤寒用之。（藏器）石茵陈：治天行时疾热狂，头痛头旋，风眼疼，瘴疟。女人症瘕，并闪损乏绝。（大明）

附方

遍身风痒，生疮疥： 用茵陈煮浓汁洗之，立瘥。（《千金方》）

风疾挛急： 茵陈蒿一斤，秫米一石，曲三斤，和匀，如常法酿酒服之。（《圣济总录》）

痫黄如金，好眠吐涎： 茵陈蒿、白鲜皮等份，水二钟，煎服，日二服。（《三十六黄方》）

男子酒疸： 用茵陈蒿四根，栀子七个，大田螺一个，连壳捣烂，以百沸白酒一大盏，冲汁饮之，秘方也。

---

① 即茵陈。

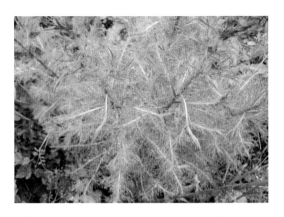

眼热赤肿： 山茵陈、车前子等份。煎汤调"茶调散"服数服。
(《直指方》)

食 疗 药 膳

茵陈蒿粥

原料： 茵陈蒿30克，大米50克，白糖适量。
制法： 将茵陈蒿择净，放入锅中，加水浸泡5～10分钟后，
水煎取汁，加大米煮粥，待煮至粥熟时，调入白糖，再煮
1～2沸即成。
用法： 每日1剂。
功效： 清热利湿，利胆退黄。
适用： 湿热黄疸，身黄、目黄、小便黄、小便不利、脘腹胀
满、食欲不振等。

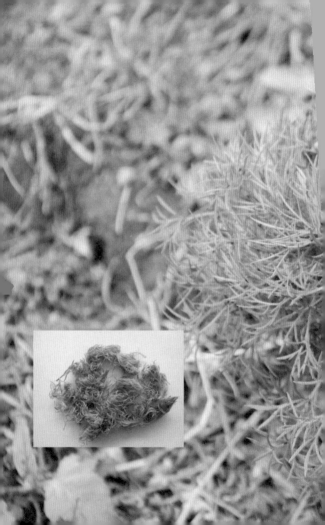

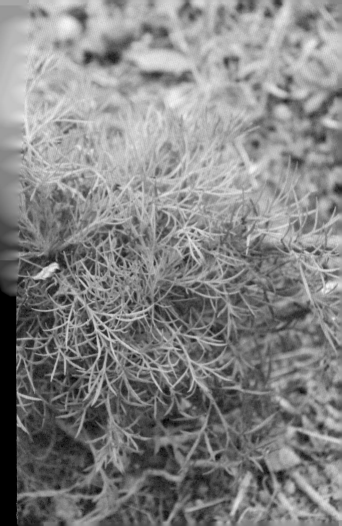

青蒿

释名 草蒿（《本经》），方溃（《本经》），香蒿（《衍义》）。

叶、茎、根、子

气味 苦，寒，无毒。

主治 疥瘙痂痒恶疮，杀虱，治留热在骨节间，明目。（《本经》）鬼气尸疰伏留，妇人血气，腹内满，及冷热久痢。秋冬用子，春夏用苗，并捣汁服。亦暴干为末，小便入酒和服。（藏器）治疟疾寒热。（时珍）生捣敷金疮，止血止疼良。（苏恭）烧灰隔纸淋汁，和石灰煎，治恶疮息肉𪖏瘜。（孟诜）

附方

骨蒸烦热 青蒿一握，猪胆汁一枚，杏仁四十个，去皮尖炒，以童子小便一大盏，煎五分，空心温服。（《十便良方》）

疟疾寒热 用青蒿一握，水二升，捣汁服之。（《肘后方》）五月五日天未明时采青蒿阴干四两，桂心一两，为末。未发前，酒服二钱。（《仁存方》）端午日采青蒿叶阴干，桂心等份，为末。每服一钱，先寒用热酒，先热用冷酒，发日五更服之。切忌发物。（《经验方》）

赤白痢下 五月五日采青蒿、艾叶等份，同豆豉捣作饼，日干，名蒿豉丹。每用一饼，以水一盏半煎服。（《圣济总录》）

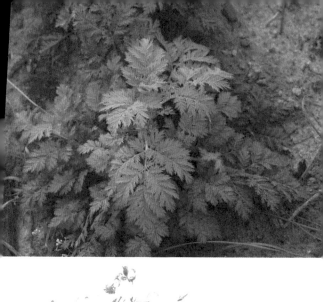
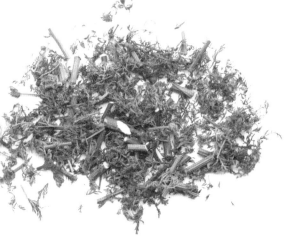

茺蔚①

释名 草蒿（《本经》），方溃（《本经》），香蒿（《衍义》）。

叶、茎、根、子

气味 苦，寒，无毒。

主治 疥瘙痂痒恶疮，杀虱，治留热在骨节间，明目。（《本经》）鬼气尸疰伏留，妇人血气，腹内满，及冷热久痢。秋冬用子，春夏用苗，并捣汁服。亦暴干为末，小便入酒和服。（藏器）治疟疾寒热。（时珍）生捣敷金疮，止血止疼良。（苏恭）烧灰隔纸淋汁，和石灰煎，治恶疮息肉黶瘢。（孟诜）

附方

骨蒸烦热： 青蒿一握，猪胆汁一枚，杏仁四十个，去皮尖炒，以童子小便一大盏，煎五分，空心温服。（《十便良方》）

疟疾寒热： 用青蒿一握，水二升，捣汁服之。（《肘后方》）五月五日天未明时采青蒿阴干四两，桂心一两，为末。未发前，酒服二钱。（《仁存方》）端午日采青蒿叶阴干，桂心等份，为末。每服一钱，先寒用热酒，先热用冷酒，发日五更服之。切忌发物。（《经验方》）

赤白痢下： 五月五日采青蒿、艾叶等份，同豆豉捣作饼，日干，名蒿豉丹。每用一饼，以水一盏半煎服。（《圣济总录》）

---

① 即益母草。

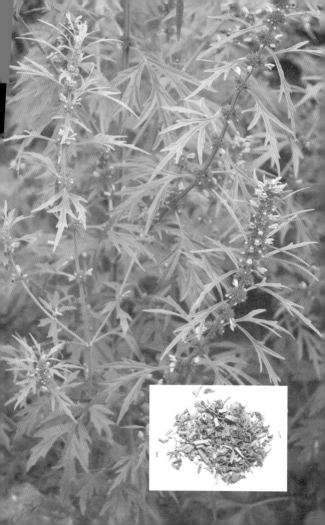

夏枯草

释名 夕句（《本经》），乃东（《本经》），燕面（《别录》），铁色草。

茎叶

气味 苦、辛，寒，无毒。

主治 寒热瘰疬鼠瘘头疮，破症，散瘿结气，脚结湿痹，轻身。（《本经》）

附方

明目补肝（肝虚目睛痛，冷泪不止，筋脉痛，羞明怕日）： 夏枯草半两，香附子一两，为末。每服一钱，腊茶汤调下。（《简要济众》）

赤白带下： 夏枯草，花开时采，阴干为末。每服二钱，米饮下，食前。（《徐氏家传方》）

血崩不止： 夏枯草为末，每服方寸匕，米饮调下。（《圣惠方》）

汗斑白点： 夏枯草煎浓汁，日日洗之。（《乾坤生意》）

240 | 241　本草纲目药物速认速查小红书

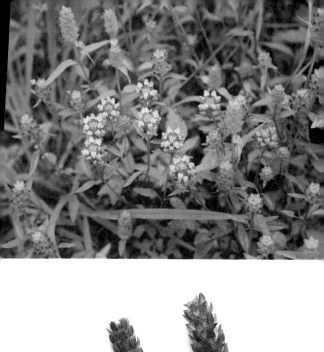
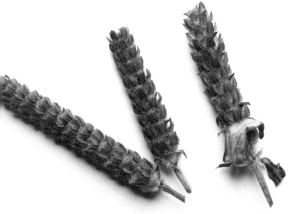

刘寄奴草

释名 金寄奴（大明），乌藤菜（《纲目》）。

子（苗同）

气味 苦，温，无毒。

主治 破血下胀。多服令人下痢。（苏恭）下血止痛，治产后余疾，止金疮血，极效。（《别录》）心腹痛，下气，水胀血气，通妇人经脉症结，止霍乱水泻。（大明）小儿尿血，新者研末服。（时珍）

附方

大小便血：刘寄奴为末，茶调空心服二钱，即止。（《集简方》）

折伤瘀血（在腹内者）：刘寄奴、骨碎补、延胡索各一两，水二升，煎七合，入酒及童子小便各一合，顿温服之。（《千金方》）

霍乱成痢：刘寄奴草煎汁饮。（《圣济总录》）

汤火伤灼：刘寄奴捣末，先以糯米浆鸡翎扫上，后乃掺末。并不痛，亦无痕，大验之方。凡汤火伤，先以盐末掺之，护肉不坏，后乃掺药为妙。（《本事方》）

风入疮口肿痛：刘寄奴为末，掺之即止。（《圣惠方》）

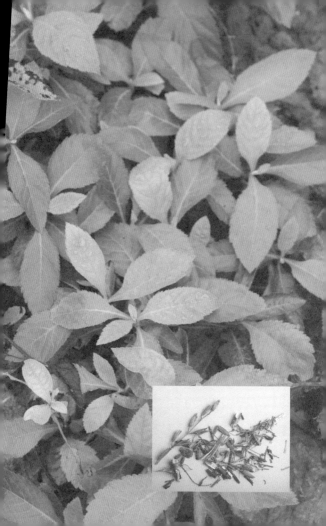

旋覆花

释名 金沸草（《本经》），金钱花（《纲目》），夏菊（《纲目》），戴椹（《别录》）。

花

气味 咸，温，有小毒。

主治 结气胁下满，惊悸，除水，去五脏间寒热，补中下气。（《本经》）主水肿，逐大腹，开胃，止呕逆不下食。（甄权）行痰水，去头目风。（宗奭）消坚软痞，治噫气。（好古）

附方

中风壅滞： 旋覆花洗净焙研，炼蜜丸梧子大。夜卧以茶汤下五丸至七丸、十丸。（《经验方》）

月蚀耳疮： 旋覆花烧研，羊脂和涂之。（《集简方》）

小儿眉癣（小儿眉毛眼睫，因癣退不生）： 旋覆花、赤箭即天麻苗、防风等份，为末。洗净，以油调涂之。（《总微论》）

半产漏下，虚寒相抟，其脉弦芤： 旋覆花汤。用旋覆花三两，葱十四茎，新绛少许，水三升，煮一升，顿服。（《金匮要略》）

叶

主治 敷金疮，止血。（大明）治疗疮肿毒。（时珍）

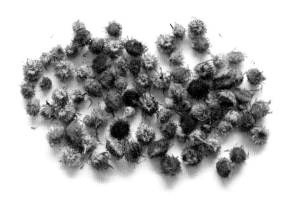

根

主治 风湿。（《别录》）

食 疗 药 膳

旋覆花粥

原料： 旋覆花、郁金各10克，葱白5根，粳米100克，丹参15克。

制法： 先将旋覆花用布包扎，与丹参、郁金同入砂锅中，加适量水煎煮，取药液约1000毫升，用药液与粳米同煮成粥，待粥熟时，加入葱白，搅和即可。

用法： 早、晚空腹服食。

功效： 活血通络，下气散结。

适用： 慢性肝炎气滞血瘀、两肋胀痛、纳差食少等。

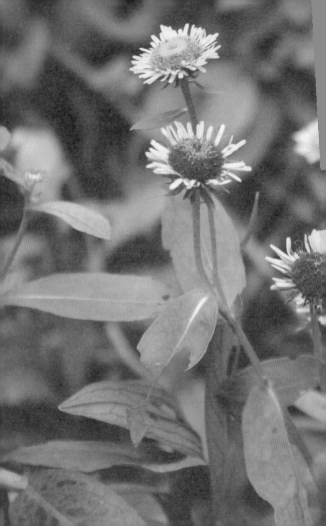

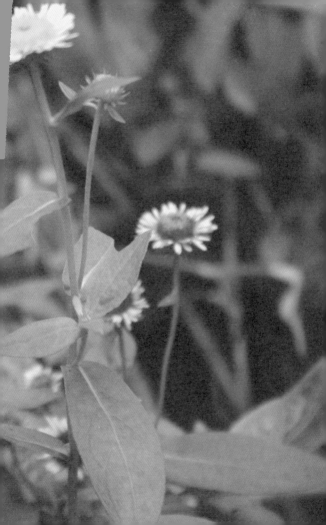

青葙

《本经》下品

释名 草蒿（《本经》），姜蒿（《本经》），野鸡冠（《纲目》），子名草决明（《本经》）。

茎叶

气味 苦，微寒，无毒。

主治 邪气，皮肤中热，风瘙身痒，杀三虫。（《本经》）捣汁服，大疗温疠。（苏恭）止金疮血。（大明）

子

气味 苦，微寒，无毒。

主治 唇口青。（《本经》）治五脏邪气，益脑髓，镇肝，明耳目，坚筋骨，去风寒湿痹。（大明）治肝脏热毒冲眼，赤障青盲翳肿，恶疮疥疮。（甄权）

附方

鼻衄不止（眩冒欲死）：青葙子汁三合，灌入鼻中。（《广利方》）

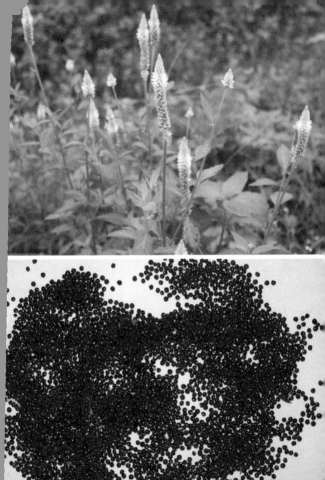

鸡冠

（宋·《嘉祐》）

释名 时珍曰：以花状命名。

苗

气味 甘，凉，无毒。

主治 疮痔及血病。（时珍）

子

气味 甘，凉，无毒。

主治 止肠风泻血，赤白痢。（藏器）崩中带下，入药炒用。（大明）

花

气味 同上。

主治 痔漏下血，赤白下痢，崩中赤白带下，分赤白用。（时珍）

附方

吐血不止： 白鸡冠花，醋浸煮七次，为末。每服二钱，热酒下。（《经验方》）

经水不止： 红鸡冠花一味，晒干为末。每服二钱，空心酒调下。

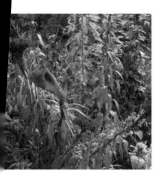

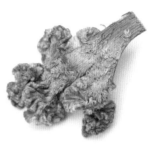

忌鱼腥猪肉。（孙氏《集效方》）

产后血痛： 白鸡冠花，酒煎服之。（《李楼奇方》）

白带沙淋： 白鸡冠花、苦壶芦等份，烧存性，空心火酒服之。
（《摘玄方》）

赤白下痢： 鸡冠花煎酒服。赤用红，白用白。（《集简方》）

食 疗 药 膳

鸡冠花粥

原料： 鲜鸡冠花15克，糯米60克。

制法： 先将鲜鸡冠花洗净，水煎，去渣取汁，加水与糯米同
煮为粥，先用大火煮，后用小火熬。待粥稠便可食用。

用法： 每日早、晚温热食服。3～5日为1个疗程。

功效： 凉血止血。

适用： 咳血、衄血、吐血、便血、痔疮出血、高血压、妇人
赤白带下等。

红蓝花

（宋·《开宝》）

释名 红花（《开宝》），黄蓝。

花

气味 辛，温，无毒。

主治 产后血晕口噤，腹内恶血不尽绞痛，胎死腹中，并酒煮服。亦主蛊毒。（《开宝》）多用破留血，少用养血。（震亨）活血润燥，止痛散肿，通经。（时珍）

附方

一切肿疾： 红花熟，捣取汁服，不过三服便瘥。（《外台秘要》）

喉痹壅塞（不通者）： 红蓝花捣，绞取汁一小升服之，以瘥为度。如冬月无生花，似干者浸湿绞汁煎服，极验。（《广利方》）

热病胎死： 红花酒煮汁，饮二三盏。（《熊氏补遗》）

产后血晕、心闷气绝： 红花一两，为末，分作二服，酒二盏，煎一盏，连服。如口噤，斡开灌之。或入小便尤妙。（《子母秘录》）

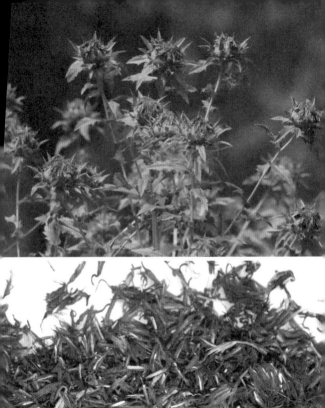
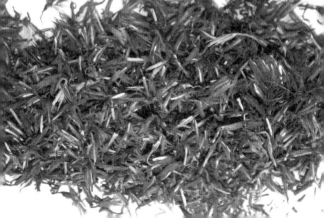

大蓟

释名 虎蓟（弘景），山牛蒡（《日华》），鸡项草（《图经》），千针草（《图经》），野红花（《纲目》）。

大蓟根叶

气味 甘，温，无毒。

主治 女子赤白沃，安胎，止吐血鼻衄，令人肥健。（《别录》）捣根绞汁服半升，主崩中血下立瘥。（甄权）叶：治肠痈，腹脏瘀血，生研，酒并小便任服。（大明）

附方

小便热淋： 马蓟根捣汁服。（《圣惠方》）

诸瘘不合： 虎蓟根、猫蓟根、酸枣根、枳根、杜衡各一把，斑蝥三分，炒为末，蜜丸枣大。日一服，并以小丸纳疮中。（《肘后方》）

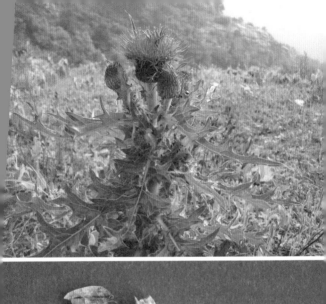
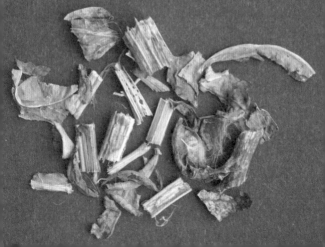

小蓟

气味 甘，温，无毒。

主治 养精保血。（《别录》）破宿血、生新血、暴下血血崩、金疮出血、呕血等，绞取汁温服。作煎和糖，合金疮，及蜘蛛蛇蝎毒，服之亦佳。（藏器）治热毒风，并胸膈烦闷，开胃下食，退热，补虚损。苗：去烦热，生研汁服。（大明）作菜食，除风热。夏月热烦不止，捣汁半升服，立瘥。（孟诜）

附方

心热吐血（口干）： 用小蓟叶及根，捣绞取汁，每顿服二小盏。（《圣惠方》）

卒泻鲜血： 小蓟叶捣汁，温服一升。（《梅师方》）

堕胎下血： 小蓟根叶、益母草五两，水二大碗，煮汁一碗，再煎至一盏，分二服，一日服尽。（《圣济总录》）

鼻塞不通： 小蓟一把，水二升，煮取一升，分服。（《外台秘要》）

癣疮作痒： 刺蓟叶捣汁服之。（《千金方》）

妇人阴痒： 小蓟煮汤，日洗三次。（《广济方》）

疔疮恶肿： 千针草四两，乳香一两，明矾五钱，为末。酒服二钱，出汗为度。（《普济方》）

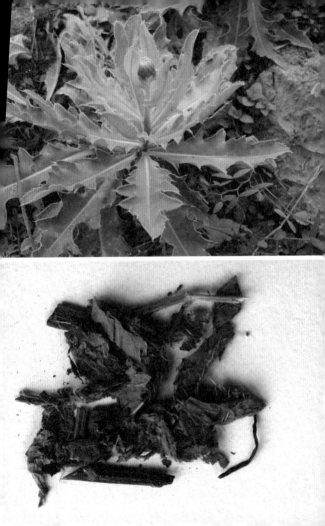

续断

释名 属折（《本经》），接骨（《别录》），龙豆（《本经》），南草（《别录》）。

根

气味 苦，微温，无毒。

主治 伤寒，补不足，金疮痈疡折跌，续筋骨，妇人乳难。久服益气力。（《本经》）妇人崩中漏血，金疮血内漏，止痛生肌肉，及踠伤恶血腰痛，关节缓急。（《别录》）去诸温毒，通宣血脉。（甄权）助气，补五劳七伤，破症结瘀血，消肿毒，肠风痔瘘，乳痈瘰疬，妇人产前后一切病，胎漏，子宫冷，面黄虚肿，缩小便，止泄精尿血。（大明）

附方

小便淋沥：生续断捣绞汁服，即马蓟根也。（《初虞世古今录验》）

妊娠胎动（两三月堕，预宜服此）：川续断酒浸，杜仲姜汁炒去丝，各二两，为末，枣肉煮烂杵和丸梧子大。每服三十丸，米饮下。

产后诸疾（血晕，心闷烦热，厌厌气欲绝，心头硬，乍寒乍热）：续断皮一握，水三升，煎二升，分三服。如人行一里，再服。无所忌。此药救产后垂死。（《子母秘录》）

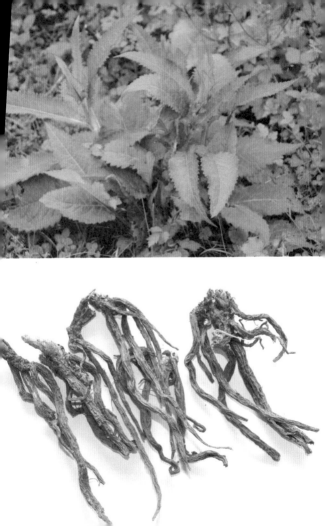

漏卢①

释名 野兰（《本经》），荚蒿（苏恭），鬼油麻（《日华》）。

根苗

气味 咸，寒，无毒。

主治 皮肤热毒，恶疮疽痔，湿痹，下乳汁。久服轻身益气，耳目聪明，不老延年。（《本经》）止遗溺，热气疮痒如麻豆，可作浴汤。（《别录》）通小肠，泄精尿血，肠风，风赤眼，小儿壮热，扑损，续筋骨，乳痛瘰疬金疮，止血排脓，补血长肉，通经脉。（大明）

附方

腹中蛔虫： 漏卢为末，以饼臛和方寸匕，服之。（《外台秘要》）

冷劳泄痢： 漏卢一两，艾叶（炒）四两，为末。米醋三升，入药末一升，同熬成膏，入后末和丸梧子大，每温水下三十丸。（《圣济总录》）

历节风痛，筋脉拘挛： 古圣散，用漏卢（麸炒）半两，地龙（去土炒）半两，为末，生姜二两取汁，入蜜三两，同煎三五沸，入好酒五合，盛之。每以三杯，调末一钱，温服。（《圣济总录》）

---

① 即漏芦。

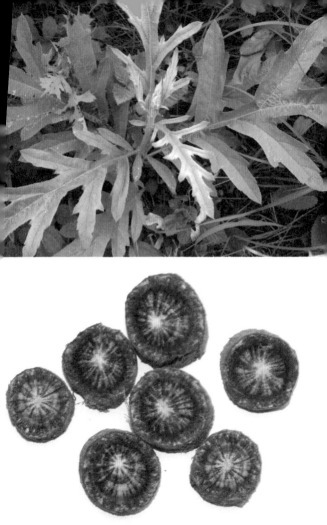

苎麻

根

气味 甘，寒，无毒。

主治 安胎，贴热丹毒。（《别录》）治心膈热，漏胎下血，产前后心烦，天行热疾，大渴大狂。（大明）渍苎汁，止消渴。（《别录》）

附方

痰哮咳嗽： 苎根煅存性，为末，生豆腐蘸三五钱，食即效。未全，可以肥猪肉二三片蘸食，甚妙。（《医学正传》）

小便不通： 用苎根、蛤粉各半两，为末。每服二钱，空心新汲水下。（《圣惠方》）

小便血淋： 苎根煎汤频服，大妙。亦治诸淋。（《圣惠方》）

肛门肿痛： 生苎根捣烂，坐之良。（《濒湖集简方》）

脱肛不收： 苎根捣烂，煎汤熏洗之。（《圣惠方》）

五色丹毒： 苎根煮浓汁，日三浴之。（《外台秘要》）

鸡鱼骨哽： 用苎麻根捣汁，以匙挑之，立效。（《谈野翁试验方》）用野苎麻根捣碎，丸如龙眼大，鱼骨鱼汤下，鸡骨鸡汤下。（《医方大成》）

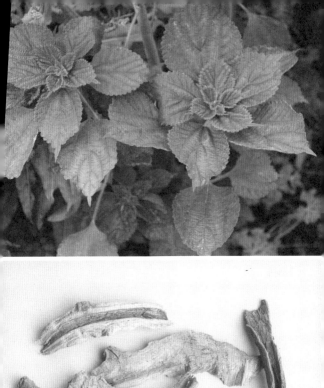
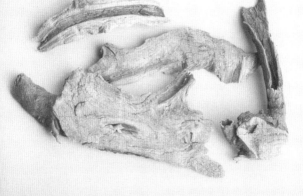

大青 ①

释名 时珍曰：其茎叶皆深青，故名。

茎叶

气味 苦，大寒，无毒。

主治 时气头痛，大热口疮。（《别录》）除时行热毒，甚良。（弘景）治温疫寒热。（甄权）治热毒风，心烦闷，渴疾口干，小儿身热风疹，及金石药毒。（大明）主热毒痢，黄疸、喉痹、丹毒。（时珍）

附方

喉风喉痹： 大青叶捣汁灌之，取效止。（《卫生易简方》）

小儿口疮： 大青十八铢，黄连十二铢，水三升，煮一升服。一日二服，以瘥为度。（《千金方》）

热病下痢（困笃者）： 大青汤，用大青四两，甘草、赤石脂各三两，胶二两，豉八合，水一斗，煮三升，分三服，不过二剂瘥。（《肘后方》）

肚皮青黑（小儿卒然肚皮青黑，乃血气失养，风寒乘之，危恶之候也）： 大青为末，纳口中，以酒送下。（《保幼大全方》）

---

① 即大青叶。

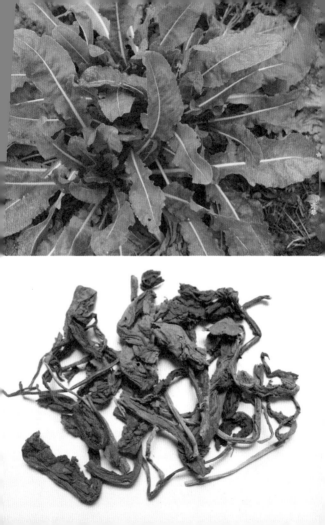

恶实

释名 鼠粘（《别录》），牛蒡（《别录》），大力子（《纲目》），便牵牛（《纲目》），蝙蝠刺。

子

气味 辛，平，无毒。

主治 明目补中，除风伤。（《别录》）风毒肿，诸痿。（藏器）吞一枚，出痈疽头。（苏恭）炒研煎饮，通利小便。（孟诜）润肺散气，利咽膈，去皮肤风，通十二经。（元素）消斑疹毒。（时珍）

附方

风水身肿（欲裂）： 鼠粘子二两，炒研为末。每温水服二钱，日三服。（《圣惠方》）

头痛连睛： 鼠粘子、石膏等份，为末，茶清调服。（《医方摘要》）

咽喉痘疹： 牛蒡子二钱，桔梗一钱半，粉甘草节七分，水煎服。（《痘疹要诀》）

小儿痘疮（时出不快，壮热狂躁，咽膈壅塞，大便秘涩，小儿咽喉肿，不利；若大便利者，勿服）： 牛蒡子炒一钱二分，荆芥穗二分，甘草节四分，水一盏，同煎至七分，温服。已出亦可服。名必胜散。（《和剂局方》）

妇人吹乳： 鼠粘二钱，麝香少许，温酒细吞下。（《袖珍方》）

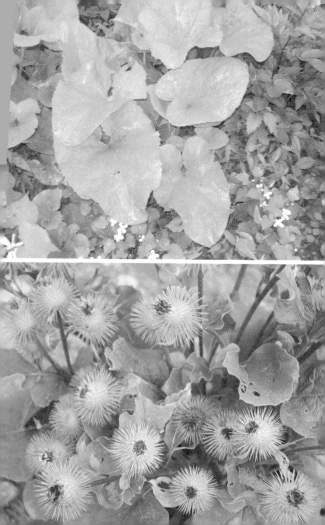

根、茎

气味 苦，寒，无毒。

主治 伤寒寒热汗出，中风面肿，消渴热中，逐水。久服轻身耐老。（《别录》）根：主牙齿痛，劳疟诸风，脚缓弱风毒，痈疽，咳嗽伤肺，肺壅疝瘕，冷气积血。（苏恭）根：浸酒服，去风及恶疮。和叶捣碎，敷杖疮金疮，永不畏风。（藏器）主面目烦闷，四肢不健，通十二经脉，洗五脏恶气。可常作菜食，令人身轻。（甄权）切根拌豆面作饮食，消胀壅。茎叶煮汁作浴汤，去皮间习习如虫行。又入盐花生捣，撮一切肿毒。（孟诜）

附方

时气余热（不退，烦躁发渴，四肢无力，不能饮食）：用牛蒡根捣汁，服一小盏，效。（《圣惠方》）

头风白屑：牛蒡叶捣汁，熬稠涂之。至明，皂荚水洗去。（《圣惠方》）

喉中热肿：鼠粘根一升，水五升，煎一升，分三服。（《延年方》）

小儿咽肿：牛蒡根捣汁，细咽之。（《普济方》）

热毒牙痛（热毒风攻头面，齿龈肿痛不可忍）：牛蒡根一斤捣汁，入盐花一钱，银器中熬成膏。每用涂齿龈下，重者不过三度瘥。（《圣惠方》）

项下瘰疬：鼠粘子根一升，水三升，煮取一升半，分三服。或为末，蜜丸常服之。（《救急方》）

耳卒肿痛：牛蒡根切，绞汁二升，银锅内熬膏涂之。（《圣济总录》）

诸疮肿毒：牛蒡根三茎洗，煮烂捣汁，入米煮粥，食一碗，甚良。（《普济方》）

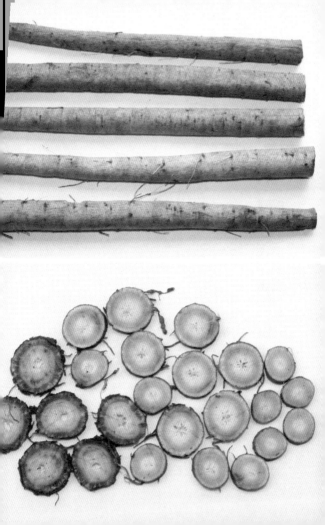

枲耳①

释名 苍耳（《尔雅》），猪耳（《纲目》），喝起草（《纲目》），野茄（《纲目》）。

实

气味 甘，温，有小毒。

主治 风头寒痛，风湿周痹，四脚拘挛痛，恶肉死肌，膝痛。久服益气。（藏器）治肝热，明目。（甄权）治一切风气，填髓暖腰脚，治瘰疬疥疮及瘙痒。（大明）炒香浸酒服，去风补益。（时珍）

附方

久疟不瘥： 苍耳子，或根茎亦可，焙研末，酒糊丸梧子大。每酒服三十丸，日二服。生者捣汁服亦可。（《朱氏集验方》）

大腹水肿（小便不利）： 苍耳子灰、葶苈末等份。每服二钱，水下，日二服。（《千金方》）

风湿挛痹（一切风气）： 苍耳子三两，炒为末，以水一升半，煎取七合，去滓呷之。（《食医心镜》）

---

① 即苍耳子。

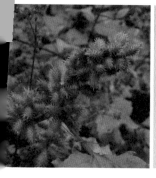 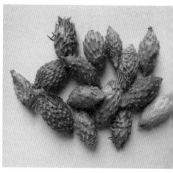

牙齿痛肿：苍耳子五升，水一斗，煮取五升，热含之。冷即吐去，吐后复合，不过一剂瘥。茎叶亦可，或入盐少许。（孙真人《千金翼方》）

眼目昏暗：葈耳实一升，为末，白米半升作粥，日食之。（《普济方》）

食疗药膳

苍耳子粥

原料：苍耳子10克，粳米50克。

制法：先煮苍耳子，去渣取汁，再入米煮粥。

用法：早餐食用。

功效：散风除湿。

适用：因风湿上扰引起的头痛、鼻渊，或因湿热下注引起的老年痔疮，以及风湿阻痹之肢体作痛或皮肤瘙痒等。

鹤虱

气味 苦，辛，有小毒。

主治 蛔、蛲虫。为散，以肥肉臛汁服方寸匕，亦入丸、散用。（《唐本》）虫心痛。以淡醋和半匕服，立瘥。（《开宝》）杀五脏虫，止疟，敷恶疮。（大明）

附方

蛔咬痛： 鹤虱十两，捣筛，蜜和丸如梧子大。以蜜汤空腹吞四十丸，日增至五十丸。慎酒肉。（《古今录验方》）

大肠虫出（不断，断之复生，行坐不得）： 鹤虱末，水调半两服。（《怪证奇方》）

齿痛： 鹤虱一枚，擢置齿中。又方，鹤虱煎米醋漱口。（《纲目》）

食 疗 药 膳

鹤虱炖鸡

原料： 鹤虱60克，童子鸡1只。

制法： 将童子鸡治净，去肠杂、爪，与鹤虱加水共炖，以鸡肉熟烂为佳。

用法： 食肉喝汤。

功效： 消痰，理气，补虚，调经。

适用： 妇女干病。

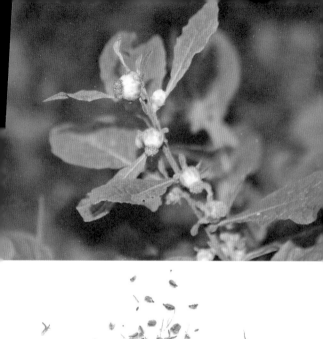

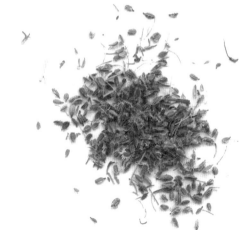

豨莶

释名　希仙（《纲目》），猪膏莓（《唐本》），虎膏（《唐本》）。

气味　苦，寒，有小毒。

主治　主久疟痰阴，捣汁服取吐。捣敷虎伤、狗咬、蜘蛛咬、蚕咬、蠼螋溺疮。（藏器）治肝肾风气，四肢麻痹，骨痛膝弱，风湿诸疮。（时珍）

附方

痈疽肿毒（一切恶疮）：豨莶草端午采者一两，乳香一两，白矾烧半两，为末。每服二钱，热酒调下。毒重者连进三服，得汗妙。（《乾坤秘韫》）

发背疔疮：豨莶草、五叶草即五爪龙、野红花即小蓟、大蒜各等份，擂烂，入热酒一碗，绞汁服，得汗立效。（《乾坤秘韫》）

疔疮肿毒：端午采豨莶草，日干为末。每服半两，热酒调下。汗出即愈，极有效验。（《集简方》）

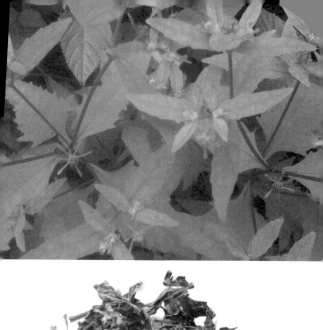

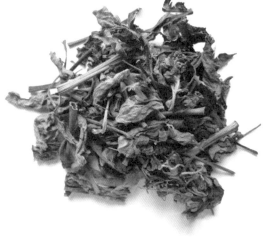

芦

（《别录》下品）

根

释名 甘，寒，无毒。

主治 消渴客热，止小便利。（《别录》）疗反胃呕逆不下食，胃中热，伤寒内热，弥良。（苏恭）解大热，开胃，治噎哕不止。（甄权）寒热时疾烦闷，泻痢人渴，孕妇心热。（大明）

笋

气味 小苦，冷，无毒，

主治 膈间客热，止渴，利小便，解河豚及诸鱼蟹毒。（宁原）解诸肉毒。（时珍）

附方

骨蒸肺痿（不能食者，苏游芦根饮主之）：芦根、麦门冬、地骨皮、生姜各十两，橘皮、茯苓各五两，水二斗，煮八升，去滓，分五服，取汗乃瘥。（《外台秘要》）

呕哕不止（厥逆者）：芦根三斤切，水煮浓汁，频饮二升。必效，若以童子小便煮服，不过三服愈。（《肘后方》）

反胃上气：芦根、茅根各二两，水四升，煮二升，分服。（《千金方》）

霍乱烦闷：芦根三钱，麦门冬一钱，水煎服。（《千金方》）

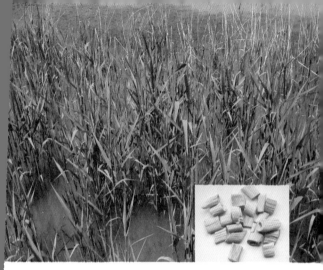

霍乱胀痛： 芦根一升，生姜一升，橘皮五两，水八升，煎三升，分服。（《圣惠方》）

生芦根粥

原料： 生芦根30克（洗净），粳米50克。

制法： 先用水煮芦根，取汁去滓，用汁煮米做粥。

用法： 可供早、晚服食。

功效： 清热生津，除烦止呕。

适用： 热病烦渴、胃热呕吐、噎膈、反胃等。

甘蕉①

《别录》下品

释名 芭蕉（《衍义》），天苴（《史记注》），芭苴。

气味 甘，大寒，无毒。

主治 生食，止渴润肺。蒸熟晒裂，春取仁食，通血脉，填骨髓。（孟诜）生食，破血，合金疮，解酒毒。干者，解肌热烦渴。（吴瑞）除小儿客热，压丹石毒。（时珍）

根

气味 甘，大寒，无毒。

主治 痈肿结热。（《别录》）捣烂敷肿，去热毒。捣汁服，治产后血胀闷。（苏恭）主黄疸。（孟诜）治天行热狂，烦闷消渴，患痈毒并金石发动，燥热口干，并绞汁服之。又治头风游风。（大明）

附方

风虫牙痛：芭蕉自然汁一碗，煎热含漱。（《普济方》）

天行热狂：芭蕉根捣汁饮之。（《日华》）

消渴饮水（骨节烦热）：用生芭蕉根捣汁，时饮一二合。（《圣惠方》）

---

① 即芭蕉。

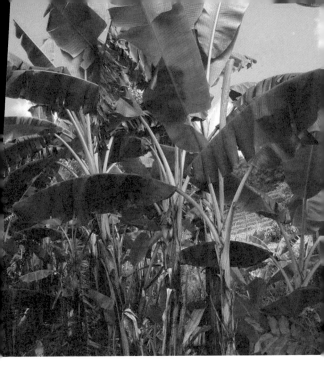

血淋涩痛： 芭蕉根、旱莲草各等份，水煎服，日二。（《圣惠方》）

产后血胀： 捣芭蕉根绞汁，温服二三合。

疮口不合： 芭蕉根取汁，抹之良。（《直指方》）

麻黄

释名 龙沙（《本经》），卑相（《别录》），卑盐（《别录》）。

茎

气味 苦，温，无毒。

主治 中风伤寒头痛，温疟，发表出汗，去邪热气，止咳逆上气，除寒热，破症坚积聚。（《本经》）五脏邪气缓急，风胁痛，字乳余疾，止好唾，通腠理，解肌，泄邪恶气，消赤黑斑毒。不可多服，令人虚。（《别录》）治身上毒风疹痹，皮肉不仁，主壮热温疫，山岚瘴气。（甄权）通九窍，调血脉，开毛孔皮肤。（大明）去营中寒邪，泄卫中风热。（元素）散赤目肿痛，水肿风肿，产后血滞。（时珍）

附方

伤寒黄疸（表热者）： 麻黄醇酒汤主之。麻黄一把，去节绵裹，美酒五升，煮取半升，顿服取小汗。春月用水煮。（《千金方》）

风痹冷痛： 麻黄去根五两，桂心二两，为末，酒二升，慢火熬如饧。每服一匙，热酒调下，至汗出为度。避风。（《圣惠方》）

280 | 281 本草纲目药物速认速查小红书

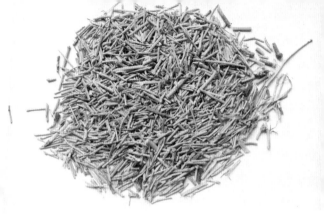

根节

气味 甘，平，无毒。

主治 止汗，夏月杂粉扑之。（弘景）

附方

盗汗阴汗： 麻黄根、牡蛎粉为末，扑之。

盗汗不止： 麻黄根、椒目等份，为末。每服一钱，无灰酒下。外以麻黄根、故蒲扇为末，扑之。（《奇效良方》）

小儿盗汗： 麻黄根三分，故蒲扇灰一分，为末。以乳服三分，日三服。仍以干姜三分同为末，三分扑之。（《古今录验》）

产后虚汗： 黄芪、当归各一两，麻黄根二两。每服一两，煎汤下。

阴囊湿疮（肾有劳热）： 麻黄根、石硫黄各一两，米粉一合，为末，敷之。（《千金方》）

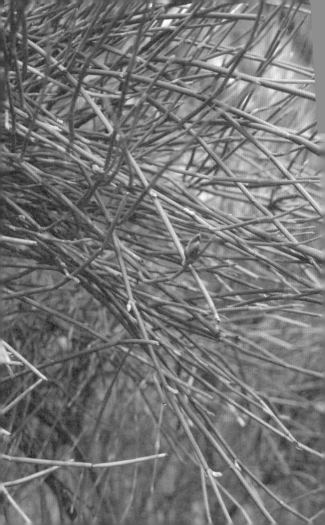

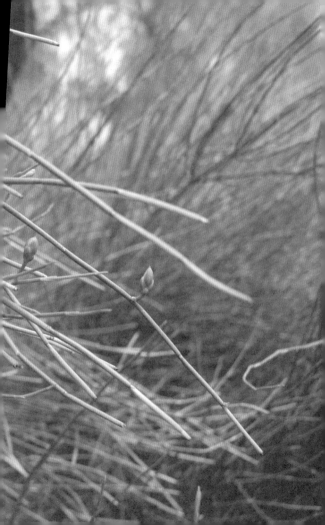

木贼

（宋·《嘉祐》）

释名 时珍曰：此草有节，面糙涩。治木骨者，用之磋擦则光净，犹云木之贼也。

茎

气味 甘，微苦，无毒。

主治 目疾，退翳膜，消积块，益肝胆，疗肠风，止痢，及妇人月水不断，崩中赤白。（《嘉祐》）解肌，止泪止血，去风湿，疝痛，大肠脱肛。（时珍）

附方

目昏多泪： 木贼去节，苍术泔浸，各一两，为末。每服二钱，茶调下。或蜜丸亦可。

舌硬出血： 木贼煎水漱之，即止。（《圣惠方》）

血痢不止： 木贼五钱，水煎温服，一日一服。（《圣惠方》）

大肠脱肛： 木贼烧存性，为末掺之，按入即止。一加龙骨。（《三因方》）

月水不断： 木贼炒三钱，水一盏，煎七分，温服，日一服。（《圣惠方》）

小肠疝气： 木贼细锉，微炒为末，沸汤点服二钱，缓服取效。一方，用热酒下。（寇氏《本草衍义》）

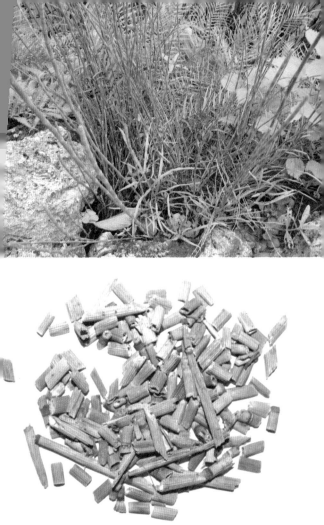

鼠曲草

释名 米曲（《纲目》），鼠耳（《别录》），香茅（《拾遗》），黄蒿（《会编》）。

气味 甘，平，无毒。

主治 鼠耳：主痹寒寒热，止咳。（《别录》）鼠曲：调中益气，止泄除痰，压时气，去热嗽。杂米粉作粮食，甜美。（《日华》）佛耳：治寒嗽及痰，除肺中寒，大升肺气。（李杲）

附方

毒疔初起： 鲜鼠曲草合冷饭粒及盐少许捣敷。

一切劳嗽，壅滞胸膈痞满： 雄黄、佛耳草、鹅管石、款冬花各等份。上为末，每服用药一钱，安在炉子上焚着，以开口吸烟在喉中。（《宣明论方》焚香透膈散）

食 疗 药 膳

清明菜糕

原料： 鼠曲草嫩苗、米粉（或玉米粉）、白糖各适量。

制法： 将鼠曲草嫩苗生用或用水略煮，与面粉、白糖加水和匀，做成糕团，蒸熟即成。

用法： 不拘时食用。

功效： 和胃调中。

适用： 老年胃及十二指肠溃疡。

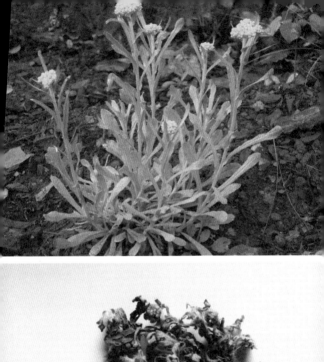
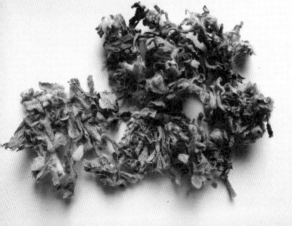

决明

释名 时珍曰：此马蹄决明也，以明目之功而名。

子

气味 咸，平，无毒。

主治 青盲，目淫，肤赤白膜，眼赤泪出。久服益精光，轻身。（《本经》）疗唇口青。（《别录》）益肾，解蛇毒。（震亨）叶作菜食，利五脏明目，甚良。（甄权）

附方

积年失明： 决明子二升为末，每食后粥饮服方寸匕。（《外台秘要》）

青盲雀目： 决明一升，地肤子五两，为末，米饮丸梧子大，每米饮下二三十丸。（《普济方》）

补肝明目： 决明子一升，蔓荆子二升，以酒五升煮，暴干为末。每饮服二钱，温水下，日二服。（《圣惠方》）

目赤肿痛、头风热痛： 决明子炒研，茶调敷两太阳穴，干则易之，一夜即愈。（《医方摘玄》）

癣疮延蔓： 决明子一两为末，入水银、轻粉少许，研不见星，擦破上药，立瘥，此东坡家藏方也。（《奇效良方》）

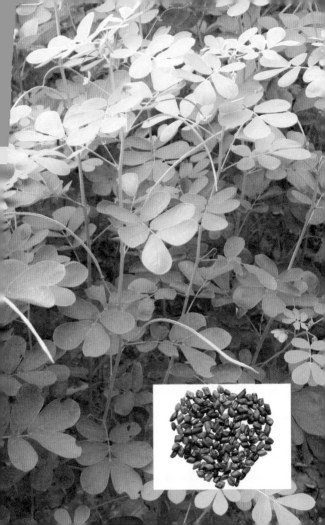

地肤①

释名 地葵（《本经》），地麦（《别录》），独帚（《图经》），鸭舌草（《图经》）。

子

气味 苦，寒，无毒。

主治 膀胱热，利小便，补中益精气。久服耳目聪明，轻身耐老。（《本经》）去皮肤中热气，使人润泽，散恶疮疝瘕，强阴。（《别录》）治客热丹肿。（《日华》）

附方

雷头风肿，不省人事： 落帚子同生姜研烂，热冲酒服，取汁即愈。（《圣济总录》）

胁下疼痛： 地肤子为末，酒服方寸匕。（《寿域神方》）

疝气危急： 地肤子即落帚子，炒香研末。每服一钱，酒下。（《简便方》）

血痢不止： 地肤子五两，地榆、黄芩各一两，为末。每服方寸匕，温水调下。（《圣惠方》）

妊娠患淋，热痛酸楚，手足烦疼： 地肤子十二两，水四升，煎二升半，分服。（《子母秘录》）

肢体疣目： 地肤子、白矾等份，煎汤频洗。（《寿域神方》）

---

① 即地肤子。

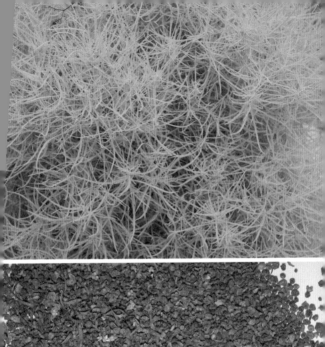

灯心草

（宋·《开宝》）

释名 虎须草（《纲目》），碧玉草（《纲目》）。

茎及根

气味 甘，寒，无毒。

主治 五淋，生煮服之。败席煮服，更良。（《开宝》）泻肺，治阴窍涩不利，行水，除水肿癃闭。（元素）治急喉痹，烧灰吹之甚捷。烧灰涂乳上，饲小儿，止夜啼。（震亨）降心火，止血通气，散肿止渴。烧灰入轻粉、麝香，治阴疳。（时珍）

附方

破伤出血：灯心草嚼烂敷之，立止。（《胜金方》）

衄血不止：灯心一两，为末，入丹砂一钱，米饮每服二钱。（《圣济总录》）

喉风痹塞：用灯心一握，阴阳瓦烧存性，又炒盐一匙，每吹一捻，数次立愈。一方，用灯心灰二钱，蓬砂末一钱，吹之。一方，灯心、箬叶烧灰各等份，吹之。（《瑞竹堂方》）

夜不合眼（难睡）：灯心草煎汤代茶饮，即得睡。（《集简方》）

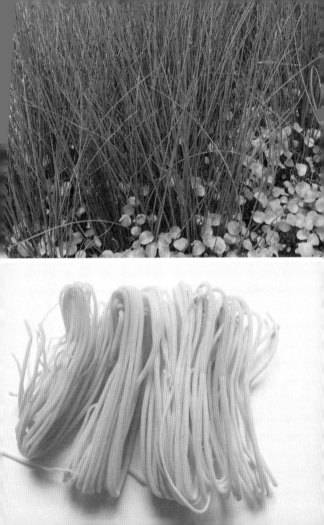

地黄

释名 芐，芑，地髓（《本经》）。

干地黄

气味 甘，寒，无毒。

主治 伤中，逐血痹，填骨髓，长肌肉。作汤除寒热积聚，除痹，疗折跌绝筋。久服轻身不老，生者尤良。（《本经》）主男子五劳七伤，女子伤中胞漏下血，破恶血，溺血，利大小肠，去胃中宿食，饱力断绝，补五脏内伤不足，通血脉，益气力，利耳目。（《别录》）助心胆气，强筋骨长志，安魂定魄，治惊悸劳劣，心肺损，吐血鼻衄，妇人崩中血晕。（大明）产后腹痛。久服变白延年。（甄权）凉血生血，补肾水真阴，除皮肤燥，去诸湿热。（元素）主心病掌中热痛，脾气痿蹶嗜卧，足下热而痛。（好古）

生地黄

主治 大寒。妇人崩中血不止，及产后血上薄心闷绝。伤身胎动下血，胎不落，堕坠踠折，瘀血留血，鼻衄吐血，皆捣饮之。（《别录》）解诸热，通月水，利水道。捣贴心腹，能消瘀血。（甄权）

熟地黄

气味 甘，微苦，微温，无毒。

主治 填骨髓，长肌肉，生精血，补五脏内伤不足，通血脉，利耳目，黑须发，男子五劳七伤，女子伤中胞漏，经候不调，胎产百病。（时珍）补血气，滋肾水，益真阴，去脐腹急痛，病后胫骨酸痛。（元素）

附方

病后虚汗，口干心躁： 熟地黄五两，水三盏，煎一盏半，分三服，一日尽。（《圣惠方》）

骨蒸劳热： 张文仲方，用生地黄一升，捣三度，绞取汁尽，分再服。若利即减之，以凉为度。（《外台秘要》）

咳嗽唾血，劳瘦骨蒸，日晚寒热： 生地黄汁三合，煮白粥临熟，入地黄汁搅匀，空心食之。（《食医心镜》）

鼻出衄血： 干地黄、地龙、薄荷等份，为末，冷水调下。（孙用和《秘宝方》）

食 疗 药 膳

生地黄粥

原料： 生地黄汁50毫升（或干地黄60克），粳米60克，生姜2片。

制法： 用粳米加水煮粥，煮沸数分钟后加入生地黄汁（或去渣后的干地黄煎液）及生姜，煮成稀粥即可。

用法： 每食适量。

功效： 清热生津，凉血止血。

适用： 热病后期，低热不退；或热入营血、高热心烦、发斑吐衄等。

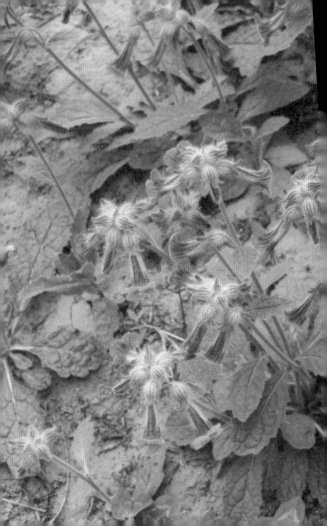

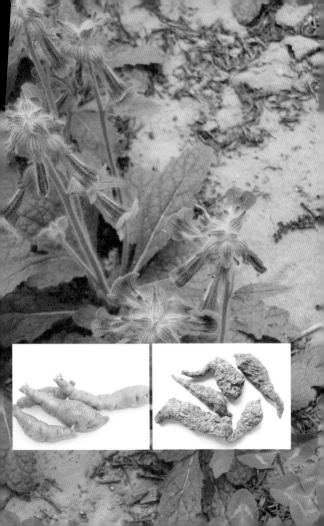

牛膝

释名 牛茎（《广雅》），百倍（《本经》），山苋菜（《救荒》），对节菜。

根

气味 苦、酸，平，无毒。

主治 寒湿痿痹，四肢拘挛，膝痛不可屈伸，逐血气，伤热火烂，堕胎。久服轻身耐老。（《本经》）疗伤中少气，男子阴消，老人失溺，补中续绝，益精利阴气，填骨髓，止发白，除脑中痛及腰脊痛，妇人月水不通，血结。（《别录》）治久疟寒热，五淋尿血，茎中痛，下痢，喉痹口疮齿痛，痈肿恶疮伤折。（时珍）

附方

消渴不止（下元虚损）：牛膝五两为末，生地黄五升浸之，日曝夜浸，汁尽为度，蜜丸梧子大，每空心温酒下三十丸。久服壮筋骨，驻颜色，黑发，津液自生。（《经验方》）

痢下肠蛊（凡痢下应先白后赤，若先赤后白为肠蛊）：牛膝二两捣碎，以酒一升渍经一宿。每服一两杯，日三服。（《肘后方》）

妇人血块：土牛膝根洗切，焙捣为末，酒煎温服，极效。福州人单用之。（《图经》）

生胎欲去：牛膝一握捣，以无灰酒一盏，煎七分，空心服。仍以独根土牛膝涂麝香，插入牝户中。（《妇人良方》）

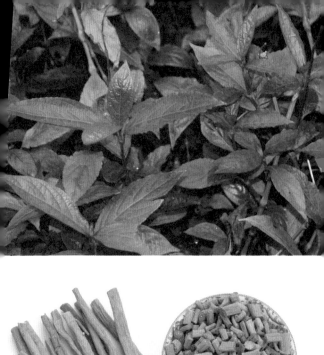

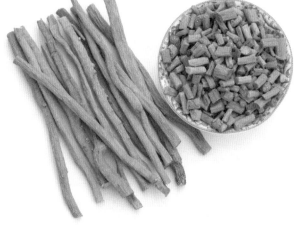

紫菀

释名 青菀(《别录》),返魂草(《纲目》),夜牵牛。

根

气味 苦,温,无毒。

主治 咳逆上气,胸中寒热结气,去蛊毒痿蹶,安五脏。(《本经》)疗咳唾脓血,止喘悸,五劳体虚,补不足,小儿惊痫。(《别录》)治尸疰,补虚下气,劳气虚热,百邪鬼魅。(甄权)调中,消痰止渴,润肌肤,添骨髓。(大明)益肺气,主息贲。(好古)

附方

肺伤咳嗽: 紫菀五钱,水一盏,煎七分,温服,日三次。(《卫生易简方》)

久嗽不瘥: 紫菀、款冬花各一两,百部半两,捣罗为末。每服三钱,姜三片,乌梅一个,煎汤调下,日二,甚佳。(《图经》)

小儿咳嗽(声不出者): 紫菀末、杏仁等份,入蜜同研,丸芡子大。每服一丸,五味子汤化下。(《全幼心鉴》)

吐血咳嗽(吐血后咳者): 紫菀、五味子炒为末,蜜丸芡子大,每含化一丸。(《指南方》)

产后下血: 紫菀末,水服五撮。(《圣惠方》)

妇人小便(卒不得出者): 紫菀为末,井华水服三撮,即通。小便血者,服五撮立止。(《千金方》)

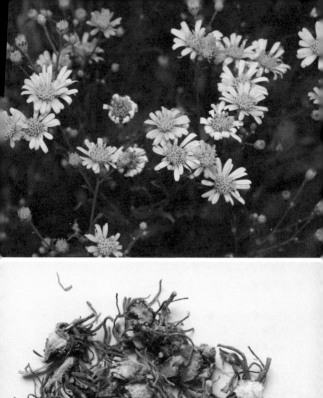
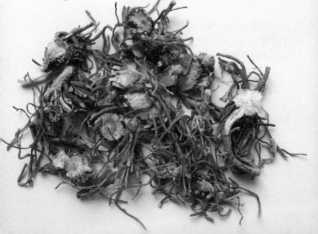

麦门冬①

释名 禹韭（吴普），禹余粮（《别录》），忍冬（吴普），阶前草。

根

气味 甘，平，无毒。

主治 心腹结气，伤中伤饱，胃络脉绝，羸瘦短气。久服轻身不老不饥。（《本经》）疗身重目黄，心下支满，虚劳客热，口干燥渴，止呕吐，愈痿蹶，强阴益精，消谷调中保神，定肺气，安五脏，令人肥健，美颜色，有子。（《别录》）治肺中伏火，补心气不足，主血妄行，及经水枯，乳汁不下。（元素）久服轻身明目。和车前、地黄丸服，去湿痹，变白，夜视有光。（藏器）断谷为要药。（弘景）

附方

衄血不止： 麦门冬（去心）、生地黄各五钱，水煎服，立止。（《保命集》）

齿缝出血： 麦门冬煎汤漱之。（《兰室宝鉴》）

下痢口渴（引饮无度）： 麦门冬（去心）三两，乌梅肉二十个，细锉，以水一升，煮取七合，细细呷之。必效。

---

① 即麦冬。

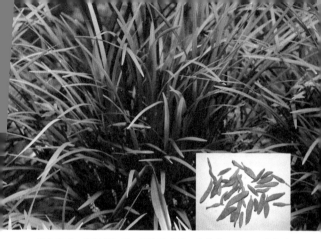

男女血虚： 麦门冬三斤，取汁熬成膏，生地黄三斤，取汁熬成膏，各等份，一起滤过，入蜜适量，再熬成，瓶收。每日白汤点服。忌铁器。（《医方摘要》）

食疗药膳

麦门冬姜粥

原料： 生麦冬汁、生姜汁各30毫升，生地黄汁100毫升，薏苡仁30克，粳米60克。

制法： 先以水煮粳米、薏苡仁，令百沸，次下地黄、麦冬、生姜等汁，相和煎成稀粥。

用法： 温服1剂，呕不止，再服1剂。

功效： 补血，止呕。

适用： 妊娠反胃、呕逆不下食等。

萱草

（宋·《嘉祐》）

释名 忘忧（《说文》），鹿葱（《嘉祐》），鹿剑（《土宿》），宜男。

苗花

气味 甘，凉，无毒。

主治 煮食，治小便赤涩，身体烦热，除酒疸。（大明）消食，利湿热。（时珍）作菹，利胸膈，安五脏，令人好欢乐，无忧，轻身明目。（苏颂）

根

主治 沙淋，下水气。酒疸黄色遍身者，捣汁服。（藏器）大热衄血，研汁一大盏，和生姜汁半盏，细呷之。（宗奭）吹乳、乳痈肿痛，擂酒服，以滓封之。（时珍）

附方

通身水肿： 鹿葱根叶，晒干为末。每服二钱，入席下尘半钱，食前米饮服。（《圣惠方》）

小便不通： 萱草根煎水频饮。（《杏林摘要》）

大便后血： 萱草根和生姜，油炒，酒冲服。（《圣济总录》）

食丹药毒： 萱草根研汁服之。（《事林广记》）

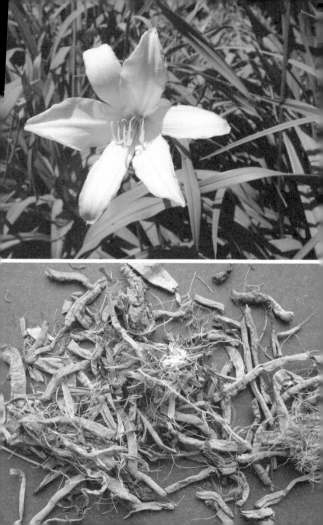

淡竹叶

释名 根名碎骨子。

气味 甘，寒，无毒。

主治 叶：去烦热，利小便，清心。根：能堕胎催生。（时珍）

食疗药膳

淡竹叶粥

原料： 淡竹叶、砂糖各30克，石膏15克，白米100克。

制法： 先将石膏捣碎，并淡竹叶以水煮之，取汁1000毫升，去滓，下米煮粥，即入糖，搅令匀。

用法： 空腹食，每日1剂。

功效： 清热解毒。

适用： 发背、痈疽、诸热毒肿等。

淡竹叶沙参粥

原料： 淡竹叶10克，沙参30克，粳米100克。

制法： 先把淡竹叶、沙参水煎去渣，取汁备用；再把粳米淘洗干净，入药汁中煮粥待用。

用法： 早、晚温热服食。

功效： 清热益气。

适用： 夏季暑热伤气、心烦呕恶、肢软乏力以及疮疖痈肿等。

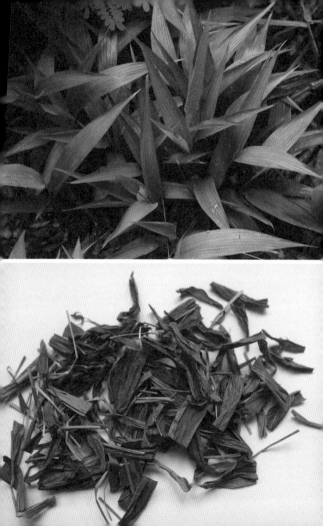

鸭跖草

（宋·《嘉祐》）

释名 鸡舌草（《拾遗》），竹鸡草（《纲目》）。

苗

气味 苦，大寒，无毒。

主治 和赤小豆煮食，下水气湿痹，利小便。（大明）消喉痹。
（时珍）

附方

小便不通： 竹鸡草一两，车前草一两，捣汁入蜜少许，空心服
之。（《集简方》）

喉痹肿痛： 鸭跖草汁点之。（《袖珍方》）

赤白下痢： 蓝姑草，即淡竹叶菜，煎汤日服之。（《活幼全
书》）

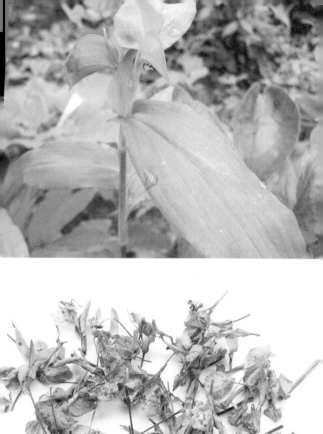
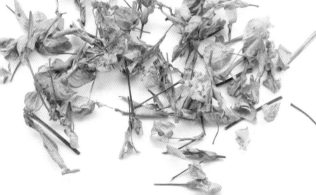

葵

释名 露葵（《纲目》），滑菜。

冬葵子

气味 甘，寒，滑，无毒。（黄芩为之使）。

主治 五脏六腑，寒热羸瘦，五癃，利小便。久服坚骨长肌肉，轻身延年。（《本经》）疗妇人乳内闭，肿痛。（《别录》）出痈疽头。（孟诜）下丹石毒。（弘景）通大便，消水气，滑胎治痢。（时珍）

附方

小便血淋： 葵子一升，水三升，煮汁，日三服。（《千金方》）

妊娠患淋： 冬葵子一升，水三升，煮二升，分服。（《千金方》）

妊娠水肿、身重，小便不利，洒淅恶寒，起即头眩： 用葵子、茯苓各三两，为散。饮服方寸匕，日三服。小便利则愈。若转胞者，加发灰，神效。（《金匮要略》）

胞衣不下： 冬葵子一合，牛膝一两，水二升，煎一升服。（《千金方》）

便毒初起： 冬葵子末，酒服二钱。（《儒门事亲》）

伤寒劳复： 葵子二升，粱米一升，煮粥食，取汗立安。（《圣惠方》）

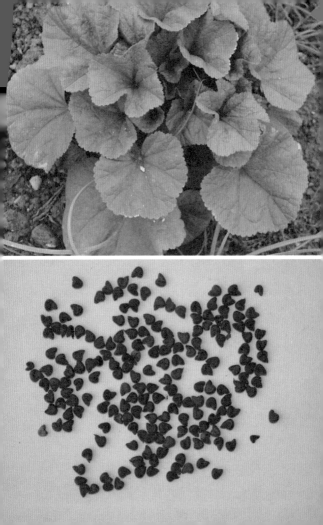

蜀葵

（宋·《嘉祐》）

释名 戎葵（《尔雅》），吴葵。

苗

气味 甘，微寒，滑，无毒。

主治 除客热，利肠胃。（思邈）煮食，治丹石发热，大人小儿热毒下痢。（藏器）作蔬食，滑窍治淋，润燥易产。（时珍）捣烂涂火疮，烧研敷金疮。（大明）

根茎

主治 客热，利小便，散脓血恶汁。（藏器）

附方

小便淋痛： 葵花根洗锉，水煎五七沸，服之如神。（《卫生宝鉴》）

小便血淋： 葵花根二钱，车前子一钱，水煮，日服之。（《简便单方》）

小便尿血： 葵茎，无灰酒服方寸匕，日三。（《千金方》）

小儿吻疮，经年欲腐： 葵根烧研敷之。（《圣惠方》）

小儿口疮： 赤葵茎炙干为末，蜜和含之。（《圣惠方》）

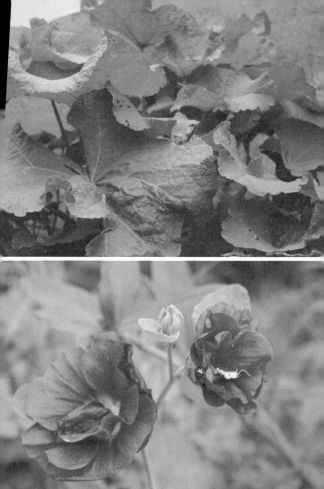

龙葵

释名 苦葵（《图经》），苦菜（《唐本》），天泡草（《纲目》）。

苗

气味 苦、微甘，滑，寒，无毒。

主治 食之解劳少睡，去虚热肿。（《唐本》）治风，补益男子元气，妇人败血。（苏颂）消热散血，压丹石毒宜食之。（时珍）

附方

去热少睡： 龙葵菜同米煮作羹粥食之。（《食医心镜》）

茎、叶、根

气味 同苗。

主治 捣烂和土，敷疗肿火丹疮，良。（孟诜）疗痈疽肿毒，跌扑伤损，消肿散血。（时珍）根与木通、胡荽煎汤服，通利小便。（苏颂）

附方

痈肿无头： 龙葵茎叶捣敷。（《经验方》）

发背痈疽（成疮者）： 用龙葵一两为末，麝香一分，研匀，涂之甚善。（《图经》）一切发背痈疽恶疮，用蛤蟆一只，同老鸦眼

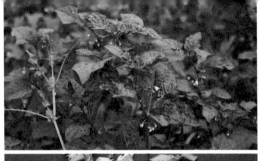

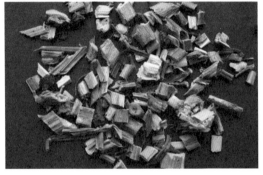

睛草茎叶捣烂，敷之即散，神效。（《袖珍方》）

诸疮恶肿：老鸦眼睛草擂酒服，以渣敷之。（《普济方》）

子（七月采之）

主治 疔肿。（《唐本》）明目轻身甚良。（甄权）治风，益男子元气，妇人败血。（苏颂）

酸浆

释名 醋浆（《本经》），灯笼草（《唐本》），洛神珠（《嘉祐》）。

苗、叶、茎、根

气味 苦，寒，无毒。

主治 酸浆：治热烦满，定志益气，利小道。（《本经》）捣汁服，治黄病，多效。（弘景）灯笼草：治上气咳嗽风热，明目，根茎花实并宜。（《唐本》）苦耽苗子：治传尸伏连，鬼气疰忤邪气，腹内热结，目黄不下食，大小便涩，骨热咳嗽，多睡劳乏，呕逆痰壅，疸癖痞满，小儿无辜疬子，寒热大腹，杀虫落胎，去蛊毒，并煮汁饮，亦生捣汁服。研膏，敷小儿闪癖。（《嘉祐》）

子

气味 酸，平，无毒。

主治 热烦，定志益气，利水道，产难吞之立产。（《别录》）食之，除热，治黄病，尤益小儿。（苏颂）治骨蒸劳热，尸疰疳瘦，痰癖热结，与苗茎同功。（《嘉祐》）

附方

热咳咽痛： 灯笼草为末，白汤服，名清心丸。仍以醋调敷喉外。

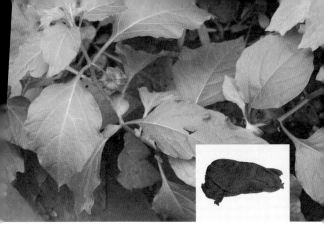

（《丹溪纂要》）

喉疮作痛：灯笼草炒焦研末，酒调呷之。（《医学正传》）

痔疮不发：酸浆叶贴之。

天泡湿疮：天泡草铃儿生捣敷之。亦可为末，油调敷。（《邓才杂兴方》）

食 疗 药 膳

灯笼草粥

原料：灯笼草1株，粳米50～100克。

制法：将灯笼草加适量水煎煮，去渣取汁，加入粳米煮成粥即可。

用法：早、晚餐食用。

功效：清热解毒。

适用：流行性腮腺炎。

败酱①

释名 苦菜（《纲目》），鹿首（《别录》），马草（《别录》）。

根（苗同）

气味 苦，平，无毒。

主治 暴热火疮赤气，疥瘙疽痔，马鞍热气。（《本经》）除痈肿浮肿结热，风痹不足，产后腹痛。（《别录》）治血气心腹痛，破症结，催生落胞，血晕鼻衄吐血，赤白带下，赤眼障膜胬肉，聤耳，疮疖疥癣丹毒，排脓补瘘。（大明）

附方

产后恶露（七八日不止）：败酱、当归各六分，续断、芍药各八分，川芎、竹茹各四分，生地黄炒十二分，水二升，煮取八合，空心服。（《外台秘要》）

产后腰痛（乃血气流入腰腿，痛不可转者）：败酱、当归各八分，川芎、芍药、桂心各六分，水二升，煮八合，分二服。忌葱。（《广济方》）

产后腹痛（如锥刺者）：败酱草五两，水四升，煮二升。每服二合，日三服，良。（《卫生易简方》）

---

① 即败酱草。

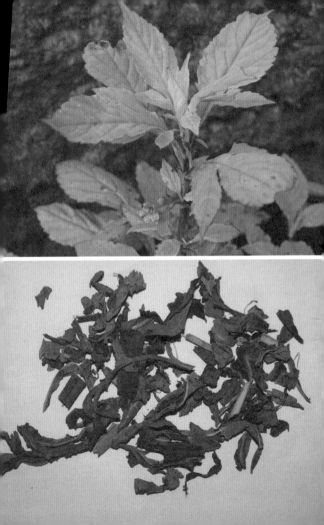

迎春花

叶

气味 苦，涩，平，无毒。

主治 肿毒恶疮，阴干研末，酒服二三钱，出汗便瘥。（《卫生易简方》）

附方

发热头痛： 迎春花五钱，煎水服。（《贵州民间药物》）

小便热痛： 迎春花五钱，车前草五钱，煎水服。（《贵州民间药物》）

食 疗 药 膳

迎春花粥

原料： 鲜迎春花15克（干品减半），粳米50克，冰糖10克。

制法： 先将粳米洗净，放入开水锅内煮粥，待粥将成时，放入迎春花与冰糖再煮1～2沸即可。

用法： 每日早、晚温热食服。

功效： 清热解毒，利尿。

适用： 发热头痛、小便赤涩、跌打损伤、无名肿痛等。

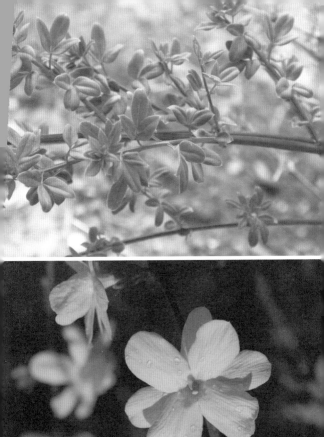
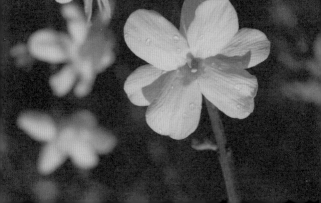

款冬花

释名 颗冻（《尔雅》），钻冻（《衍义》），橐吾（《本经》），虎须（《本经》）。

气味 辛，温，无毒。

主治 咳逆上气善喘，喉痹，诸惊痫寒热邪气。（《本经》）疗肺气心促急，热劳咳，连连不绝，涕唾黏稠，肺痿肺痈，吐脓血。（甄权）润心肺，益五脏，除烦消痰，洗肝明目，及中风等疾。（大明）

附方

痰嗽带血： 款冬花、百合蒸焙，等份为末，蜜丸龙眼大。每卧时嚼一丸，姜汤下。（《济生方》）

口中疳疮： 款冬花、黄连等份，为细末，用唾津调成饼子。先以蛇床子煎汤漱口，乃以饼子敷之，少顷確住，其疮立消也。（杨诚《经验方》）

食疗药膳

款冬花粥

原料： 款冬花50克，粳米100克，蜂蜜20毫升。

制法： 将粳米淘洗干净，用冷水浸泡半小时，捞出，沥干水分；将款冬花择洗干净；取锅加入冷水、粳米，先用大火煮沸，加入款冬花，改用小火续煮至粥成，加入蜂蜜调味即可。

用法： 早餐食用。

功效： 祛咳化痰，提高免疫力。

适用： 湿痰、水饮的咳嗽气喘，吐痰清稀量多等。

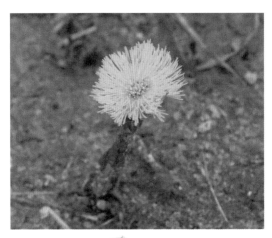

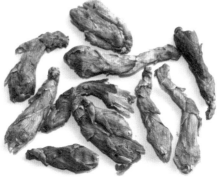

瞿麦

释名 蘧麦（《尔雅》），巨句麦（《本经》），石竹（《日华》），南天竺草（《纲目》）。

穗

气味 苦，寒，无毒。

主治 关格诸癃结，小便不通，出刺，决痈肿，明目去翳，破胎堕子，下闭血。（《本经》）养肾气，逐膀胱邪逆，止霍乱，长毛发。（《别录》）主五淋。月经不通，破血块排脓。（大明）

叶

主治 痔瘘并泻血，作汤粥食。又治小儿蛔虫，及丹石药发。并眼目肿痛及肿毒，捣敷。治浸淫疮并妇人阴疮。（大明）

附方

小便石淋，宜破血： 瞿麦子捣为末，酒服方寸匕，日三服，三日当下石。（《外台秘要》）

子死腹中，或产经数日不下： 以瞿麦煮浓汁服之。（《千金方》）

目赤肿痛、浸淫等疮： 瞿麦炒黄为末，以鹅涎调涂眦头即开。或捣汁涂之。（《圣惠方》）

咽喉骨哽： 瞿麦为末，水服一寸匕，日二。（《外台秘要》）

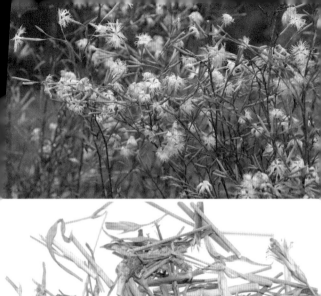

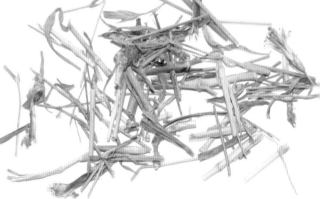

竹木入肉：瞿麦为末，水服方寸匕。或煮汁，日饮三次。（《梅师方》）

王不留行

释名 禁宫花（《日华》），剪金花（《日华》），金盏银台。

苗、子

气味 苦，平，无毒。

主治 金疮止血，逐痛出刺，除风痹内塞。止心烦鼻衄，痈疽恶疮瘘乳，妇人难产。久服轻身耐老增寿。（《别录》）治风毒，通血脉。（甄权）游风风疹，妇人血经不匀，发背。（《日华》）下乳汁。（元素）利小便，出竹木刺。（时珍）

附方

鼻衄不止：剪金花连茎叶阴干，浓煎汁温服，立效。（《指南方》）

粪后下血：王不留行末，水服一钱。（《圣济总录》）

妇人乳少（因气郁者）：涌泉散，王不留行、穿山甲（炮）、龙骨、瞿麦穗、麦门冬等份，为末。每服一钱，热酒调下，后食猪蹄羹，仍以木梳梳乳，一日三次。（《卫生宝鉴方》）

头风白屑：王不留行、香白芷等份，为末。干掺，一夜篦去。（《圣惠方》）

疔肿初起：王不留行子为末，蟾酥丸黍米大。每服一丸，酒下，汗出即愈。（《集简方》）

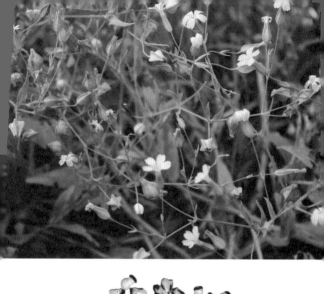

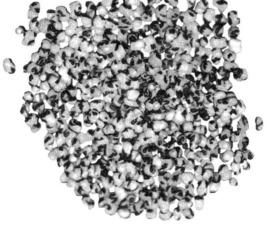

葶苈①

释名 丁历（《别录》），大室（《本经》），大适（《本经》），狗荠（《别录》）。

子

气味 辛，寒，无毒。

主治 症瘕积聚结气，饮食寒热，破坚逐邪，通利水道。（《本经》）下膀胱水，伏留热气，皮间邪水上出，面目浮肿，身暴中风热痱痒，利小腹。久服令人虚。（《别录》）疗肺壅上气咳嗽，止喘促，除胸中痰饮。（甄权）通月经。（时珍）

附方

通身肿满 苦葶苈炒四两，为末，枣肉和丸梧子大。每服十五丸，桑白皮汤下，日三服。此方，人不甚信，试之自验。

腹胀积聚 葶苈子一升熬，以酒五升浸七日，日服三合。（《千金方》）

肺湿痰喘 甜葶苈炒为末，枣肉丸服。（《摘玄方》）

痰饮咳嗽 用曹州葶苈子一两，纸衬炒令黑，知母一两，贝母一两，为末，枣肉半两，砂糖一两半，和丸弹丸大。每以新绵裹一丸，含之咽津，甚者不过三丸。（《箧中方》）

---

① 即葶苈子。

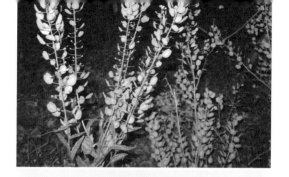

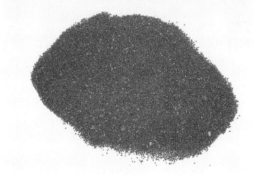

月水不通: 葶苈一升,为末,蜜丸弹子大,绵裹纳阴中二寸,一宿易之,有汁出,止。(《千金方》)

头风疼痛: 葶苈子为末,以汤淋汁沐头,三四度即愈。(《肘后方》)

白秃头疮: 葶苈末涂之。(《圣惠方》)

车前

释名 当道（《本经》），车轮菜（《救荒》），地衣（《纲目》），蛤蟆衣（《别录》）。

子

气味 甘，寒，无毒。

主治 气癃止痛，利水道小便，除湿痹。久服轻身耐老。（《本经》）男子伤中，女子淋沥不欲食，养肺强阴益精，令人有子，明目疗赤痛。（《别录》）去风毒，肝中风热，毒风冲眼，赤痛障翳，脑痛泪出，压丹石毒，去心胸烦热。（甄权）治妇人难产（陆玑）。导小肠热，止暑湿泻痢。（时珍）

附方

小便血淋，作痛： 车前子晒干为末，每服二钱，车前叶煎汤下。（《普济方》）

石淋作痛： 车前子二升，以绢袋盛，水八升，煮取三升，服之，须臾石下。（《肘后方》）

滑胎易产： 车前子为末，酒服方寸匕。不饮酒者，水调服。诗云，采采芣苢，能令妇人乐有子也。陆玑注云，治妇人产难故也。（《妇人良方》）

阴冷闷疼，渐入囊内，肿满杀人： 车前子末，饮服方寸匕，日二服。（《千金方》）

330 l 331　　本草纲目药物速认速查小红书

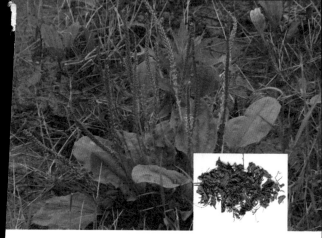

久患内障： 车前子、干地黄、麦门冬等份，为末，蜜丸如梧子大，服之。累试有效。（《圣惠方》）

补虚明目： 车前子、熟地黄酒蒸焙三两，菟丝子酒浸五两，为末，炼蜜丸梧子大。每温酒下三十丸，日二服。（《和剂局方》）

食 疗 药 膳

车前子粥

原料： 车前子60克，青粱米100克。

制法： 先将车前子绵裹煮汁，再入青粱米煮粥食。

用法： 不拘多少，适量。

功效： 益气，清热，利小便，明目。

适用： 老人淋病、身体热甚等。

马鞭草

释名 龙牙草（《图经》），凤颈草。

苗叶

气味 苦，微寒，无毒（保升）。

主治 症瘕血瘕，久疟，破血杀虫。捣烂煎取汁，熬如饴，每空心酒服一匕。（藏器）治妇人血气肚胀，月候不匀，通月经。（大明）治金疮，行血活血。（震亨）捣涂痈肿及蠼螋尿疮，男子阴肿。（时珍）

附方

疟痰寒热： 马鞭草捣汁五合，酒二合，分二服。（《千金方》）

鼓胀烦渴，身干黑瘦： 马鞭草细锉，曝干，勿见火。以酒或水同煮，至味出，去滓温服。以六月中旬，雷鸣时采者有效。（《卫生易简方》）

大腹水肿： 马鞭草、鼠尾草各十斤，水一石，煮取五斗，去滓，再煎令稠，以粉和丸大豆大。每服二三丸，加至四五丸。（《肘后方》）

男子阴肿，大如升，核痛，人所不能治者： 马鞭草捣涂之。（《集验方》）

妇人经闭，结成瘕块，胁胀大欲死者： 马鞭草根苗五斤，锉细，水五斗，煎至一斗，去滓，熬成膏。每服半匙，食前温酒化下，

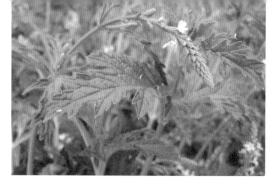

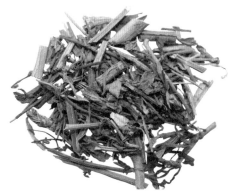

日二服。（《圣惠方》）

赤白下痢： 龙牙草五钱，陈茶一撮，水煎服。（《医方摘要》）

发背痈毒，痛不可忍： 龙牙草捣汁饮之，以滓敷患处。（《集简方》）

鳢肠

释名 莲子草（《唐本》），旱莲草（《图经》），金陵草（《图经》）。

草

气味 甘、酸，平，无毒。

主治 血痢。针灸疮发，洪血不可止者，敷之立已。汁涂眉发，生速而繁。（《唐本》）乌髭发，益肾阴。（时珍）膏点鼻中，添脑。（萧炳）

附方

偏正头痛： 鳢肠草汁滴鼻中。（《圣济总录》）

小便溺血： 金陵草（一名墨头草）、车前草各等份，杵取自然汁。每空心服三杯，愈乃止。（《医学正传》）

肠风脏毒，下血不止： 旱莲子草，瓦上焙，研末。每服二钱，米饮下。（《家藏经验方》）

风牙疼痛： 猢孙头草，入盐少许，于掌心揉擦即止。（《集玄方》）

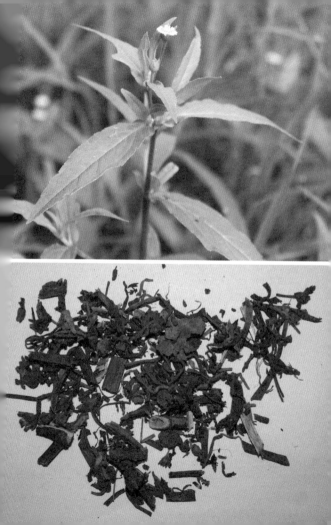

连翘

释名 异翘（《尔雅》），兰华（吴普），根名连轺（仲景），竹根（《别录》）。

气味 苦，平，无毒。

主治 寒热鼠瘘瘰疬，痈肿恶疮瘿瘤，结热蛊毒。（《本经》）去白虫。（《别录》）通利五淋，小便不通，除心家客热。（甄权）通小肠，排脓，治疮疖，止痛，通月经。（大明）散诸经血结气聚，消肿。（李杲）泻心火，除脾胃湿热，治中部血证，以为使。（震亨）

附方

瘰疬结核： 连翘、脂麻等份，为末，时时食之。（《简便方》）

痔疮肿痛： 连翘煎汤熏洗，后以刀上飞过绿矾入麝香贴之。（《集验方》）

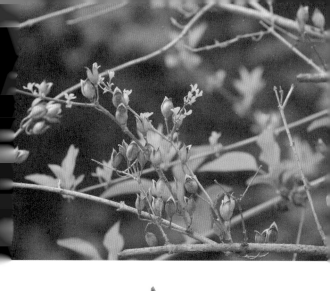

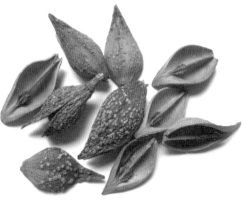

火炭母草

（宋·《图经》）

叶

气味 酸，平，有毒。

主治 去皮肤风热，流注骨节，痈肿疼痛。不拘时采，于坩器中捣烂，以盐酒炒，敷肿痛处，经宿少一易之。（苏颂）

附方

赤白痢： 火炭母草和海金沙捣烂取汁，冲沸水，加糖少许服之。（《岭南采药录》）

皮肤风热，流注，骨节痈肿疼痛： 火炭母叶，煎水洗。（《岭南采药录》）

鼓胀： 火炭母草，煎水熏洗及捣敷。（《岭南采药录》）

痈肿： 鲜火炭母草一两，水煎，调酒服；渣调蜜或糯米饭捣烂，敷患处。（《福建中草药》）

湿疹： 鲜火炭母草一至二两，水煎服；另取鲜全草，水煎洗。（《福建中草药》）

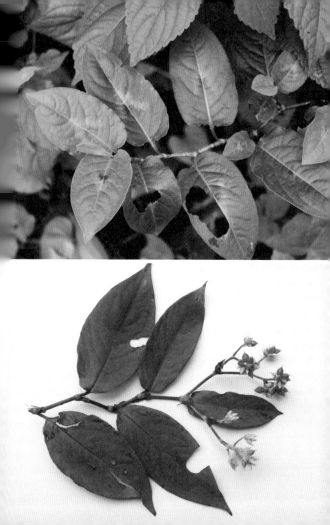

三白草

释名 弘景曰：叶上有三白点，俗因以名。

气味 甘、辛，寒，有小毒。

主治 水肿脚气，利大小便，消痰破癖，除积聚，消丁肿。（《唐本》）捣绞汁服，令人吐逆，除疟及胸膈热痰，小儿痞满。（藏器）根：疗脚气风毒胫肿，捣酒服，亦甚有验。又煎汤，洗癣疮。（时珍）

附方

疗疮炎肿： 三白草鲜叶一握，捣烂，敷患处，每日2次。

绣球风： 鲜三白草，捣汁洗患部。

食疗药膳

三白五草茶

原料： 三白草、白花蛇舌草各50克，鱼腥草、车前草、金钱草各20克，金银花、蒲公英、白茅根各30克。

制法： 将以上各种原料加适量水，煮沸后晾凉即可。

用法： 每日1剂，分2次服。

功效： 清热解毒，利湿。

适用： 急性淋病。

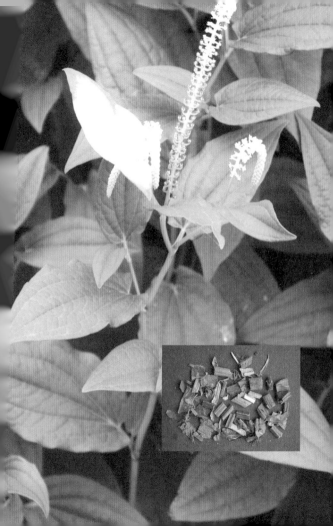

虎杖

《别录》中品

释名 苦杖（《拾遗》），大虫杖（《药性》），斑杖（《日华》），酸杖。

根

气味 微温。

主治 通利月水，破留血症结。（《别录》）渍酒服，主暴瘕。（弘景）风在骨间，及血瘀，煮作酒服之。（藏器）治大热烦躁，止渴利小便，压一切热毒。（甄权）治产后血晕，恶血不下，心腹胀满，排脓，主疮疖，扑损瘀血，破风毒结气。（大明）烧灰，贴诸恶疮。焙研炼蜜为丸，陈米饮服，治肠痔下血。（苏颂）研末酒服，治产后瘀血血痛，及坠扑昏闷有效。（时珍）

附方

小便五淋： 苦杖为末，每服二钱，用饭饮下。（《集验方》）

月水不利： 虎杖三两，凌霄花、没药各一两，为末，热酒每服一钱。又方：治月经不通，腹大如盆，气短欲死：虎杖一斤，去头暴干，切。土瓜根汁、牛膝汁二斗。水一斛，浸虎杖一宿，煎取二斗，入二汁，同煎如饧。每酒服一合，日再夜一，宿血当下。（《圣惠方》）

时疫流毒，攻手足，肿痛欲断： 用虎杖根锉，煮汁渍之。（《肘后方》）

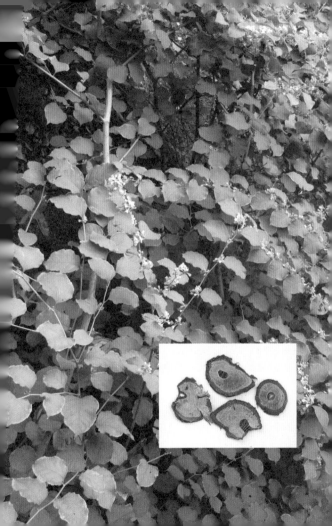

萹蓄

释名 扁竹（弘景），扁辨（吴普），扁蔓（吴普），粉节草（《纲目》）。

气味 苦，平，无毒。

主治 浸淫疥瘙疽痔，杀三虫。（《本经》）疗女子阴蚀。（《别录》）煮汁饮小儿，疗蛔虫有验。（甄权）

附方

热淋涩痛： 扁竹煎汤频饮。（《生生编》）

热黄疸疾： 扁竹捣汁，顿服一升。多年者，日再服之。（《药性论》）

霍乱吐利： 扁竹入豉汁中，下五味，煮羹食。（《食医心镜》）

恶疮痂痒，作痛： 扁竹捣封，痂落即瘥。（《肘后方》）

食疗药膳

萹蓄车前子粥

原料： 萹蓄、车前子各30克，粳米50克。

制法： 将萹蓄、车前子（包）入砂锅内，加水500毫升，煎20分钟，去渣留汁。粳米煮粥，兑入药汁，煮1～2沸，待食。

用法： 每日2次，温热食服。

功效： 清热利湿，通利小便。

适用： 前列腺肥大合并感染，症见小便淋漓不畅，甚则点滴不下、小腹胀急或发热口疮等。

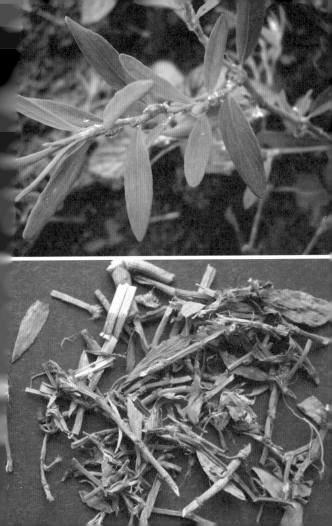

蒺藜

释名 茨（《尔雅》），旁通（《本经》），止行（《本经》），休羽（《本经》）。

子

气味 苦，温，无毒。

主治 恶血，破症积聚，喉痹乳难。久服长肌肉，明目轻身。（《本经》）治诸风疬，疗吐脓，去燥热。（甄权）治奔豚肾气，肺气胸膈满，催生堕胎，益精，疗水藏冷，小便多，止遗沥泄精溺血肿痛。（大明）痔漏阴汗，妇人发乳带下。（苏颂）治风秘，及蛔虫心腹痛。（时珍）

附方

腰脊引痛： 蒺藜子捣末，蜜和丸胡豆大。酒服二丸，日三服。（《外台秘要》）

通身浮肿： 杜蒺藜日日煎汤洗之。（《圣惠方》）

大便风秘： 蒺藜子炒一两，猪牙皂荚去皮酥炙五钱，为末。每服一钱，盐茶汤下。（《普济方》）

月经不通： 杜蒺藜、当归等份，为末，米饮每服三钱。（《儒门事亲》）

三十年失明： 补肝散，蒺藜于七月七日收，阴干捣散。食后水服方寸匕，日二。（《外台秘要》）

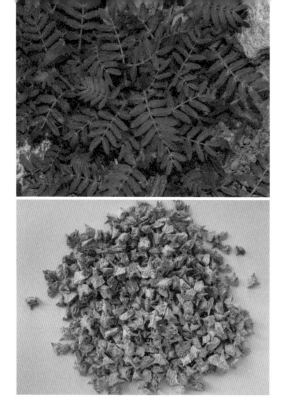

牙齿出血，不止，动摇： 白蒺藜末。旦旦擦之。（《道藏经》）

白癜风疾： 白蒺藜子六两，生捣为末。每汤服二钱，日二服。一月绝根。服至半月，白处见红点。（《孙真人食忌》）

谷精草

释名 戴星草（《开宝》），文星草（《纲目》），流星草。

花

气味 辛，温，无毒。

主治 喉痹，齿风痛，诸疮疥。（《开宝》）头风痛，目盲翳膜，痘后生翳，止血。（时珍）

附方

脑痛眉痛： 谷精草二钱，地龙三钱，乳香一钱。为末。每用半钱，烧烟筒中，随左右熏鼻。（《圣济录》）

鼻衄不止： 谷精草为末，熟面汤服二钱。（《圣惠方》）

目中翳膜： 谷精草、防风等份，为末，米饮服之。（《明目方》）

小儿中暑（吐泻烦渴）： 谷精草烧存性，用器覆之，放冷为末。每冷米饮服半钱。（《保幼大全》）

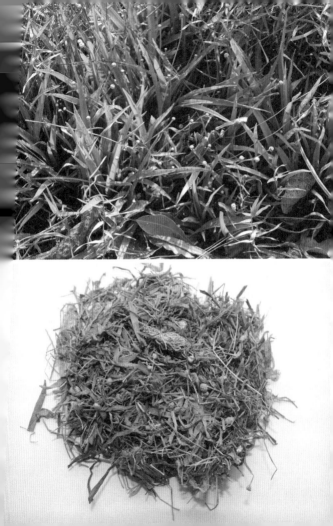

海金沙

（宋·《嘉祐》）

释名 竹园荽。

气味 甘，寒，无毒。

主治 通利小肠。得栀子、马牙消、蓬沙，疗伤寒热狂。或丸或散。（《嘉祐》）治湿热肿满，小便热淋、膏淋、血淋、石淋茎痛，解热毒气。（时珍）

附方

热淋急痛： 海金沙草阴干为末，煎生甘草汤，调服二钱，此陈总领方也。一加滑石。（《夷坚志》）

小便不通（脐下满闷）： 海金沙一两，腊南茶半两，捣碎。每服三钱，生姜甘草煎汤下，日二服。亦可末服。（《图经》）

血淋痛涩（但利水道，清浊自分）： 海金沙末，新汲水或砂糖水服一钱。（《普济方》）

脾湿肿满（腹胀如鼓，喘不得卧）： 海金沙散，用海金沙三钱，白术四两，甘草半两，黑牵牛头一两半，为末。每服一钱，煎水调下，得利为妙。（《东垣兰室秘藏》）

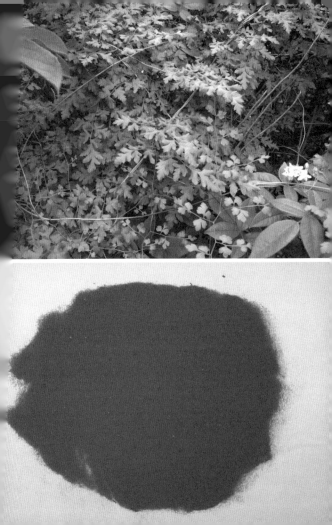

半边莲

气味 辛，平，无毒。

主治 蛇虺伤，捣汁饮，以滓围涂之。又治寒齁气喘，及疟疾寒热，同雄黄各二钱，捣泥，碗内覆之，待色青，以饭丸梧子大。每服九丸，空心盐汤下。（时珍《寿域方》）

附方

寒齁气喘及疟疾寒热： 半边莲、雄黄各二钱。捣泥，碗内覆之，待青色，以饭丸如梧子大。每服九丸，空心盐汤下。（《寿域神方》）

毒蛇咬伤： 半边莲浸烧酒搽之。（《岭南草药志》）

疗疮、一切阳性肿毒： 鲜半边莲适量，加盐数粒同捣烂，敷患处，有黄水渗出，渐愈。

食疗药膳

半边莲杏仁茶

原料： 半边莲100克，苦杏仁15克。

制法： 将半边莲、苦杏仁分别拣杂，洗净，半边莲晾干或晒干，切碎或切成碎小段，备用；苦杏仁洗净，放入清水中浸泡，泡涨后去皮、尖，与半边莲同放入砂锅，加水适量，煎煮30分钟，用洁净纱布过滤，收取滤汁贮入容器即成。

用法： 早、晚分服。

功效： 清热解毒，防癌抗癌。

适用： 各类型肺癌及胃癌、子宫颈癌等。

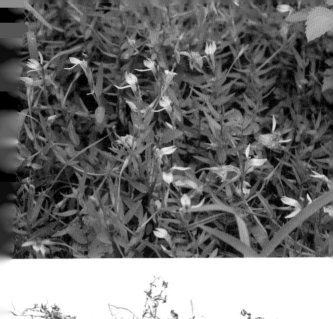

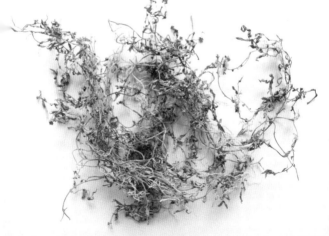

紫花地丁

释名 箭头草（《纲目》），独行虎（《纲目》），羊角子（《秘韫》）。

气味 苦、辛，寒，无毒。

主治 一切痈疽发背，疔肿瘰疬，无名肿毒恶疮。（时珍）

附方

痈疽恶疮： 紫花地丁（连根），同苍耳叶等份，捣烂，酒一钟，搅汁服。（杨诚《经验方》）

一切恶疮： 紫花地丁根，日干，以罐盛，烧烟对疮熏之，出黄水，取尽愈。（《卫生易简方》）

疔疮肿毒： 用紫花地丁草捣汁服，虽极者亦效。（《千金方》）

喉痹肿痛： 箭头草叶，入酱少许，研膏，点入即吐。（《普济方》）

食 疗 药 膳

地丁败酱糖汁

原料： 紫花地丁、败酱草、蒲公英各30克，红糖适量。

制法： 取前3味药加水500毫升，煎取400毫升，加红糖适量。

用法： 代茶频饮，每次200毫升，每日2次。

功效： 清热解毒。

适用： 产后感染发热。

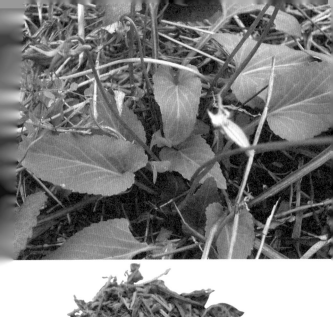

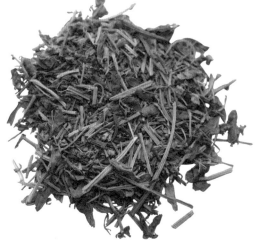

鬼针草

气味 苦，平，无毒。

主治 蜘蛛、蛇咬，杵汁服，并敷。（藏器）涂蝎虿伤。（时珍）

附方

割甲伤肉，不愈： 鬼针草苗、鼠粘子根捣汁，和腊猪脂涂。（《千金方》）

食 疗 药 膳

鬼针草鸡蛋

原料： 鬼针草叶15克，鸡蛋1个。

制法： 将鬼针草切细，煎汤，和鸡蛋加适量麻油或茶油煮熟食之。

用法： 每日1次。

功效： 清热解毒，散瘀消肿，利尿。

适用： 急性肾炎。

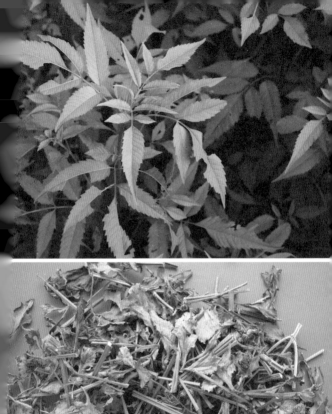
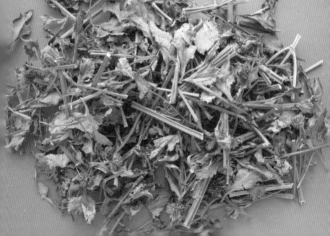

大黄

释名 黄良（《本经》），将军（当之），火参（吴普），肤如（吴普）。

根

气味 苦，寒，无毒。

主治 下瘀血血闭，寒热，破症瘕积聚，留饮宿食，荡涤肠胃，推陈致新，通利水谷，调中化食，安和五脏。（《本经》）平胃下气，除痰实，肠间结热，心腹胀满，女子寒血闭胀，小腹痛，诸老血留结。（《别录》）通女子经候，利水肿，利大小肠，贴热肿毒，小儿寒热时疾，烦热蚀脓。（甄权）通宣一切气，调血脉，利关节，泄壅滞水气，温瘴热疟。（大明）泻诸实热不通，除下焦湿热，消宿食，泻心下痞满。（元素）下痢赤白，里急腹痛，小便淋沥，实热燥结，潮热谵语，黄疸诸火疮。（时珍）

附方

吐血衄血（治心气不足，吐血衄血者，泻心汤主之）：大黄二两，黄连、黄芩各一两，水三升，煮一升，热服取利。（《金匮玉函》）

伤寒痞满（病发于阴，而反下之，心下满而不痛，按之濡，此为痞也，大黄黄连泻心汤主之）：大黄二两，黄连一两，以麻沸汤二升渍之，须臾绞汁，分作二次温服。（《伤寒论》）

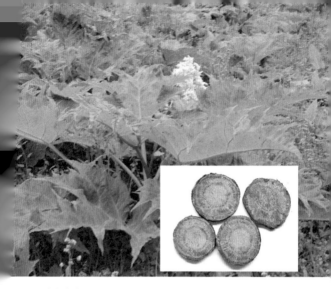

腹中痞块：大黄十两为散，醋三升，蜜两匙和煎，丸梧子大。每服三十丸，生姜汤下，吐利为度。（《外台秘要》）

腹胁积块：风化石灰末半斤，瓦器炒极热，稍冷，入大黄末一两炒热，入桂心末半两略炒，下米醋搅成膏，摊布贴之。又方，大黄二两，朴消一两，为末，以大蒜同捣膏和贴之。或加阿魏一两，尤妙。（《丹溪心法》）

小儿诸热：大黄煨熟、黄芩各一两，为末，炼蜜丸麻子大。每服五丸至十丸，蜜汤下。加黄连，名三黄丸。（《钱氏小儿方》）

赤白浊淋：大黄为末。每服六分，以鸡子一个，破顶入药，搅匀蒸熟，空心食之。不过三服愈。（《简便方》）

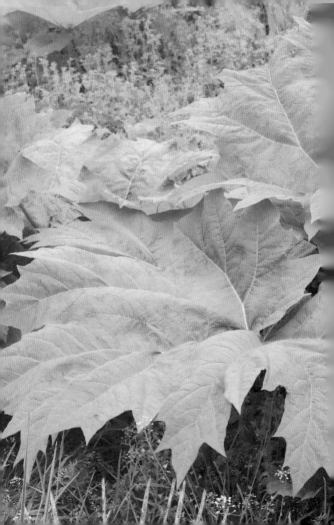

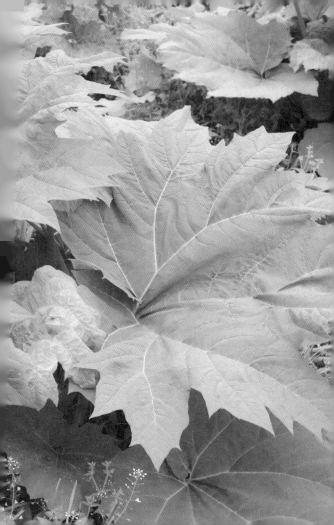

商陆

释名 当陆（《开宝》），章柳（《图经》），马尾（《广雅》），夜呼（《本经》）。

根

气味 辛，平，有毒。

主治 水肿疝瘕痹，熨除痈肿，杀鬼精物。（《本经》）疗胸中邪气，水肿痿痹，腹满洪直，疏五脏，散水气。（《别录》）泻十种水病。喉痹不通，薄切醋炒，涂喉外，良。（甄权）

附方

湿气脚软： 章柳根切小豆大，煮熟，更以绿豆同煮为饭。每日食之，以瘥为度，最效。（《斗门方》）

产后腹大（坚满，喘不能卧）： 白圣散，用章柳根三两，大戟一两半，甘遂炒一两，为末。每服二三钱，热汤调下，大便宣利为度。此乃主水圣药也。（《洁古保命集》）

耳卒热肿： 生商陆，削尖纳入，日再易。（《圣济录》）

瘰疬喉痹（攻痛）： 生商陆根捣作饼，置疬上，以艾炷于上灸三四壮良。（《外台秘要》）

一切毒肿： 商陆根和盐少许，捣敷，日再易之。（《千金方》）

疮伤水毒： 商陆根捣炙，布裹熨之，冷即易之。（《千金方》）

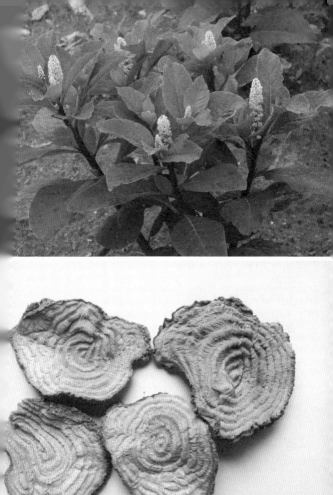

大戟

释名 邛钜（《尔雅》），下马仙（《纲目》）。

根

气味 苦，寒，有小毒。

主治 蛊毒，十二水，腹满急痛积聚，中风皮肤疼痛，吐逆。（《本经》）颈腋痈肿，头痛，发汗，利大小便。（《别录》）泻毒药，泄天行黄病温疟，破症结。（大明）下恶血癖块，腹内雷鸣，通月水，堕胎孕。（甄权）治隐疹风，及风毒脚肿，并煮水，日日热淋，即愈。（苏颂）

附方

水肿喘急（小便涩及水蛊）： 大戟（炒）二两，干姜（炮）半两，为散。每服三钱，姜汤下。大小便利为度。（《圣济总录》）

水病肿满（不问年月浅深）： 大戟、当归、橘皮各一两切，以水二升，煮取七合，顿服。利下水二三升，勿怪。至重者，不过再服便瘥。禁毒食一年，永不复作。此方出张尚客。（《李绛兵部手集》）

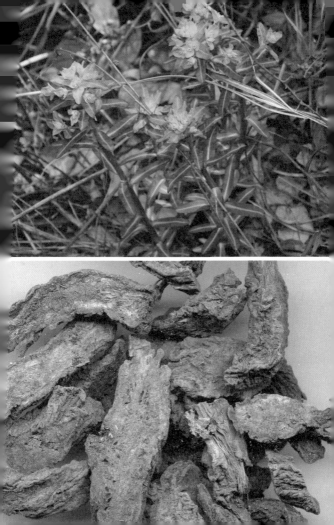

泽漆

释名 漆茎（《本经》），猫儿眼睛草（《纲目》），绿叶绿花草（《纲目》）。

茎叶

气味 苦，微寒，无毒。

主治 皮肤热，大腹水气，四肢面目浮肿，丈夫阴气不足。（《本经》）利大小肠，明目轻身。（《别录》）主蛊毒。（苏恭）止疟疾，消痰退热。（大明）

附方

肺咳上气（脉沉者，泽漆汤主之）： 泽漆三斤，以东流水五斗，煮取一斗五升，去滓。入半夏半升，紫参、白前、生姜各五两，甘草、黄芩、人参、桂心各三两，煎取五升。每服五合，日三服。（《金匮要略》）

十种水气： 泽漆十斤，夏月取嫩茎叶，入水一斗，研汁约二斗，于银锅内，慢火熬如稀饧，入瓶内收。每日空心温酒调下一匙，以愈为度。（《圣惠方》）

牙齿疼痛： 猫儿眼睛草一搦，研烂，汤泡取汁，含漱吐涎。（《卫生易简方》）

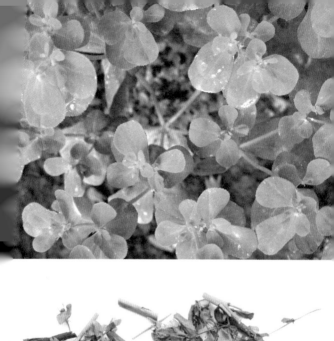

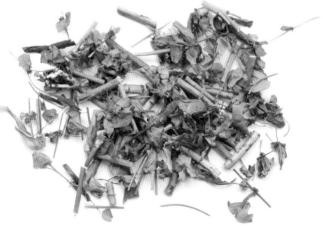

甘遂

释名 甘藁（《别录》），陵泽（《别录》），重泽（《别录》），鬼丑（吴普）。

根

气味 苦，寒，有毒。

主治 大腹疝瘕，腹满，面目浮肿，留饮宿食，破症坚积聚，利水谷道。（《本经》）下五水，散膀胱多热，皮中痞，热气肿满。（《别录》）能泻十二种水疾，去痰水。（甄权）泻肾经及隧道水湿，脚气，阴囊肿坠，痰迷癫痫，噎膈痞塞。（时珍）

附方

水肿腹满： 甘遂（炒）二钱二分，黑牵牛一两半，为末，水煎，时时呷之。（《普济方》）

身面洪肿： 甘遂二钱，生研为末。以猪肾一枚，分为七脔，入末在内，湿纸包煨，令熟食之，日一服。至四五服，当觉腹鸣，小便利，是其效也。（《肘后方》）

水肿喘胀： 甘遂、大戟各一两，慢火炙研。每服一字，水半盏，煎三五沸服。不过十服。（《圣济录》）

脚气肿痛（肾脏风气，攻注下部疮痒）： 甘遂半两，木鳖子仁四个，为末。猪腰子一个，去皮膜，切片，用药四钱掺去内，湿纸包煨熟，空心食之，米饮下。服后便伸两足。大便行后，吃白粥

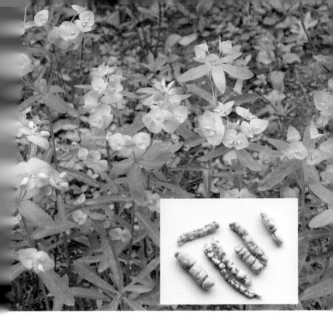

二三日为妙。（《本事方》）

二便不通：甘遂末，以生面糊调敷脐中及丹田内，仍艾三壮，饮甘草汤，以通为度。又太山赤皮甘遂末一两，炼蜜和匀，分作四服，日一服取利。（《圣惠方》）

疝气偏肿：甘遂、茴香等份，为末，酒服二钱。（《儒门事亲》）

耳卒聋闭：甘遂半寸，绵裹插入两耳内，口中嚼少量甘草，耳卒自然通也。（《永类方》）

续随子① （宋·《开宝》）

释名 千金子（《开宝》），千两金（《日华》），菩萨豆（《日华》）。

气味 辛，温，有毒。

主治 妇人血结月闭，瘀血症瘕痃癖，除蛊毒鬼疰，心腹痛，冷气胀满，利大小肠，下恶滞物。（《开宝》）积聚痰饮，不下食，呕逆，及腹内诸疾。研碎酒服，不过三颗，当下恶物。（《蜀本》）宣一切宿滞，治肺气水气，日服十粒。泻多，以酸浆水或薄醋粥吃，即止。又涂疥癣疮。（大明）

附方

小便不通（脐腹胀痛不可忍，诸药不效者，不过再服）：用续随子去皮一两，铅丹半两，同少蜜捣作团，瓶盛埋阴处，腊月至春末取出，研，蜜丸梧子大。每服二三十丸，木通汤下，化破尤妙。病急亦可旋合。（《圣济录》）

黑子疣赘：续随子熟时涂之，自落。（《普济方》）

---

① 即千金子。

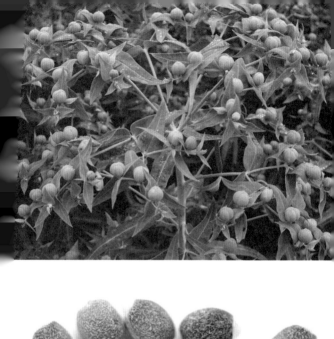

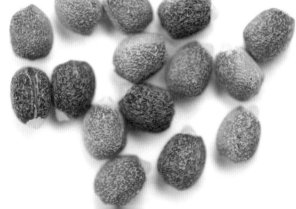

莨菪

《本经》下品

释名 天仙子（《图经》），横唐（《本经》），行唐。

子

气味 苦，寒，有毒。

主治 齿痛出虫，肉痹拘急。久服轻身，使人健行，走及奔马，强志益力，通神见鬼。多食令人狂走。（《本经》）疗癫狂风痫，颠倒拘挛。（《别录》）安心定志，聪明耳目，除邪逐风，变白，主疝癖。取子洗晒，隔日空腹，水下一指捻。亦可小便浸令泣尽，暴干，如上服。勿令子破，破则令人发狂。（藏器）炒焦研末，治下部脱肛，止冷痢。主蛀牙痛，咬之虫出。（甄权）烧熏虫牙，及洗阴汗。（大明）

附方

风痹厥痛： 天仙子三钱炒，大草乌头、甘草半两，五灵脂一两，为末，糊丸梧子大，以螺青为衣。每服十九，男子菖蒲酒下，女子芫花汤下。（《圣济录》）

久痢不止（变种种痢，兼脱肛）： 莨菪丸，用莨菪子一斤，淘去浮者，煮令芽出，晒干，炒黄黑色，青州枣一斤，去皮核，酽醋二升，同煮，捣膏丸梧子大。每服二十九，食前米饮下。（《圣惠方》）

脱肛不收： 莨菪子炒研敷之。（《圣惠方》）

风毒咽肿（咽水不下及瘰疬咽肿）： 水服莨菪子末两钱匕，神良。（《外台秘要》）

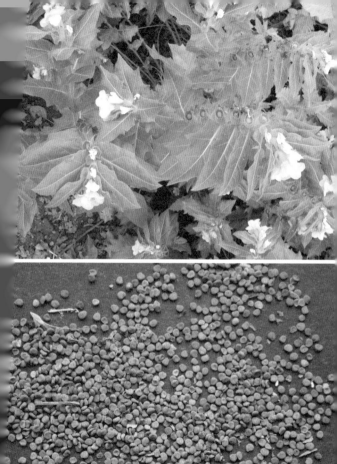

蓖麻

释名 颂曰：叶似大麻，子形宛如牛蜱，故名。其子有麻点，故名蓖麻。

子

气味 甘、辛，平，有小毒。

主治 研敷疮痍疥癞。涂手足心，催生。（大明）治瘰疬。取子炒熟去皮，每卧时嚼服二三枚，渐加至十数枚，有效。（宗奭）主偏风不遂，失音口噤，头风耳聋，舌胀喉痹，齁喘脚气，毒肿丹瘤，汤火伤，针刺入肉，女人胎衣不下，子肠挺出，开通关窍经络，能止诸痛，消肿追脓拔毒。（时珍）

附方

半身不遂（失音不语）：取蓖麻子油一升，酒一斗，铜锅盛油，着酒中一日，煮之令熟，细细服之。（《外台秘要》）

鼻窒不通：蓖麻子仁三百粒，大枣去皮核十五枚，捣匀绵裹塞之。一日一易，三十日闻香臭也。（《圣济录》）

水气胀满：蓖麻子仁研，水解得三合。清旦一顿服尽，日中当下青黄水也。或云壮人止可服五粒。（《外台秘要》）

小便不通：蓖麻仁三粒，研细，入纸捻内，插入茎中即通。（《摘玄方》）

发黄不黑：蓖麻子仁，香油煎焦，去滓，三日后频刷之。（《摘玄方》）

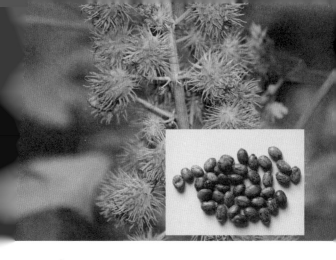

叶

气味 有毒。

主治 脚气风肿不仁，蒸捣裹之，日二三易即消。又油涂炙热，熨囟上，止鼻衄，大验。（苏恭）治痰喘咳嗽。（时珍）

附方

齁喘痰嗽： 用九尖蓖麻叶三钱，入飞过白矾二钱，以猪肉四两薄批，掺药在内，荷叶裹之，文大火煨熟。细嚼，以白汤送下。名九仙散。（《儒门事亲》）

治咳嗽涎喘，不问年深日近： 用经霜麻叶、经霜桑叶、御米壳蜜炒各一两，为末，蜜丸弹子大。每服一丸，白汤化下，日一服，名无忧丸。（《普济方》）

藜芦

释名 山葱（《别录》），葱苒（《别录》），憨葱（《纲目》）。

根

气味 辛，寒，有毒。

主治 蛊毒咳逆，泄痢肠澼。头疡疥瘙恶疮，杀诸虫毒，去死肌。（《本经》）疗哕逆，喉痹不通，鼻中息肉，马刀烂疮。不入汤用。（《别录》）主上气，去积年脓血泄痢。（甄权）

附方 **黄疸肿疾：** 藜芦灰中炮，为末。水服半钱匕，小吐，不过数服效。

胸中

结聚（如骇骇不去者）： 巴豆半两，去皮心炒，捣如泥，藜芦炙研一两，蜜和捣丸麻子大，每吞一二丸。（《肘后方》）

身面黑痣： 藜芦灰五两，水一大碗淋汁，铜器重汤煮成黑膏，以针微刺破点之，不过三次效。（《圣惠方》）

鼻中息肉： 藜芦三分，雄黄一分，为末，蜜和点之。每日三上自消，勿点两畔。（《圣济方》）

牙齿虫痛： 藜芦末，内入孔中，勿吞汁，神效。（《千金翼方》）

白秃虫疮： 藜芦末，猪脂调涂之。（《肘后方》）

头风白屑（痒甚）： 藜芦末，沐头掺之，紧包二日夜，避风效。（《本事方》）

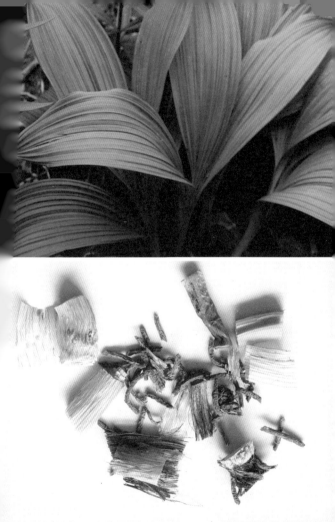

附子

释名 其母名乌头。

气味 辛，温，有大毒。

主治 风寒咳逆邪气，寒湿踒躄，拘挛膝痛，不能行步，破症坚积聚血瘕，金疮。（《本经》）腰脊风寒，脚气冷弱，心腹冷痛，霍乱转筋，下痢赤白，温中，强阴，坚肌骨，又堕胎，为百药长。（《别录》）治三阴伤寒，阴毒寒疝，中寒中风，痰厥气厥，柔痓癫痫，小儿慢惊，风湿麻痹，肿满脚气，头风，肾厥头痛，暴泻脱阳，久痢脾泄，寒疟瘴气，久病呕哕，反胃噎膈，痈疽不敛，久漏冷疮。合葱涕，塞耳治聋。（时珍）

附方

热病吐下及下利（身冷脉微，发躁不止者）：附子（炮）一枚，去皮脐，分作八片，入盐一钱，水一升，煎半升，温服，立效。（《经验良方》）

聤耳脓血：生附子为末，葱涕和，灌耳中。（《肘后方》）

久患口疮：生附子为末，醋、面调贴足心，男左女右，日再换之。（《经验方》）

经水不调（血脏冷痛，此方平易捷径）：熟附子去皮、当归等份。每服三钱，水煎服。（《普济方》）

丁疮肿痛：醋和附子末涂之。干再上。（《千金翼方》）

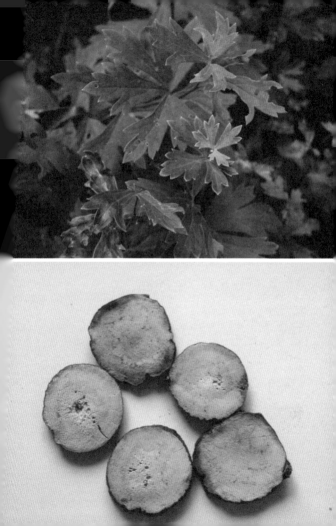

乌头①

释名 草乌头（《纲目》），乌喙（《本经》）（即两头尖），汁煎名射罔。

乌头

气味 辛，温，有大毒。

主治 中风恶风，洗洗出汗，除寒湿痹，咳逆上气，破积聚寒热。其汁煎之名射罔，杀禽兽。（《本经》）消胸上痰冷，食不下，心腹冷痰，脐间痛，不可俯仰，目中痛，不可久视。又堕胎。（《别录》）治头风喉痹，痈肿疔毒。（时珍）

乌喙（一名两头尖）

气味 辛，微温，有大毒。

主治 风湿，丈夫肾湿阴囊痒，寒热历节，掣引腰痛，不能行步，痈肿脓结。又堕胎。（《别录》）男子肾气衰弱，阴汗，瘰疬岁月不消。（甄权）主大风顽痹。（时珍）

射罔

气味 苦，有大毒。

---

① 即草乌。

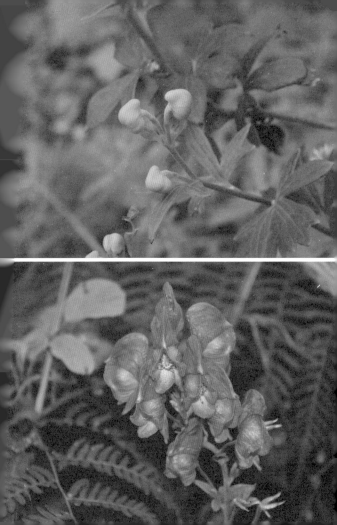

主治 瘘疮疮根，结核瘰疬毒肿及蛇咬。先取涂肉四畔，渐渐近疮，习习逐病至骨。疮有热脓及黄水，涂之；若无脓水，有生血，及新伤破，即不可涂，立杀人。（藏器）

附方

风湿痹木： 黑神丸，草乌头连皮生研、五灵脂等份，为末，六月六日滴水丸弹子大。四十岁以下分六服，病甚一丸作二服，薄荷汤化下，觉微麻为度。（《本事方》）

远行脚肿： 草乌、细辛、防风等份，为末，掺鞋底内。如草鞋，以水微湿掺之。用之可行千里，甚妙。（《经验方》）

女人头痛（血风证）： 草乌头、栀子等份，为末。自然葱汁，随左右调涂太阳及额上，勿过眼。避风。（《济生方》）

耳鸣耳痒（如流水及风声，不治成聋）： 用生乌头掘得，乘湿削如枣核大，塞之。日易二次，不三日愈。（《千金方》）

腹中症结： 射罔二两，椒三百粒，捣末，鸡子白和丸麻子大。每服一丸，渐至三丸，以愈为度。（《肘后方》）

食疗药膳

乌头粥

原料： 生川乌末12克，白米半碗，生姜汁1匙，白蜜3匙。

制法： 将上前2味加水适量，慢火煮作稀粥，入生姜汁、白蜜搅匀。

用法： 空腹温服。

功效： 祛风寒，止疼痛。

适用： 风寒痹痛，阴冷天加重。

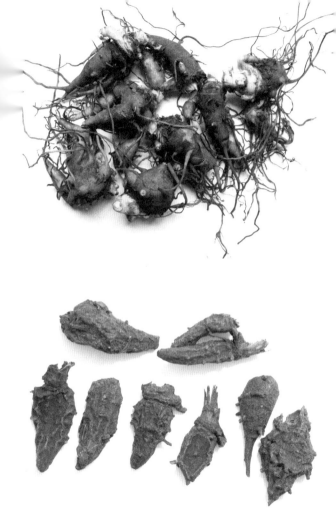

白附子

气味 辛、甘，大温，有小毒。

主治 心痛血痹，面上百病，行药势。（《别录》）诸风冷气，足弱无力，疥癣风疮，阴下湿痒，头面痕，入面脂用。（李珣）补肝风虚。（好古）

附方

偏正头风： 白附子、白芷、猪牙皂角去皮，等份为末。食后茶清服。仰卧少顷。（《普济本事方》）

痰厥头痛： 白附子、天南星、半夏等份，生研为末，生姜自然汁浸，蒸饼丸绿豆大。每服四十丸，食后姜汤下。（《济生方》）

喉痹肿痛： 白附子末、枯矾等，研末，涂舌上，有涎吐出。（《圣惠方》）

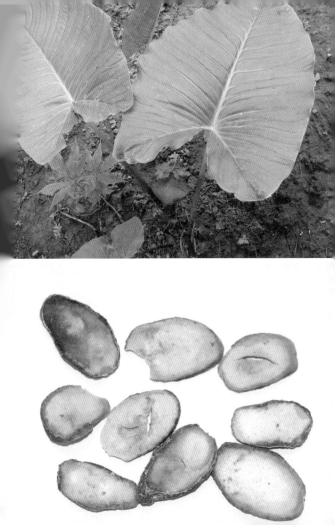

虎掌／天南星

释名 虎膏（《纲目》）。

气味 苦，温，有大毒。

主治 心痛，寒热结气，积聚伏梁，伤筋痿拘缓，利水道。（《本经》）除阴下湿，风眩。（《别录》）主疝瘕肠痛，伤寒时疾，强阴。（甄权）天南星：主中风麻痹，除痰下气，利胸膈，攻坚积，消痈肿，散血堕胎。（《开宝》）金疮折伤瘀血，捣敷之。（藏器）蛇虫咬，疥癣恶疮。（大明）去上焦痰及眩晕。（元素）主破伤风，口噤身强。（李杲）补肝风虚，治痰功同半夏。（好古）治惊痫，喉痹，口舌疮糜，结核，解颅。（时珍）

附方

小儿惊风： 坠涎散，用天南星一两重一个，换酒浸七伏时，取出安新瓦上，周回炭火炙裂，合湿地出火毒，为末，入朱砂一分。每服半钱，荆芥汤调下。每日空心一服，午时一服。（《经验方》）

破伤风疮： 生南星末，水调涂疮四围，水出有效。（《普济方》）

妇人头风（攻目作痛）： 天南星一个，掘地坑烧赤，安药于中，

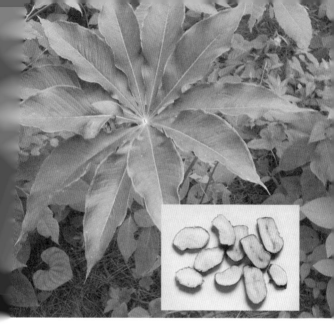

以醋一盏沃之，盖定勿令透气，候冷研末。每服一字，以酒调下。重者半钱。（《千金方》）

痰湿臂痛（右边者）： 制南星、苍术等份，生姜三片，水煎服之。（《摘玄方》）

肠风泻血（诸药不效）： 天南星石灰炒焦黄色，为末，酒糊丸梧子大。每酒下二十丸。（《普济方》）

身面疣子： 醋调南星末涂之。（《简易方》）

半夏

释名 守田（《本经》），水玉（《本经》），地文（《别录》），和姑（《本经》）。

根

气味 辛、平，有毒。

主治 伤寒寒热，心下坚，胸胀咳逆，头眩，咽喉肿痛，肠鸣，下气止汗。（《本经》）治寒痰，及形寒饮冷伤肺而咳，消胸中痞，膈上痰，除胸寒，和胃气，燥脾湿，治痰厥头痛，消肿散结。（元素）治眉棱骨痛。（震亨）补肝风虚。（好古）除腹胀。目不得瞑，白浊梦遗带下。（时珍）

附方

化痰镇心（祛风利膈）：辰砂半夏丸，用半夏一斤，汤泡七次，为末筛过，以水浸三日，生绢滤去滓，澄清去水，晒干，一两，入辰砂一钱，姜汁打糊丸梧子大。每姜汤下七十丸，此周府方也。（《袖珍方》）

肺热痰嗽：制半夏、栝楼仁各一两，为末，姜汁打糊丸梧子大。每服二三十丸，白汤下。或以栝楼瓤煮熟丸。（《济生方》）

呕吐反胃：大半夏汤，半夏三升，人参三两，白蜜一升，水一斗二升和，扬之一百二十遍。煮取三升半，温服一升，日再服。亦治膈间支饮。（《金匮要略》）

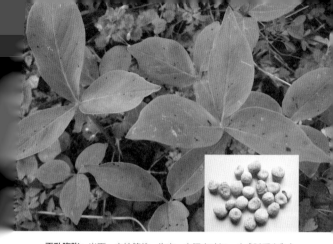

霍乱腹胀： 半夏、肉桂等份，为末。水服方寸匕。（《肘后方》）

黄疸喘满（小便自利，不可除热）： 半夏、生姜各半斤，水七升，煮一升五合，分再服。有人气结而死，心下暖，以此少许入口，遂活。（《张仲景方》）

食 疗 药 膳

半夏山药粥

原料： 山药、清半夏各30克。

制法： 山药研末，先煮半夏取汁1大碗，去渣，调入山药末，再煮数沸，酌加白糖和匀。

用法： 每日1次，空腹食用。

功效： 燥湿化痰，降逆止呕。

适用： 湿痰咳嗽、恶心呕吐等。

蚤休①

释名 蚩休（《本经》），重台（《唐本》），七叶一枝花（《蒙筌》）。

根

气味 苦，微寒，有毒。

主治 惊痫，摇头弄舌，热气在腹中。（《本经》）癫疾，痈疮阴蚀，下三虫，去蛇毒。（《本经》）生食一升，利水。（《唐本》）治胎风手足搐，能吐泄瘰疬。（大明）去疟疾寒热。（时珍）

附方

小儿胎风（手足搐搦）：用蚤休即紫河车为末。每服半钱，冷水下。（《卫生易简方》）

慢惊发搐（带有阳证者）：白甘遂末即蚤休一钱，栝楼根末二钱，同于慢火上炒焦黄，研匀。每服一字，煎麝香薄荷汤调下。（《钱乙小儿方》）

咽喉谷贼肿痛：用重台赤色者、川大黄炒、木鳖子仁、马牙消各半两，半夏泡一分，为末，蜜丸芡子大，绵裹含之。（《圣惠方》）

---

① 即重楼。

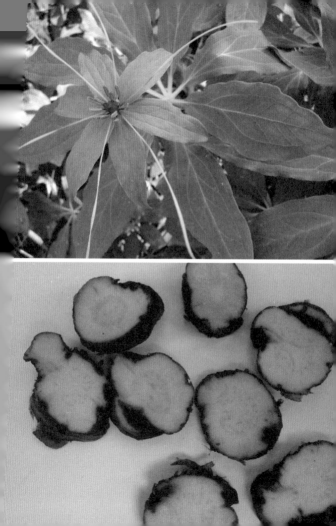

鬼臼①

释名 九臼（《本经》），鬼药（《纲目》），羞天花（《纲目》）。

根

气味 辛，温，有毒。

主治 杀蛊毒鬼疰精物，辟恶气不祥，逐邪，解百毒。（《本经》）杀大毒，疗咳嗽喉结，风邪烦惑，失魄妄见，去目中肤翳。不入汤。（《别录》）下死胎，治邪疟痈疽，蛇毒射工毒。（时珍）

附方

子死腹中（胞破不生，此方累效，救人岁万数也）：鬼臼不拘多少，黄色者，去毛为细末，不用筛罗，只捻之如粉为度。每服一钱，无灰酒一盏，同煎八分，通口服。立生如神。名一字神散。（《妇人良方》）

黑黄急病（黑黄，面黑黄，身如土色，不妨食，脉沉，若青脉入口者死。宜烙口中黑脉、百会、玉泉、绝骨、章门、心俞）：用生鬼臼捣汁一小盏服。干者为末，水服。（《三十六黄方》）

---

① 即八角莲。

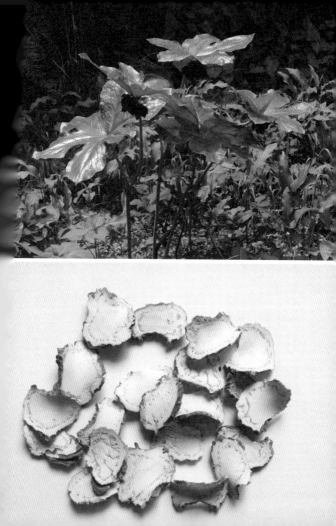

玉簪

释名 白鹤仙。

根

气味 甘、辛，寒，有毒。

主治 捣汁服，解一切毒，下骨哽，涂痈肿。（时珍）

附方

乳痈初起： 内消花，即玉簪花，取根擂酒服，以渣敷之。（《海上方》）

妇人断产： 白鹤仙根、白凤仙子各一钱半，紫葳二钱半，辰砂二钱，捣末，蜜和丸梧子大。产内三十日，以酒半盏服之。不可着牙齿，能损牙齿也。（《摘玄方》）

解斑蝥毒： 玉簪根擂水服之，即解。（《赵真人济急方》）

叶

气味 同根。

主治 蛇虺螫伤，捣汁和酒服，以渣敷之，中心留孔泄气。（时珍）

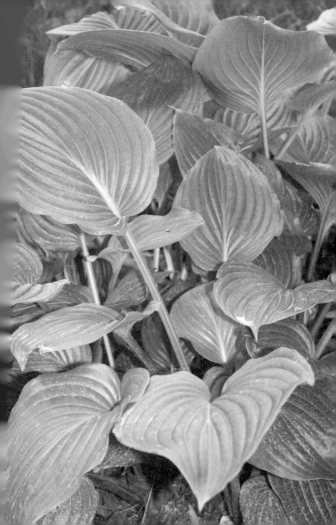

凤仙

释名 急性子（《救荒》），旱珍珠（《纲目》），金凤花（《纲目》）。

花

气味 甘，滑，温，无毒。

主治 蛇伤，擂酒服即解。又治腰胁引痛不可忍者，研饼晒干为末，空心每酒服三钱，活血消积。（时珍）

附方

风湿卧床不起： 金凤花、柏子仁、朴消、木瓜煎汤洗浴，每日二三次。内服独活寄生汤。（吴旻《扶寿精方》）

腰胁引痛（不可忍者）： 凤仙花，研饼，晒干，为末，空心每酒服三钱。（《纲目》）

跌仆伤损筋骨，并血脉不行： 凤仙花三两，当归尾二两，浸酒饮。（《兰台集》）

骨折疼痛异常（不能动手术投接，可先服本酒药止痛）： 干凤仙花一钱（鲜者三钱），泡酒，内服一小时后，患处麻木，便可投骨。（《贵州民间方药集》）

蛇伤： 凤仙花，擂酒服。（《纲目》）

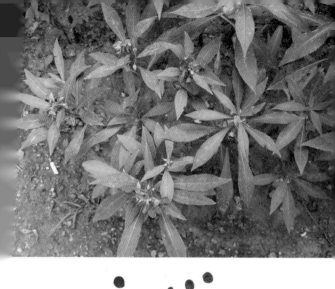

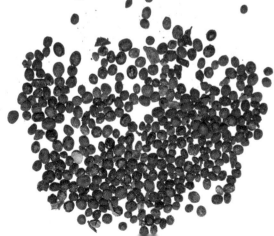

羊踯躅

释名 黄踯躅（《纲目》），黄杜鹃（《蒙筌》），闹羊花（《纲目》）。

花

气味 辛，温，有大毒。

主治 贼风在皮肤中淫淫痛，温疟恶毒诸痹。（《本经》）邪气鬼疰蛊毒。（《别录》）

附方

风痰注痛： 踯躅花、天南星，并生时同捣作饼，甑上蒸四五遍，以稀葛囊盛之。临时取焙为末，蒸饼丸梧子大。每服三丸，温酒下。腰脚骨痛，空心服；手臂痛，食后服，大良。（《续传言方》）

痛风走注： 黄踯躅根一把，糯米一盏，黑豆半盏，酒、水各一碗，徐徐服。大吐大泄，一服便能动也。（《医学集成》）

食疗药膳

羊踯躅粥

原料： 羊踯躅根3克，糯米30克，黑豆25克。

制法： 先煎羊踯躅根，去渣取汁，入豆煎半小时后入米煮粥。

用法： 空腹食用。

功效： 养血祛风止痛。

适用： 面色苍白。

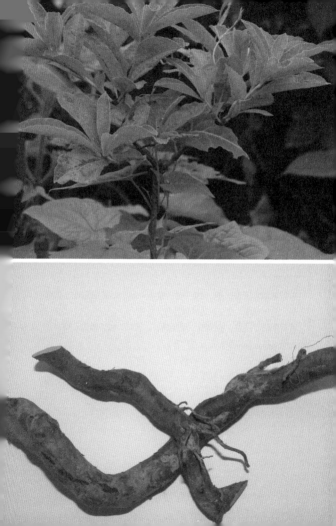

芫花

释名　杜芫（《别录》），赤芫（吴普），头痛花（《纲目》），根名黄大戟（吴普）。

气味　（根同）辛，温，有小毒。

主治　咳逆道上气，喉鸣喘，咽肿短气，蛊毒鬼疟，疝瘕痈肿。杀虫鱼。（《本经》）消胸中痰水，喜唾，水肿，五水在五脏皮肤及腰痛，下寒毒肉毒。根：疗疥疮。可用毒鱼。（《别录》）治心腹胀满，去水气寒痰，涕唾如胶，通利血脉，治恶疮风痹湿，一切毒风，四肢挛急，不能行步。（甄权）疗咳嗽瘴疟。（大明）治水饮痰澼，胁下痛。（时珍）

附方

卒得咳嗽： 芫花一升，水三升，煮汁一升，以枣十四枚，煮汁干。日食五枚，必愈。（《肘后方》）

酒疸尿黄（发黄，心懊痛，足胫满）： 芫花、椒目等份，烧末。水服半钱，日二服。（《肘后方》）

白秃头疮： 芫花末，猪脂和敷之。（《集效方》）

痈肿初起： 芫花末，和胶涂之。（《千金方》）

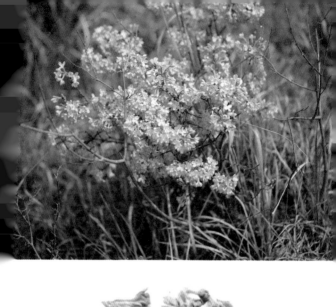

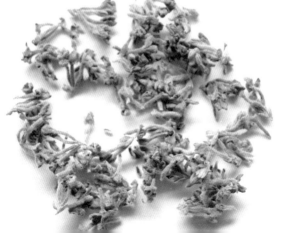

菟丝子

释名 菟缕（《别录》），菟累（《别录》），野狐丝（《纲目》），金线草。

子

气味 辛、甘、平，无毒。

主治 续绝伤，补不足，益气力，肥健人。（《本经》）养肌强阴，坚筋骨，主茎中寒，精自出，溺有余沥，口苦燥渴，寒血为积。久服明目轻身延年。（《别录》）补五劳七伤，治鬼交泄精，尿血，润心肺。（大明）补肝脏风虚。（好古）

附方

消渴不止： 菟丝子煎汁，任意饮之，以止为度。（《事林广记》）

小便淋沥： 菟丝子煮汁饮。（《范汪方》）

肝伤目暗： 菟丝子三两，酒浸三日，暴干为末，鸡子白和丸梧子大。空心温酒下二十丸。（《圣惠方》）

身面卒肿洪大： 用菟丝子一升，酒五升，渍二三宿。每饮一升，日三服。不消再造。（《肘后方》）

眉炼癣疮： 菟丝子炒研，油调敷之。（《山居四要》）

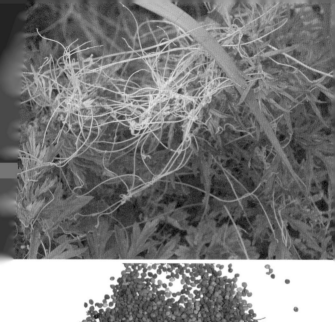
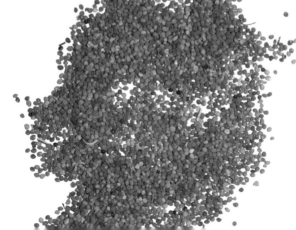

五味子

释名 玄及（《别录》），会及。

气味 酸，温，无毒。

主治 益气，咳逆上气，劳伤羸瘦，补不足，强阴，益男子精。（《本经》）养五脏，除热，生阴中肌。（《别录》）治中下气，止呕逆，补虚劳，令人体悦泽。（甄权）明目，暖水脏，壮筋骨，治风消食，反胃霍乱转筋，痃癖奔豚冷气，消水肿心腹气胀，止渴，除烦热，解酒毒。（大明）生津止渴，治泻痢，补元气不足，收耗散之气，瞳子散大。（李杲）治喘咳燥嗽，壮水镇阳。（好古）

附方

久咳肺胀： 五味二两，粟壳白饧炒过半两，为末，白饧为弹子大。每服一丸，水煎服。（《卫生家宝方》）

痰嗽并喘： 五味子、白矾等份，为末，每服三钱，以生猪肺炙熟，蘸末细嚼，白汤下。汉阳库兵黄六病此，百药不效。于岳阳遇一道人传此，两服，病遂不发。（《普济方》）

阳事不起： 新五味子一斤，为末。酒服方寸匕，日三服。忌猪鱼蒜醋。尽一剂，即得力。百日以上，可御十女。四时勿绝，药功能知。（《千金方》）

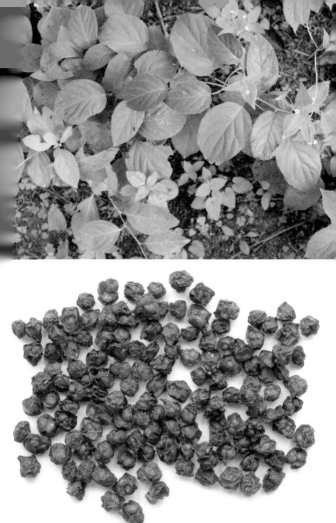

覆盆子

释名 缺盆（《尔雅》），西国草（《图经》），毕楞伽（《图经》）。

气味 甘，平，无毒。

主治 益气轻身，令发不白。（《别录》）补虚续绝，强阴健阳，悦泽肌肤，安和五脏。温中益力，疗痨损风虚，补肝明目。并宜捣筛，每旦水服三钱。（马志）男子肾精虚竭，阴痿能令坚长。女子食之有子。（甄权）食之令人好颜色。榨汁涂发不白。（藏器）益肾脏，缩小便。取汁同少蜜煎为稀膏，点服，治肺气虚寒。（宗奭）

附方

阳事不起： 覆盆子，酒浸焙研为末。每旦酒服三钱。（《集简方》）

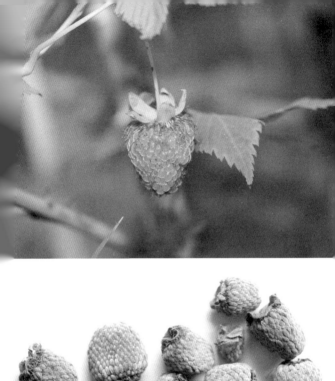
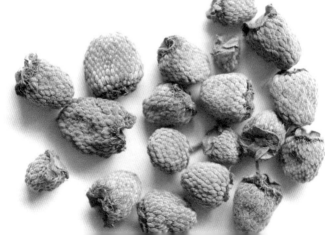

蛇莓

释名 地莓（《会编》），蚕莓。

汁

气味 甘、酸，大寒，有毒。

主治 胸腹大热不止。（《别录》）伤寒大热，及溪毒、射工毒，甚良。（弘景）主孩子口噤，以汁灌之。（孟诜）敷汤火伤，痛即止。（时珍）

附方

口中生疮（天行热甚者）： 蛇莓自然汁半升。稍稍咽之。（《伤寒类要》）

水中毒病： 蛇莓根捣末服之，并导下部。亦可饮汁一二升。夏月欲入水，先以少末投中流，更无所畏。又辟射工。家中以器贮水、浴身亦宜投少许。（《肘后方》）

408 | 409　本草纲目药物速认速查小红书

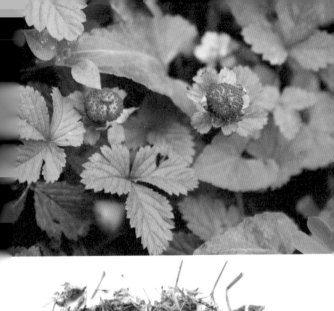

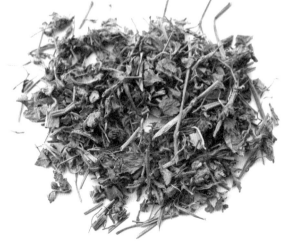

使君子

（宋·《开宝》）

释名 留求子。

气味 甘，温，无毒。

主治 小儿五疳，小便白浊，杀虫，疗泻痢。（《开宝》）健脾胃，除虚热，治小儿百病疮癣。（时珍）

附方

小儿脾疳： 使君子、卢会等份，为末。米饮每服一钱。（《儒门事亲》）

小儿痞块腹大，肌瘦面黄，渐成疳疾： 使君子仁三钱，木鳖子仁五钱，为末，水丸龙眼大。每以一丸，用鸡子一个破顶，入药在内，饭上蒸熟，空心食之。（杨起《简便单方》）

小儿蛔痛，口流涎沫： 使君子仁为末，米饮五更调服一钱。（《全幼心鉴》）

小儿虚肿，头面阴囊俱浮： 用使君子一两，去壳，蜜五钱炙尽，为末。每食后米汤服一钱。（《简便方》）

虫牙疼痛： 使君子煎汤频漱。（《集简方》）

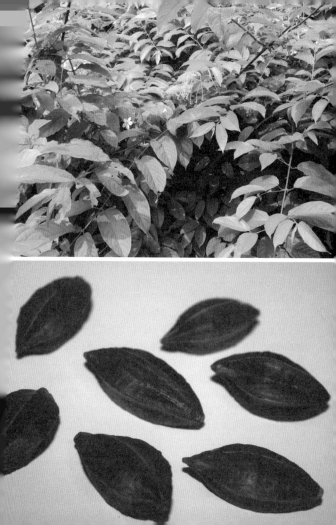

木鳖子

释名 木蟹。

仁

气味 甘，温，无毒。

主治 折伤，消结肿恶疮，生肌，止腰痛，除粉刺䵟黵，妇人乳痛，肛门肿痛。（《开宝》）醋摩，消肿毒。（大明）治疳积痞块，利大肠泻痢，痔瘤瘰疬。（时珍）

附方

小儿疳疾： 木鳖子仁、使君子仁等份，捣泥，米饮丸芥子大。每服五分，米饮下。一日二服。（孙氏《集效方》）

痢疾禁口： 木鳖仁六个研泥，分作二分。用面烧饼一个，切作两半。只用半饼作一窍，纳药在内，乘热覆在病人脐上，一时再换半个热饼。其痢即止，遂思饮食。（《邵真人经验方》）

肠风泻血： 木鳖子以桑柴烧存性，候冷为末。每服一钱，煨葱白酒空心服之。名乌金散。（《普济方》）

肛门痔痛： 用木鳖仁三枚，砂盆擂如泥，入百沸汤一碗，乘热先熏后洗，日用三次，仍涂少许。（孙用和《秘宝方》）用木鳖仁带润者，雌雄各五个，乳细作七丸，碗覆湿处，勿令干，每以一丸，唾化代开，贴痔上，其痛即止，一夜一丸自消也。（《濒湖集简方》）

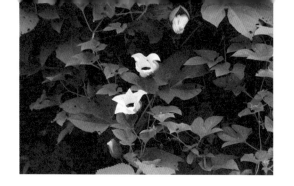

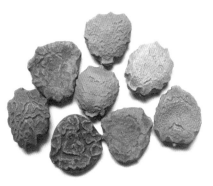

小儿丹瘤： 木鳖子仁研如泥，醋调敷之，一日三五上效。（《外科精义》）

风牙肿痛： 木鳖子仁磨醋搽之。（《普济方》）

预知子

释名 圣知子（《日华》），圣先子（《日华》），仙沼子（《日华》）。

子仁

气味 苦，寒，无毒。

主治 杀虫疗蛊，治诸毒。去皮研服，有效。（《开宝》）治一切风，补五劳七伤，其功不可备述。治痃癖气块，消宿食，止烦闷，利小便，催生，中恶失音，发落，天行温疾，涂一切蛇虫蚕咬，治一切病，每日吞二七粒，下过三十粒，永瘥。（大明）

附方

预知子丸（治心气不足，精神恍惚，语言错妄，忪悸烦郁，忧愁惨戚，喜怒多恐，健忘少睡，夜多异梦，寤即惊魇。或发狂眩暴不知人，并宜服此）：预知子（去皮）、白茯苓、枸杞子、石菖蒲、茯神、柏子仁、人参、地骨皮、远志、山药、黄精（蒸熟），朱砂水飞，等份，为末，炼蜜丸芡子大。每嚼一丸，人参汤下。（《和剂局方》）

疬风有虫（眉落声变）：用预知子、雄黄各二两，为末。以乳香三两，同水一斗，银锅煮至五升，入二末熬成膏，瓶盛之。每服一匙，温酒调下，有虫如尾，随大便而出。（《圣惠方》）

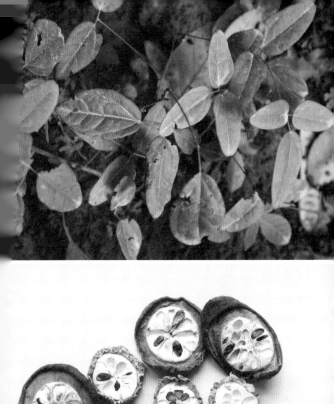
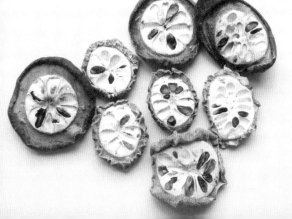

牵牛子

释名 黑丑（《纲目》），草金铃（《炮炙论》），狗耳草（《救荒》）。

子

气味 苦，寒，有毒。

主治 下气，疗脚满水肿，除风毒，利小便。（《别录》）治痃癖，气块，利大小便，除虚肿，落胎。（甄权）取腰痛，下冷脓，泻蛊毒药，并一切气壅滞。（大明）和山茱萸服，去水病。（孟诜）除气分湿热，三焦壅结。（李杲）逐痰消饮，通大肠气秘风秘，杀虫，达命门。（时珍）

附方

气筑奔冲不可忍： 牛郎丸，用黑牵牛半两炒，槟榔二钱半，为末。每服一钱，紫苏汤下。（《普济方》）

小儿肿病，大小便不利： 黑牵牛、白牵牛各二两，炒取头末，井华水和丸绿豆大。每服二十丸，萝卜子煎汤下。（《圣济总录》）

小儿夜啼： 黑牵牛末一钱，水调，敷脐上，即止。（《生生编》）

小便血淋： 牵牛子二两，半生半炒，为末。每服二钱，姜汤下。良久，热茶服之。（《经验良方》）

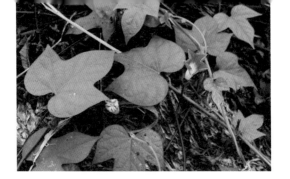

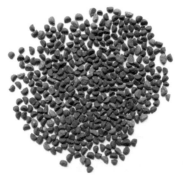

肠风泻血：牵牛五两，牙皂三两，水浸三日，去皂，以酒一升煮干，焙研末，蜜丸梧子大。每服七丸，空心酒下，日三服。下出黄物，不妨。病减后，日服五丸，米饮下。（《本事方》）

湿热头痛：黑牵牛七粒，砂仁一粒，研末，井华水调汁，仰灌鼻中，待涎出即愈。（《圣济录》）

紫葳

《本经》中品

释名 凌霄（苏恭），武威（吴普），瞿陵（吴普），鬼目（吴氏）。

花（根同）

气味 酸，微寒，无毒。

主治 妇人产乳余疾，崩中，症瘕血闭，寒热羸瘦，养胎。（《本经》）产后奔血不定，淋沥，主热风风痫，大小便不利，肠中结实。（甄权）酒齄热毒风刺风，妇人血膈游风，崩中带下。（大明）

茎叶

气味 苦，平，无毒。

主治 痿躄，益气。（《别录》）热风身痒，游风风疹，瘀血带下。花及根功同。（大明）治喉痹热痛，凉血生肌。（时珍）

附方

消渴饮水： 凌霄花一两，捣碎，水一盏半，煎一盏，分二服。（《圣济录》）

婴儿不乳，百日内，小儿无故口青不饮乳： 凌霄花、大蓝叶、芒消、大黄等份，为末，以羊髓和丸梧子大。每研一丸，以乳送下，便可吃乳。热者可服，寒者勿服。昔有人休官后，云游湖

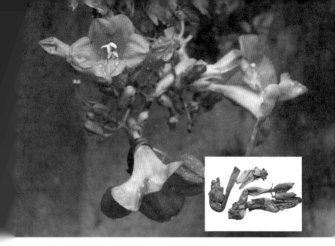

湘，修合此方，救危甚多。（《普济方》）

大风疠疾：凌霄花五钱，地龙焙、僵蚕炒、全蝎炒各七个，为末。每服二钱，温酒下。先以药汤浴过，服此出臭汗为效。

食疗药膳

凌霄花粥

原料：凌霄花25克，粳米100克，冰糖10克。

制法：先将凌霄花洗净，把花粉冲洗干净备用。再把粳米洗净，放入开水锅里煮成稀粥，待粥快好时，放入凌霄花与冰糖，改慢火至粥稠便可食用。

用法：每日早、晚温热食服，3～5日为1个疗程。孕妇忌服。

功效：凉血祛瘀。

适用：大便下血、妇女崩漏、皮肤湿癣、风疹、荨麻疹等。

月季花

释名 月月红，胜春，瘦客，斗雪红。

气味 甘，温，无毒。

主治 治血，消肿，敷毒。（时珍）

附方

瘰疬未破： 用月季花头二钱，沉香五钱，芫花炒三钱，碎锉，入大鲫鱼腹中，就以鱼肠封固，酒、水各一盏，煮熟食之，即愈。鱼须安粪水内游死者方效。此是家传方，活人多矣。（《谈野翁试验方》）

食 疗 药 膳

月季花酒

原料： 月季花12朵，黄酒适量。

制法： 将月季花烧灰存性研末。

用法： 每日1次，黄酒送服。

功效： 调经止痛。

适用： 经来量少、紫黑有块、少腹胀痛、拒按、血块排出后疼痛减轻等。

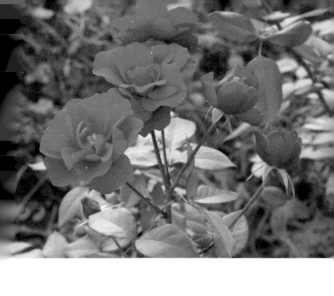

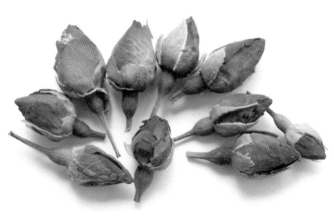

栝楼

释名　瓜蒌（《纲目》），天瓜（《别录》），泽姑（《别录》），天花粉（《图经》）。

实

气味　苦，寒，无毒。

主治　胸痹，悦泽人面。（《别录》）润肺燥，降火，治咳嗽，涤痰结，利咽喉，止消渴，利大肠，消痈肿疮毒。（时珍）子：炒用，补虚劳口干，润心肺，治吐血，肠风泻血，赤白痢，手面皱。（大明）

附方

干咳无痰： 熟瓜蒌捣烂绞汁，入蜜等份，加白矾一钱，熬膏。频含咽汁。（杨起《简便方》）

肺痿咳血不止： 用栝楼五十个连瓤瓦焙，乌梅肉五十个焙，杏仁去皮尖炒二十一个，为末。每用一捻，以猪肺一片切薄，掺末入内炙熟，冷嚼咽之，日二服。（《圣济录》）

小儿黄疸、酒黄疸疾（眼黄脾热）： 用青瓜蒌研。每服一钱，水半盏，煎七分，卧时服。五更泻下黄物，立可。名逐黄散。（《普济方》）

小便不通，腹胀： 用瓜蒌焙研。每服二钱，热酒下，频服，以通为度。绍兴刘驻云：魏明州病此，御医用此方治之，得效。

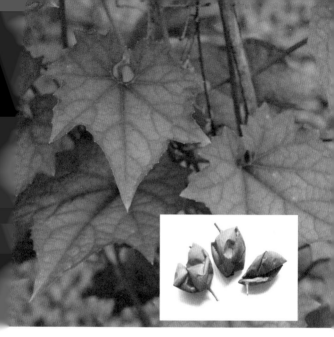

（《圣惠方》）

吐血不止： 栝楼泥固煅存性研三钱，糯米饮服，日再服。（《圣济录》）

肠风下血： 栝楼一个（烧灰），赤小豆半两，为末。每空心酒服一钱。（《普济方》）

面黑令白： 栝楼瓤三两，杏仁一两，猪胰一具，同研如膏。每夜涂之，令人光润，冬月不皴。（《圣济录》）

葛

释名 鸡齐（《本经》），鹿藿（《别录》），黄斤（《别录》）。

葛根

气味 甘、辛，平，无毒。

主治 消渴，身大热，呕吐，诸痹，起阴气，解诸毒。（《本经》）疗伤寒中风头痛，解肌发表出汗，开腠理，疗金疮，止胁风痛。（《别录》）治天行上气呕逆，开胃下食，解酒毒。（甄权）生者：堕胎。蒸食：消酒毒，可断谷不饥。作粉犹妙。（藏器）作粉：止渴，利大小便，解酒，去烦热，压丹石，敷小儿热疮。捣汁饮，治小儿热痞。（《开宝》）猘狗伤，捣汁饮，并末敷之。（苏恭）散郁火。（时珍）

附方

伤寒头痛（二三日发热者）：葛根五两，香豉一升，以童子小便八升，煎取三升，分三服。食葱粥取汗。（《梅师方》）

小儿热渴久不止：葛根半两，水煎服。（《圣惠方》）

衄血不止：生葛根捣汁服。三服即止。（《圣惠方》）

热毒下血（因食热物发者）：生葛根二斤，捣汁一升，入藕一升，和服。（《梅师方》）

伤筋出血：葛根捣汁饮。干者煎服。仍熬屑敷之。（《外台

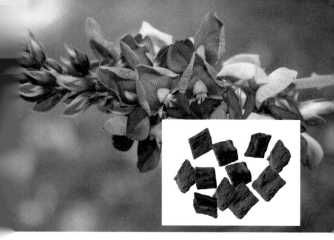

秘要》)

臀腰疼痛： 生葛根嚼之咽汁，取效乃止。（《肘后方》）

酒醉不醒： 生葛汁饮二升，便愈。（《千金方》）

食疗 药膳

葛根粉粥

原料： 葛根粉30克，粳米100克。

制法： 先将新葛根洗净切片，经水磨后澄取淀粉，晒干备用。用时将二者共煮粥。

用法： 早餐食用。

功能： 清热生津，止渴，降血压。

适用： 高血压、冠心病、心绞痛、老年性糖尿病、慢性脾虚泻痢及发热期间口干烦渴等。

天门冬

释名 颠勒（《本经》），颠棘（《尔雅》），天棘（《纲目》），万岁藤。

根

气味 苦，平，无毒。

主治 诸暴风湿偏痹，强骨髓，杀三虫，去伏尸。久服轻身益气延年，不饥。（《本经》）保定肺气，去寒热，养肌肤，利小便，冷而能补。（《别录》）主心病，嗌干心痛，渴而欲饮，痿蹶嗜卧，足下热而痛。（好古）润燥滋阴，清金降火。（时珍）阳事不起，宜常服之。（思邈）

附方

肺痿咳嗽（**吐涎沫，心中温温，咽燥而不渴**）：生天门冬捣汁一斗，酒一斗，饴一升，紫菀四合，铜器煎至可丸。每服杏仁大一丸，日三服。（《肘后方》）

阴虚火动（**有痰，不堪用燥剂者**）：天门冬一斤，水浸洗去心，取肉十二两，石臼捣烂，五味子水洗去核，取肉四两，晒干，不见火，共捣丸梧子大。每服二十丸，茶下，日三服。（《简便方》）

虚劳体痛：天门冬末，酒服方寸匕，日三。忌鲤鱼。（《千金方》）

面黑令白：天门冬曝干，同蜜捣作丸，日用洗面。（《圣济总录》）

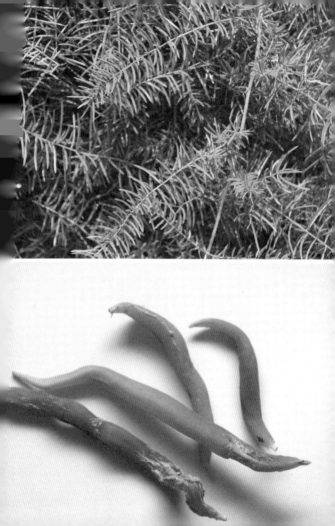

百部

《别录》中品

释名 婆妇草（《日华》），野天门冬（《纲目》）。

根

气味 甘，微温，无毒。

主治 咳嗽上气。火炙酒渍饮之。（《别录》）治肺热，润肺。（甄权）治传尸骨蒸劳，治疳，杀蛔虫、寸白、蛲虫，及一切树木蛀虫，烬之即死。杀虱及蝇蠓。（大明）弘景曰：作汤洗牛犬，去虱。火炙酒浸空腹饮，治疥癣，去虫蚕咬毒。（藏器）

附方

小儿寒嗽： 百部丸，用百部炒，麻黄去节，各七钱半，为末。杏仁去皮尖炒，仍以水略煮三五沸，研泥。入熟蜜和丸皂子大。每服二三丸，温水下。（《钱乙小儿方》）

三十年嗽： 百部根二十斤，捣取汁，煎如饴。服方寸匕，日三服。深师加蜜二斤。外台加饴一斤。（《千金方》）

百虫入耳： 百部炒研，生油调一字于耳门上。（《圣济录》）

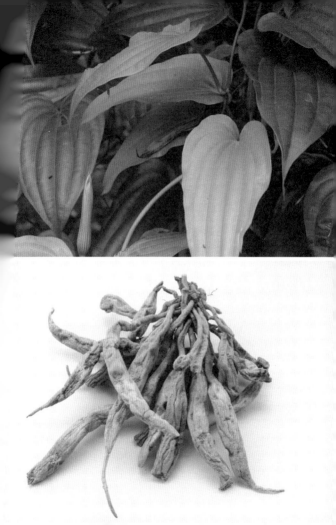

何首乌

（宋·《开宝》）

释名 交藤（《本传》），夜合（《本传》），地精（《本传》）。

根

气味 苦、涩，微温，无毒。

主治 瘰疬，消痈肿，疗头面风疮，治五痔，止心痛，益血气，黑髭发，悦颜色。久服长筋骨，益精髓，延年不老。亦治妇人产后及带下诸疾。（《开宝》）久服令人有子，治腹脏一切宿疾，冷气肠风。（大明）泻肝风。（好古）

附方

骨软风疾（腰膝疼，行步不得，遍身瘙痒）： 用何首乌大而有花纹者，同牛膝各一斤，以好酒一升，浸七宿，曝干，木臼杵末，枣肉和丸梧子大。每一服三五十丸，空心酒下。（《经验方》）

皮里作痛（不问何处）： 用何首乌末，姜汁调成膏涂之，以帛裹住，火炙鞋底熨之。（《经验方》）

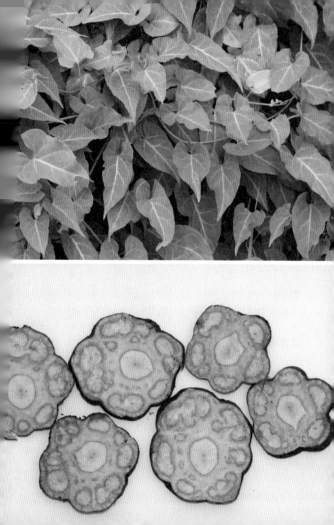

萆薢

释名 赤节（《别录》），百枝（吴普），竹木（《炮炙论》），白菝葜。

根

气味 苦，平，无毒。

主治 腰脊痛强，骨节风寒湿周痹，恶疮不瘳，热气。（《本经》）伤中恚怒，阴痿失溺，老人五缓，关节老血。（《别录》）头旋痫疾，补水脏，坚筋骨，益精明目，中风失音。（大明）补肝虚。（好古）治白浊茎中痛，痔瘘坏疮。（时珍）

附方

小便频数： 川萆薢一斤，为末，酒糊丸梧子大。每盐酒下七十丸。（《集玄方》）

头痛发汗： 萆薢、旋覆花、虎头骨酥炙等份，为散。欲发时，以温酒服二钱，暖卧取汗，立瘥。（《圣济录》）

小肠虚冷、小便频数： 牛膝（酒浸，切、焙）、续断、川芎各半两，萆薢二两。上四味，捣罗为末，炼蜜和丸如梧桐子大。空心盐汤下四十丸；或作汤，入盐煎服亦得。（《圣济总录》牛膝丸）

小便混浊： 鲜萆薢根头刮去皮须，每次二两，水煎服。（《泉州本草》）

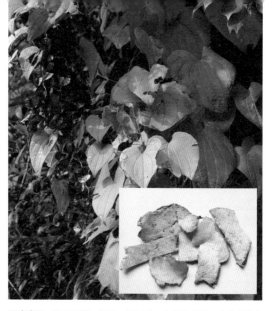

阴痿失溺： 萆薢二钱，附子一钱五分。合煎汤内服。（《泉州本草》）

脚气肿痛（不能动履，不论寒热虚实，久病暴发皆可）： 萆薢五钱，黄柏、苍术、牛膝、木瓜、猪苓、泽泻、槟榔各二钱。水二大碗，煎一碗。每日食前服一剂。（《本草切要》）

风寒湿痹，腰骨强痛： 干萆薢根，每次五钱，猪脊骨半斤，合炖服。（《泉州本草》）

肠风痔漏： 萆薢、贯众等份。捣罗为末。每服二钱，温酒调下，空心，食前服。（孙用和《秘宝方》）

菝葜

释名 金刚根（《日华》），铁菱角（《纲目》），王瓜草（《日华》）。

根

气味 甘、酸，平、温，无毒。

主治 腰背寒痛，风痹，益血气，止小便利。（《别录》）治时疾瘟瘴。（大明）补肝经风虚。（好古）治消渴，血崩，下痢。（时珍）

附方

小便频数： 金刚骨为末。每服三钱，温酒下，睡时。（《儒门事亲》）

沙石淋疾（重者，取去根本）： 用菝葜二两，为末。每米饮服二钱。后以地椒煎汤浴腰腹，须臾即通也。（《圣济录》）

下痢赤白： 金刚根、蜡茶等份，为末，白梅肉捣丸芡子大。每服五七丸，小儿三丸，白痢甘草汤下，赤痢乌梅汤下。（《卫生易简方》）

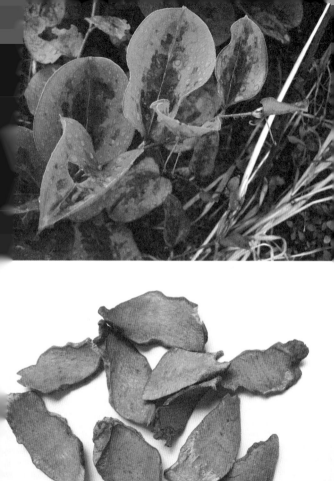

土茯苓

《纲目》

释名 土萆薢（《纲目》），刺猪苓（《图经》），山猪粪（《纲目》），冷饭团（《纲目》）。

根

气味 甘、淡，平，无毒。

主治 食之当谷不饥，调中止泄，健行不睡。（藏器）健脾胃，强筋骨，去风湿，利关节，止泄泻，治拘挛骨痛，恶疮痈肿。解汞粉、银诸毒。（时珍）

附方

杨梅毒疮 用冷饭团四两，皂角子七个，水煎代茶饮。浅者二七，深者四七，见效。（《邓笔峰杂兴方》）。另一方，冷饭团一两，五加皮、皂角子、苦参各三钱，金银花一钱，用好酒煎。日一服。

小儿杨梅（疮起于口内，涎及遍身）：以土萆薢末，乳汁调服。月余自愈。

骨挛痈漏（薛己外科发挥云：服轻粉致伤脾胃气血，筋骨疼痛，久而溃烂成痈，连年累月，至于终身成废疾者）：土萆薢一两，有热加芩、连，气虚加四君子汤，血虚加四物汤，水煎代茶。月余即安。用出山龙四两即硬饭，加四物汤一两，皂角子七个，川椒四十九粒，灯心七根，水煎日饮。（《朱氏集验方》）

瘰疬溃烂：冷饭团切片或为末，水煎服或入粥内食之。须多食为妙。江西所出色白者良。忌铁器、发物。（《陆氏积德堂方》）

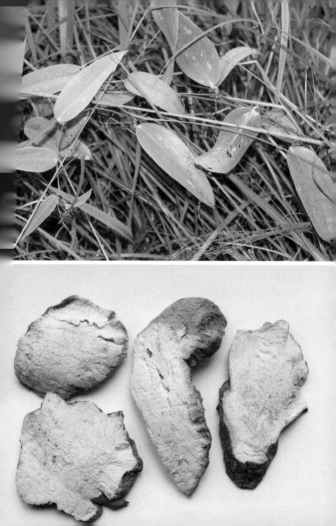

白蔹①

释名 白草（《本经》），白根（《别录》），兔核（《别录》）。

根

气味 苦，平，无毒。

主治 痈肿疽疮，散结气，止痛除热，目中赤，小儿惊痫温疟，女子阴中肿痛，带下赤白。（《本经》）杀火毒。（《别录》）治发背瘰疬，面上疱疮，肠风痔漏，血痢，刀箭疮，扑损，生肌止痛。（大明）解狼毒毒。（时珍）

附方

发背初起： 水调白蔹末，涂之。（《肘后方》）

面生粉刺： 白蔹二分，杏仁半分，鸡屎白一分，为末，蜜和杂水拭面。（《肘后方》）

冻耳成疮： 白蔹、黄檗等份，为末，生油调搽。（《谈野翁方》）

胎孕不下： 白蔹、生半夏等份，为末，滴水丸梧子大。每榆皮汤下五十丸。（《保命集》）

风痹筋急，肿痛，展转易常处： 白蔹二分，熟附子一分，为末。每酒服半刀圭，日二服。以身中热行为候，十日便觉。忌猪肉、冷水。（《千金方》）

---

① 即白蔹。

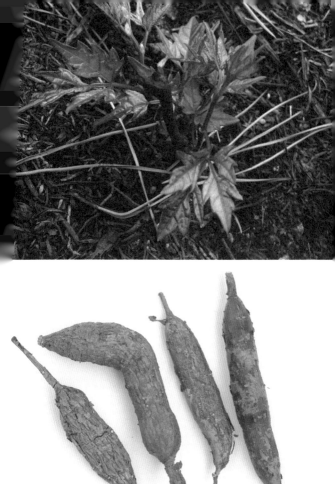

山豆根

释名 解毒（《纲目》），黄结（《纲目》），中药。

气味 甘，寒，无毒。

主治 解诸药毒，止痛，消疮肿毒，发热咳嗽，治人及马急黄，杀小虫。（《开宝》）含之咽汁，解咽喉肿毒，极妙。（苏颂）研末汤服五分，治腹胀喘满。酒服三钱，治女人血气腹胀，又下寸白诸虫。丸服，止下痢。磨汁服，止卒患热厥心腹痛，五种痔痛。研汁涂诸热肿秃疮，蛇狗蜘蛛伤。（时珍）

附方

霍乱吐利： 山豆根末，橘皮汤下三钱。

赤白下痢： 山豆根末，蜜丸梧子大。每服二十丸，空腹白汤下，三服自止。（《备急方》）

水蛊腹大（有声，而皮色黑者）： 山豆根末，酒服二钱。（《圣惠方》）

喉中发痈： 山豆根磨醋噙之，追涎即愈。势重不能言者，频以鸡翎扫入喉中，引涎出，就能言语。（《永类方》）

疥癣虫疮： 山豆根末，腊猪脂调涂。（《备急方》）

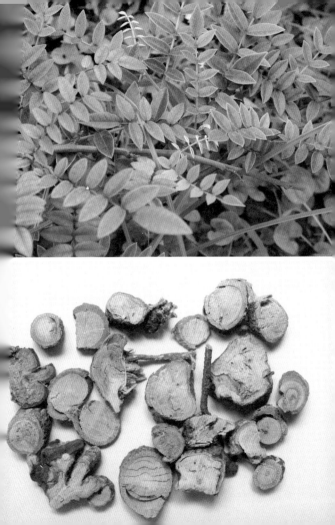

黄药子

（宋·《开宝》）

释名 木药子（《纲目》），大苦（《纲目》），赤药（《图经》），红药子。

根

气味 苦，平，无毒。

主治 诸恶肿疮瘘喉痹，蛇犬咬毒。研水服之，亦含亦涂。（《开宝》）凉血降火，消瘿解毒。（时珍）

附方

吐血不止： 黄药子一两，水煎服。（《圣惠方》）

咯血吐血： 用蒲黄、黄药子等份，为末，掌中舐之。（《百一选方》）用黄药子、汉防己各一两，为末。每服一钱，小麦汤食后调服，一日二服。（《王充博济方》）

鼻衄不止： 黄药子为末。每服二钱，煎淡胶汤下。良久，以新水调面一匙头服之。兵部手集方，只以新汲水磨汁一碗，顿服。（《简要济众方》）

产后血晕，恶物冲心，四肢冰冷，唇青腹胀，昏迷： 红药子一两，头红花一钱，水二盏，妇人油钗二只，同煎一盏服。大小便俱利，血自下也。（《禹讲师经验方》）

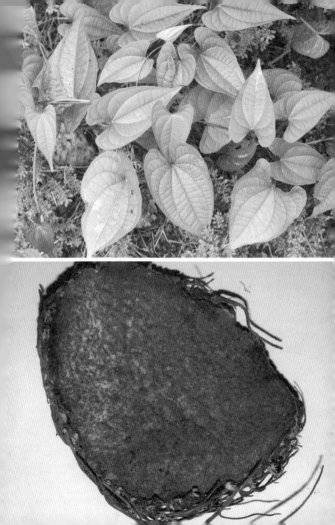

威灵仙

（宋·《开宝》）

释名 时珍曰：威，言其性猛也。灵仙，言其功神也。

根

气味 苦，温，无毒。

主治 诸风，宣通五脏，去腹内冷滞，心膈痰水，久积癥瘕，痃癖气块，膀胱宿脓恶水，腰膝冷疼，疗折伤。久服无有温疾疟。（《开宝》）推新旧积滞，消胸中痰唾，散皮肤大肠风邪。（李杲）

附方

腰脚诸痛： 用威灵仙末，空心温酒服一钱。逐日以微利为度。（《千金方》）用威灵仙一斤，洗干，好酒浸七日，为末，面糊丸梧子大。以浸药酒，每服二十丸。（《经验方》）

手足麻痹（时发疼痛，或打扑伤损，痛不可忍，或瘫痪等证）： 威灵仙炒五两，生川乌头、五灵脂各四两，为末，醋糊丸梧子大。每服七丸，用盐汤下。忌茶。（《普济方》）

诸骨哽咽： 威灵仙一两二钱，砂仁一两，砂糖一盏，水二钟，煎一钟。温服。用威灵仙米醋浸二日，晒研末，醋糊丸梧子大。每服二三丸，半茶半汤下。如欲吐，以铜青末半匙，入油一二点，茶服，探吐。（《乾坤生意》）

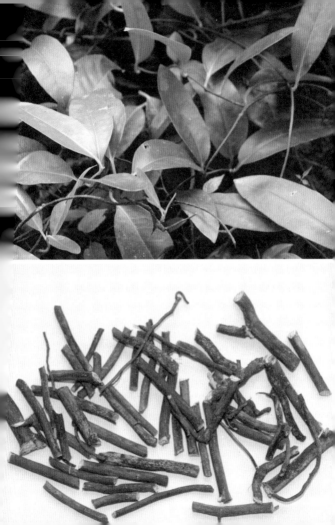

茜草

释名 地血（《别录》），血见愁（土宿），风车草（土宿），过山龙（《补遗》）。

根

气味 苦，寒，无毒。

主治 寒湿风痹，黄疸，补中。（《本经》）止血，内崩下血，膀胱不足，踒跌蛊毒。久服益精气，轻身。可以染绛。又苗根：主痹及热中伤跌折。（《别录》）治六极伤心肺，吐血泻血。（甄权）止鼻洪尿血，产后血晕，月经不止，带下，扑损瘀血，泄精，痔瘘疮疖排脓。酒煎服。（大明）通经脉，治骨节风痛，活血行血。（时珍）

附方

鼻血不止：茜根、艾叶各一两，乌梅肉二钱半，为末，炼蜜丸梧子大。每乌梅汤下五十丸。（《本事方》）

心痹心烦（内热）：茜根煮汁服。（《伤寒类要》）

黑髭乌发：茜草一斤，生地黄三斤，取汁。以水五大碗，煎茜绞汁，将滓再煎三度。以汁同地黄汁，微火煎如膏，以瓶盛之。每日空心温酒服半匙，一月髭发如漆也。忌萝卜、五辛。（《圣济录》）

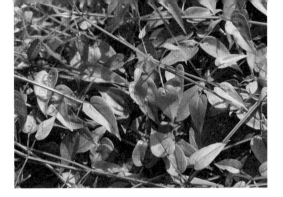

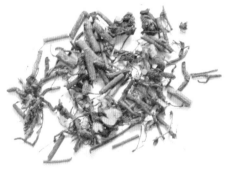

脱肛不收： 茜根、石榴皮各一握，酒一盏，煎七分，温服。
（《圣惠方》）

预解疮疹（时行疮疹正发，服此则无患）： 茜根煎汁，入少酒
饮之。（《奇效良方》）

通草

释名 木通（士良），附支（《本经》），万年藤（甄权）。

气味 辛，平，无毒。

主治 除脾胃寒热，通利九窍血脉关节，令人不忘，去恶虫。
（《本经》）疗脾疸，常欲眠，心烦哕、出音声，治耳聋，散痈
肿诸结不消，及金疮恶疮，鼠瘘踒折，鼻息肉，堕胎，去三
虫。（《别录》）治五淋，利小便，开关格，治人多睡，主水
肿浮大。（甄权）利大小便，令人心宽，下气。（藏器）主诸瘘
疮，喉痹咽痛，浓煎含咽。（李珣）通经利窍，导小肠火。（李
杲）

附方

心热尿赤（面赤唇干，咬牙口渴）： 导赤散，用木通、生地黄、
炙甘草等份，入竹叶七片，水煎服。（《钱氏方》）

妇人血气： 木通浓煎三五盏，饮之即通。（《食疗》）

金疮踒折： 通草煮汁酿酒，日饮。

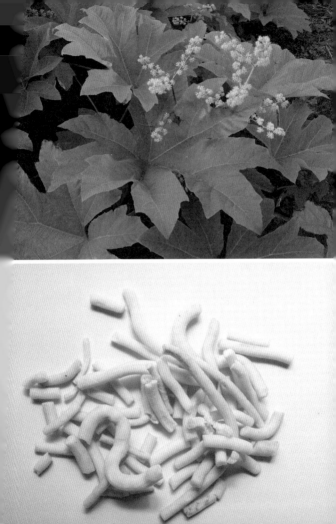

钩藤

《别录》下品

释名 弘景曰：出建平。亦作吊藤、钓藤。疗小儿，不入余方。

气味 甘，微寒，无毒。

主治 小儿寒热，十二惊痫。（《别录》）小儿惊啼，瘈疭热拥，客忤胎风。（甄权）大人头旋目眩，平肝风，除心热，小儿内钓腹痛，发斑疹。（时珍）

附方

小儿惊热： 钩藤一两，消石半两，甘草炙一分，为散。每服半钱，温水服，日三服。名延齿散。（《圣济录》）

辛得痫疾： 钩藤、甘草炙各二钱，水五合，煎二合。每服枣许，日五、夜三度。（《圣惠方》）

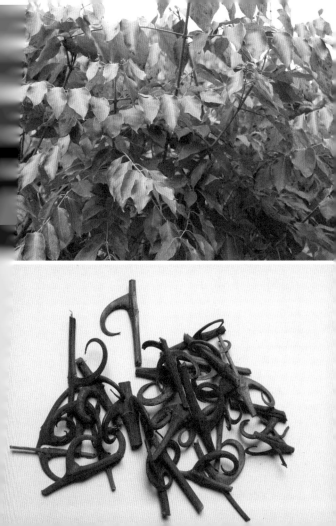

白英

释名 白草（《别录》），白幕（《拾遗》），排风（《拾遗》）。

根苗

气味 甘，寒，无毒。

主治 寒热入疟，消渴，补中益气。久服轻身延年。（《本经》）叶：作羹饮，甚疗劳。（弘景）烦热，风疹丹毒，瘴疟寒热，小儿结热，煮汁饮之。（藏器）

鬼目（子也）

气味 酸，平，无毒。

主治 明目。（《别录》）

附方

目赤头旋，眼花面肿，风热上攻： 用排风子（焙）、甘草（炙）、菊花（焙）各一两，为末。每服二钱，卧时温水下。（《圣济录》）

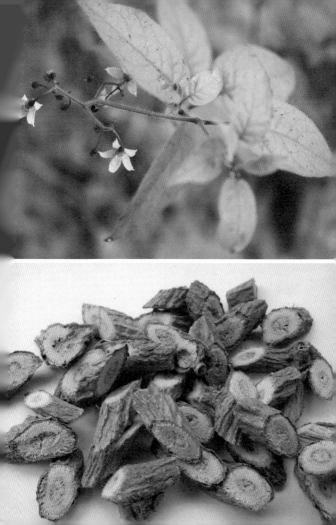

萝摩

《唐本》

释名 芄兰（《诗疏》），斫合子（《拾遗》），羊婆奶（《纲目》），婆婆针线包。

子（叶同）

气味 甘、辛，温，无毒。

主治 虚劳，补益精气，强阴道。叶煮食，功同子。（《唐本》）捣子，敷金疮，生肤止血。捣叶，敷肿毒。（藏器）取汁，敷丹毒赤肿，及蛇虫毒，即消。蜘蛛伤，频治不愈者，捣封二三度，能烂丝毒，即化作脓也。（时珍）

附方

补益虚损，极益房劳： 用萝摩四两，枸杞根皮、五味子、柏子仁、酸枣仁、干地黄各三两，为末。每服方寸匕，酒下，日三服。（《千金方》）

损伤出血，痛不可忍： 用篱上婆婆针浅包，擂水服，渣罨疮口，立效。（《袖珍方》）

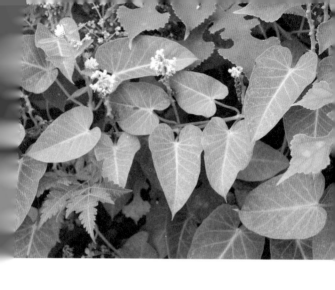

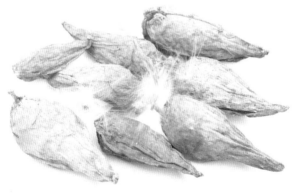

乌蔹莓

释名 五叶莓（弘景），拔（《尔雅》），赤葛（《纲目》），
赤泼藤。

气味 酸、苦，寒，无毒。

主治 痈疖疮肿虫咬，捣根敷之。（弘景）风毒热肿游丹，捣
敷并饮汁。（苏恭）凉血解毒，利小便。根擂酒服，消疖肿，神
效。（时珍）

附方

小便尿血： 五叶藤阴干为末。每服二钱，白汤下。（《卫生易简
方》）

喉痹肿痛： 五爪龙草、车前草、马兰菊各一握，捣汁，徐咽。祖
传方也。（《医学正传》）

一切肿毒（发背乳痈，便毒恶疮，初起者）： 并用五叶藤或根一
握，生姜一块，捣烂，入好酒一碗绞汁。热服取汗，以渣敷之，
即散。一用大蒜代姜，亦可。（《寿域神方》）

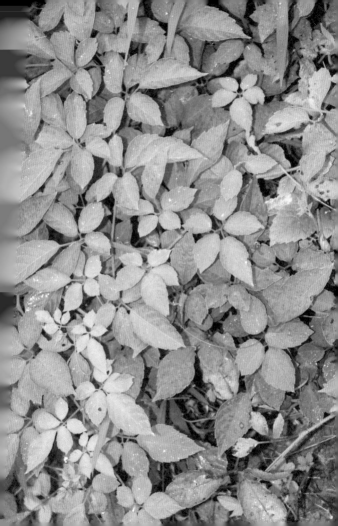

葎草

释名 勒草（《别录》），葛勒蔓（《蜀图经》），来莓草（《别本》）。

气味 甘、苦，寒，无毒。

主治 勒草：主瘀血，止精益盛气。（《别录》）葎草：主五淋，利小便，止水痢，除疟虚热渴。煮汁或生捣汁服。（苏恭）生汁一合服，治伤寒汗后虚热。（宗奭）疗膏淋，久痢，疥癞。（苏颂）润三焦，消五谷，益五脏，除九虫，辟温疫，敷蛇蝎伤。（时珍）

附方

小便石淋： 葛葎掘出根，挽断，以杯于坎中承取汁。服一升，石当出。不出更服。（《范汪方》）

小便膏淋： 葎草，捣生汁三升，酢二合，合和顿服，当尿下白汁。

乌癞风疮： 葛葎草三秤切洗，益母草一秤切，以水二石五斗，煮取一石五斗，去滓入瓮中，浸浴一时方出，坐密室中，又暖汤浴一时，乃出，暖卧取汗，勿冷见风。明日又浴。如浴时瘙痒不可忍，切勿搔动，少顷渐定。后隔三日一作，以愈为度。（《圣济录》）

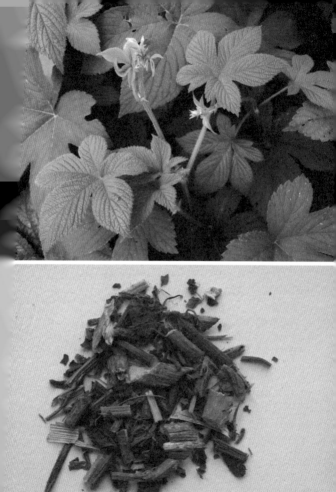

络石

释名 石鲮（吴普作鲮石），石龙藤（《别录》），悬石（《别录》）。

茎叶

气味 苦，温，无毒。

主治 风热死肌痈伤，口干舌焦，痈肿不消，喉舌肿闭，水浆不下。（《本经》）大惊入腹，除邪气，养肾，主腰髋痛，坚筋骨，利关节。久服轻身明目，润泽好颜色，不老延年。通神。（《别录》）主一切风，变白宜老。（藏器）蝮蛇疮毒，心闷，服汁并洗之。刀斧伤疮，敷之立瘥。（苏恭）

附方

痈疽焮痛（止痛）：灵宝散，用鬼系腰，生竹篱阴湿石岸间，络石而生者好，络木者无用。其藤柔细，两叶相对，形生三角。用茎叶一两，洗酒，勿见火，皂荚刺一两，新瓦炒黄，甘草节半两，大瓜蒌一个，取仁炒香，乳香、没药各三钱。每服二钱，水一盏，酒半盏，慢火煎至一盏，温服。（《外科精要》）

460 | 461　本草纲目药物速认速查小红书

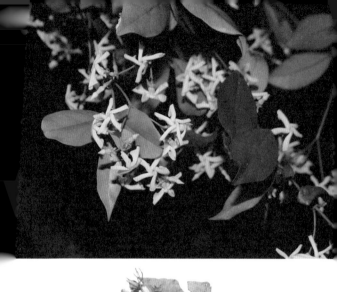

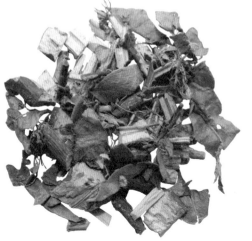

忍冬

释名 金银藤（《纲目》），鸳鸯藤（《纲目》），老翁须（《纲目》），金钗股（《纲目》）。

气味 甘，温，无毒。

主治 寒热身肿。久服轻身长年益寿。（《别录》）治腹胀满，能止气下澼。（甄权）热毒血痢水痢，浓煎服。（《藏器》）治飞尸遁尸，风尸沉尸，尸注鬼击，一切风湿气，及诸肿毒，痈疽疥癣，杨梅诸恶疮，散热解毒。（时珍）

附方

一切肿毒，不问已溃未溃，或初起发热： 金银花（连茎叶）自然汁半碗，煎八分服之，以滓敷上，败毒托里，散气和血，其功独胜。（《积善堂经验方》）

敷肿拔毒： 金银藤大者烧存性，叶焙干为末各三钱，大黄焙为末四钱，凡肿毒初发，以水酒调搽四围，留心泄气。（《杨诚经验方》）

痈疽托里（治痈疽发背，肠痈奶痈，无名肿毒，焮痛寒热，状类伤寒，不问老幼虚实服之，未成者内消，已成者即溃）： 忍冬叶、黄芪各五两，当归二钱，甘草八钱，为细末。每服二钱，酒一盏半，煎一盏，随病上下服，日再服，以渣傅之。（《和剂局方》）

热毒血痢： 忍冬藤浓煎饮。（《圣惠方》）

脚气作痛，筋骨引痛： 鹭鸶藤即金银花为末，每服二钱，热酒调下。（《卫生简易方》）

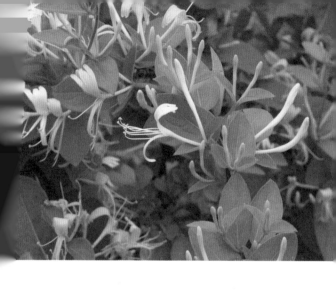
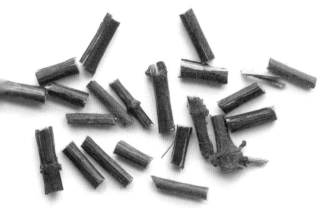

千里及

气味 苦，平，有小毒。

主治 天下疫气结黄，瘴疟蛊毒，煮汁服，取吐下。亦捣敷蛇犬咬。（藏器）同甘草煮汁饮。退热明目，不入众药。（苏颂）同小青煎服，治赤痢腹痛。（时珍）

附方

烂弦风眼： 千里光草，以笋壳叶包煨熟，捻汁滴入目中。（《经验良方》）

食 疗 药 膳

千里光茶

原料： 千里光500克。

制法： 将千里光干燥全草切成细末，贮净瓶备用。

用法： 每次取15克，用白开水冲泡，代茶频饮。

功效： 清热解毒。

适用： 丹毒、急性肠炎、急性扁桃体炎等。

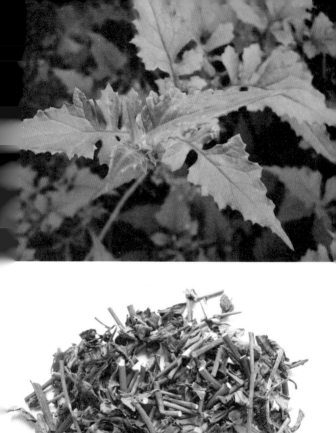

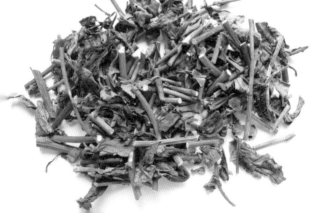

泽泻

释名 水泻（《本经》），鹄泻（《本经》），及泻（《别录》）。

根

气味 甘，寒，无毒。

主治 风寒湿痹，乳难，养五脏，益气力，肥健，消水。久服，耳目聪明，不饥延年，轻身，面生光，能行水上。（《本经》）入肾经，去旧水，养新水，利小便，消肿胀，渗泄止渴。（元素）去脬中留垢，心下水痞。（李杲）渗湿热，行痰饮，止呕吐泻痢，疝痛脚气。（时珍）

附方

水湿肿胀：泽泻、白术各一两，为末，或为丸。每服三钱，茯苓汤下。（《保命集》）

冒暑霍乱（小便不利，头晕引饮）：三白散，用泽泻、白术、白茯苓各三钱，水一盏，姜五片，灯心十茎，煎八分，温服。（《和剂局方》）

支饮苦冒：用泽泻五两，白术二两，水二升，煮一升，分二服。（仲景泽泻汤）

肾脏风疮：泽泻，皂荚水煮烂，焙研，炼蜜丸如梧子大。空心温酒下十五丸至二十丸。（《经验方》）

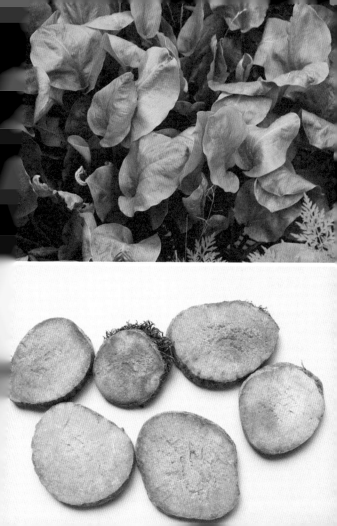

羊蹄

释名 蓄（《别录》），秃菜（弘景），败毒菜（《纲目》）。

根

气味 苦，寒，无毒。

主治 头秃疥瘙，除热，女子阴蚀。（《本经》）浸淫疽痔，杀虫。（《别录》）疗蛊毒。（苏恭）治癣，杀一切虫。醋磨，贴肿毒。（大明）捣汁二三匙，入水半盏煎之，空腹温服，治产后风秘，殊验。（宗奭）

附方

大便卒结： 羊蹄根一两，水一大盏，煎六分，温服。（《圣惠方》）

疬疡风驳： 羊蹄草根，于生铁上磨好醋，旋旋刮涂。入硫黄少许，更妙。日日用之。（《圣惠方》）

头风白屑： 羊蹄草根曝干杵末，同羊胆汁涂之，永除。（《圣惠方》）

疥疮有虫： 羊蹄根捣，和猪脂，入盐少许，日涂之。（《外台秘要》）

叶

气味 甘，滑，寒，无毒。

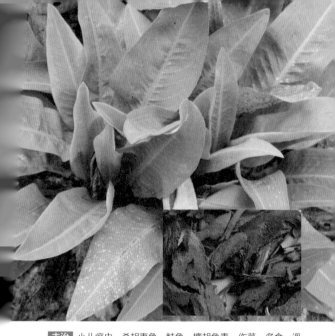

主治 小儿疳虫，杀胡夷鱼、鲑鱼、檀胡鱼毒，作菜。多食，滑大腑。（大明）作菜，止痒，不宜多食，令人下气（孟诜）。连根烂蒸一碗食，治肠痔泻血甚效。（时珍）

实

气味 苦，涩，平，无毒。

主治 赤白杂痢。（苏恭）妇人血气。（时珍）

酸模

释名 山羊蹄（《纲目》），山大黄（《拾遗》），酸母（《纲目》），当药。

气味 酸，寒，无毒。

主治 暴热腹胀，生捣汁服，当下利。杀皮肤小虫。（藏器）治疥。（弘景）疗痢乃佳。（保升）去汗斑，同紫萍捣擦，数日即没。（时珍）

附方

瘰疬毒疮（肉中忽生黯子如粟豆，大者如梅李，或赤或黑，或青或白，其中有核，核有深根，应心。肿泡紫黑色，能烂筋骨，毒入脏腑杀人。宜灸黯上百壮）：以酸模叶薄其四面，防其长也。内服葵根汁，其毒自愈。（《千金方》）

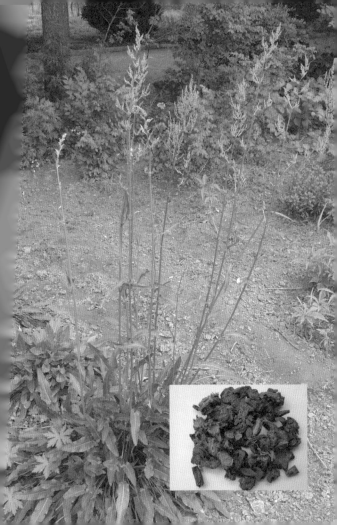

菖蒲①

释名 昌阳（《别录》），尧韭（吴普），水剑草。

根

气味 辛，温，无毒。

主治 风寒湿痹，咳逆上气，开心孔，补五脏，通九窍，明耳目，出音声。主耳聋痈疮，温肠胃，止小便利。久服轻身，不忘不迷惑，延年。益心智，高志不老。（《本经》）四肢湿痹，不得屈伸，小儿温疟，身积热不解，可作浴汤。（《别录》）治耳鸣头风泪下，鬼气，杀诸虫，恶疮疥瘙。（甄权）治中恶卒死，客忤癫痫，下血崩中，安胎漏，散痈肿。捣汁服，解巴豆、大戟毒。（时珍）

附方

癫痫风疾： 九节菖蒲不闻鸡犬声者，去毛，木臼捣末。以黑猳猪心一个批开，砂罐煮汤。调服三钱，日一服。（《医学正传》）

霍乱胀痛： 生菖蒲锉四两，水和捣汁，分温四服。（《圣惠方》）

肺损吐血： 九节菖蒲末、白面等份。每服三钱，新汲水下，一日一服。（《圣济录》）

---

① 即石菖蒲。

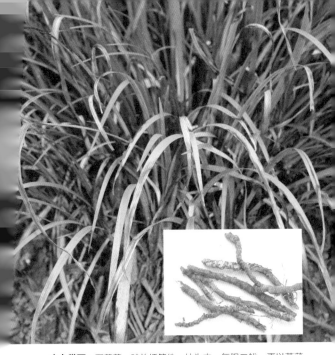

赤白带下： 石菖蒲、破故纸等份，炒为末。每服二钱，更以菖蒲浸酒调服，日一。（《妇人良方》）

产后崩中，下血不止： 菖蒲一两半，酒二盏，煎取一盏，去滓分三服，食前温服。（《千金方》）

耳卒聋闭： 菖蒲根一寸，巴豆一粒去心，同捣作七丸。绵裹一丸，塞耳，日一换。一方不用巴豆，用蓖麻仁。（《肘后方》）

香蒲 / 蒲黄

释名 甘蒲（苏恭），醮石（吴普），花上黄粉名蒲黄。

蒲蒻——名蒲笋（《食物》），蒲儿根（《野菜谱》）

气味 甘，平，无毒。

主治 五脏心下邪气，口中烂臭，坚齿明目聪耳。久服轻身耐老。（《本经》）去热燥，利小便。（宁原）生啖，止消渴。（汪颖）补中益气，和血脉。（《饮膳正要》）捣汁服，治妊妇劳热烦躁，胎动下血。（时珍，出《产乳》）

附方

妒乳乳痈： 蒲黄草根捣封之，并煎汁饮及食之。（《昝殷产宝》）

热毒下利： 蒲根二两，粟米二合，水煎服，日二次。（《圣济总录》）

蒲黄

气味 甘，平，无毒。

主治 心腹膀胱寒热，利小便，止血，消瘀血。久服轻身益气力，延年神仙。（《本经》）治痢血，鼻衄吐血，尿血泻血，利水道，通经脉，止女子崩中。（甄权）凉血活血，止心腹诸痛。（时珍）

附方

重舌生疮： 蒲黄末敷之。不过三上瘥。（《千金方》）

小便转胞： 以布包蒲黄裹腰肾，令头致地，数次取通。（《肘后方》）

瘀血内漏： 蒲黄末二两，每服方寸匕，水调下，服尽止。（《肘后方》）

肠痔出血： 蒲黄末方寸匕，水服之，日三服。（《肘后方》）

脱肛不收： 蒲黄和猪脂敷，日三五度。（《子母秘录》）

胞衣不下： 蒲黄二钱，井水服之。（《集验方》）

产后血瘀： 蒲黄三两，水三升，煎一升，顿服。（《梅师方》）

阴下湿痒： 蒲黄末，敷三四度瘥。（《千金方》）

耳中出血： 蒲黄炒黑研末，掺入。（《简便方》）

食 疗 药 膳

蒲黄粥

原料： 蒲黄10克，大米100克，白糖适量。

制法： 将蒲黄择净，布包，放入锅中，加清水适量，浸泡5～10分钟后，水煎取汁，加大米煮粥，待粥熟时调入白糖，再煮1～2沸即成。或将蒲黄3克研为细末，待粥熟时调入粥中服食。

用法： 每日1剂，连服3～5日。

功效： 收敛止血，行血去瘀。

适用： 咯血、吐血、衄血、崩漏、便血、尿血、创伤出血等。

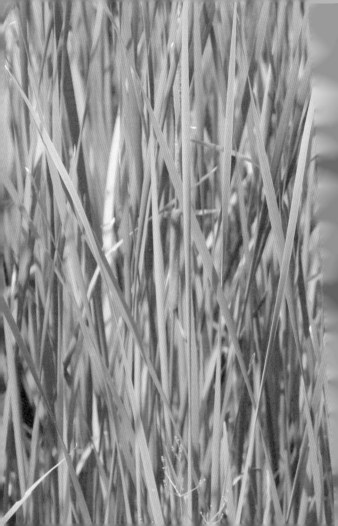

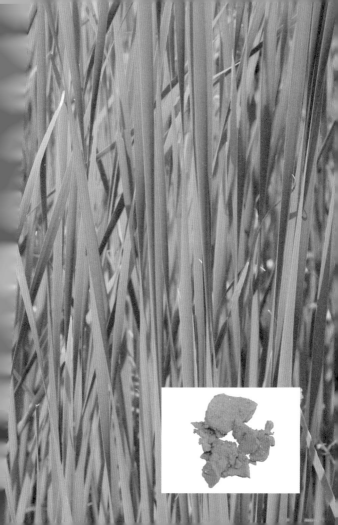

菰①

释名 茭草（《说文》），蒋草。

菰笋　一名茭笋《日用》

气味 甘，冷，滑，无毒。

主治 利五脏邪气，酒齄面赤，白癞疬疡，目赤。热毒风气，卒心痛，可盐、醋煮食之。（孟诜）去烦热，止渴，除目黄，利大小便，止热痢。杀鲫鱼为羹食，开胃口，解酒毒，压丹石毒发。（藏器）

茭白（《通志》）

气味 甘，冷，滑，无毒。

主治 心胸中浮热风气，滋人齿。（孟诜）煮食，止渴及小儿水痢。（藏器）

菰根

气味 甘，大寒，无毒。

主治 肠胃痼热，消渴，止小便利。捣汁饮之。（《别录》）烧灰，和鸡子白，涂火烧疮。（藏器）

---

① 即茭白。

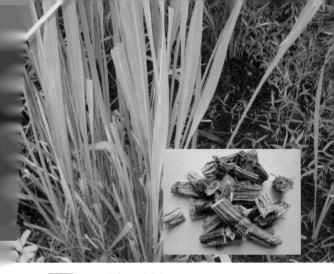

附方 **小儿风疮（久不愈者）**：用菰蒋节烧研，敷之。（《子母秘录》）

毒蛇伤啮：菰蒋草根烧灰，敷之。（《外台秘要》）

叶

主治 利五脏。（大明）

附方

汤火所灼未成疮者：菰蒋根洗去土，烧灰。鸡子黄和涂之。（《肘后方》）

毒蛇啮：菰草根灰，取以封之。（《广济方》）

暑热腹痛：鲜菰根二至三两。水煎服。（《湖南药物志》）

水萍①

释名 水花（《本经》），水白（《别录》），水苏（《别录》），水廉（吴普）。

气味 辛，寒，无毒。

主治 暴热身痒，下水气，胜酒，长须发，止消渴。久服轻身。（《本经》）下气。以沐浴，生毛发。（《别录》）主风湿麻痹，脚气，打扑伤损，目赤翳膜，口舌生疮，吐血衄血，癜风丹毒。（时珍）

附方

消渴饮水（日至一石者）：浮萍捣汁服之。又方，用干浮萍、栝楼根等份，为末，人乳汁和丸梧子大。空腹饮服二十丸。三年者，数日愈。（《千金方》）

鼻衄不止：浮萍末，吹之。（《圣惠方》）

大肠脱肛：水圣散，用紫浮萍为末，干贴之。（危氏《得效方》）

毒肿初起：水中萍子草，捣敷之。（《肘后方》）

---

① 即浮萍。

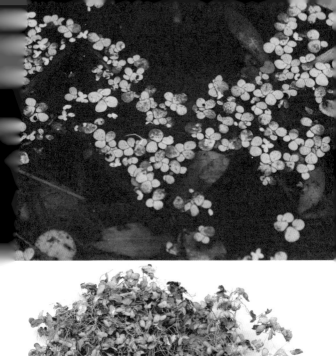
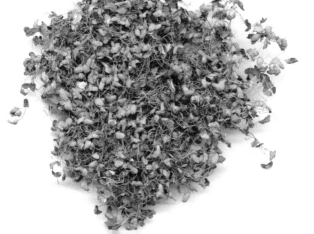

海藻

释名 落首(《本经》),海萝(《尔雅注》)。

气味 苦、咸,寒,无毒。

主治 瘿瘤结气,散颈下硬核痛,痈肿症瘕坚气,腹中上下雷鸣,下十二水肿。(《本经》)辟百邪鬼魅,治气急心下满,疝气下坠,疼痛卵肿,去腹中幽幽作声。(甄权)治奔豚气脚气,水气浮肿,宿食不消,五膈痰壅。(李珣)

附方

瘿气: 用海藻一斤,绢袋盛之,以清酒二升浸之,春夏二日,秋冬三日。每服两合,日三。酒尽再作。其滓曝干为末,每服方寸匕,日三服。不过两剂即瘥。(《范汪方》)

瘿气初起: 海藻一两,黄连二两,为末。时时舐咽。先断一切厚味。(《丹溪方》)

蛇盘瘰疬【头项交接者】: 海藻菜以荞面炒过,白僵蚕炒,等份为末,以白梅泡汤和丸梧子大。每服六十丸,米饮下,必泄出毒气。(危氏《得效方》)

食疗药膳

海藻薏苡仁粥

原料: 海藻、昆布、甜杏仁各9克,薏苡仁30克。

制法: 将前3味药加水750毫升,煎取汁500毫升,用药汁与薏苡仁同煮成粥即可。

用法: 每日1剂,代早餐用,连用20~30剂。

功效: 健脾除湿,化痰散结。

适用: 痰瘀结聚所致的寻常痤疮。

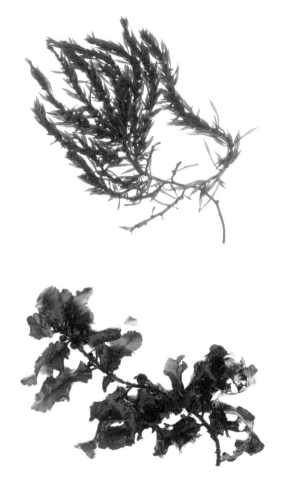

海带

（宋·《嘉祐》）

气味 咸，寒，无毒。

主治 催生，治妇人病，及疗风下水。（《嘉祐》）治水病瘿瘤，功同海藻。（时珍）

附方

鳖： 海带、海藻、海蛤、昆布（四味皆焙）、泽泻（炒）、连翘，以上并各等份，猪靥、羊靥各十枚。上为细末，蜜丸，如鸡头大，临卧噙化一二丸。（《儒门事亲》比瘿丹）

三种瘿： 海藻、海带、昆布、雷丸各一两，青盐、广茂各半两。上几味药共研为细末，陈米饮为丸棒子大，噙化。以炼蜜丸亦好。（《杂类名方》玉壶散）

食 疗 药 膳

海带炖排骨

原料： 海带100克，猪排骨300克，葱白2段，盐少许。

制法： 将海带洗净，排骨切块，与盐、葱白同放锅中，加水适量，煮至熟烂即可。

用法： 每日1剂，佐餐食用，连用10～15剂。

功效： 补肾填精，健脾养血。

适用： 精血不足、络脉失养、虚风内动所致的皮肤瘙痒。

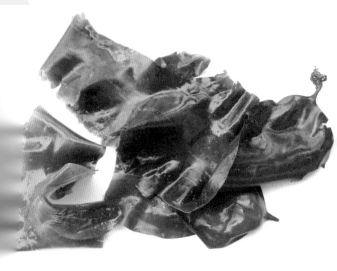

海带汤

原料： 海带25克，绿豆20克，玫瑰花、甜杏仁各10克，红糖适量。

制法： 将海带洗净，切碎；玫瑰花用纱布包。这2味与甜杏仁、绿豆同放锅中，加水适量，煮沸15分钟后，入红糖，搅至糖完全溶化，取出纱布即可。

用法： 每日2次，吃海带、绿豆、甜杏仁，饮汤。

功效： 化痰散结。

适用： 痰瘀凝结引起的寻常痤疮。

昆布

释名 纶布。

气味 咸，寒，滑，无毒。

主治 十二种水肿，瘿瘤聚结气，瘘疮。（《别录》）破积聚。（思邈）利水道，去面肿，治恶疮鼠瘘。（甄权）

附方

膀胱结气，急宜下气： 用高丽昆布一斤，白米泔浸一宿，洗去咸味。以水一斛，煮熟劈细。入葱白一握，寸断之。更煮极烂，乃下盐酢豉糁姜橘椒末调和食之。仍宜食粱米、粳米饭。极能下气。无所忌。海藻亦可依此法作之。（《广济方》）

项下卒肿（其囊渐大，欲成瘿者）： 昆布、海藻等份，为末，蜜丸杏核大。时时含之，咽汁。（《外台秘要》）

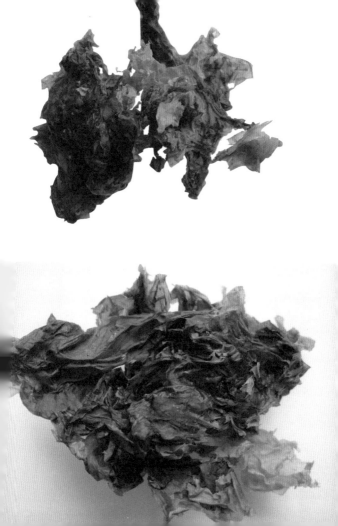

石斛

《本经》上品

释名 金钗（《纲目》），禁生（《本经》），林兰（《本经》），杜兰（《别录》）。

气味 甘，平，无毒。

主治 伤中，除痹下气，补五脏虚劳羸瘦，强阴益精。久服，厚肠胃。（《本经》）益气除热，治男子腰脚较弱，健阳，逐皮肌风痹，骨中久冷，补肾益力。（甄权）壮筋骨，暖水脏，益智清气。（《日华》）治发热自汗，痈疽排脓内塞。（时珍）

食 疗 药 膳

石斛粥

原料： 鲜石斛20克，粳米30克，冰糖适量。

制法： 先将鲜石斛加水煎煮取汁去渣，再用药汁熬粳米、冰糖为粥。

用法： 每日2次。

功效： 益胃生津，养阴清热。

适用： 热病后期津伤、口干烦渴，或阴虚低热不退、舌红少津、咽干而痛等。

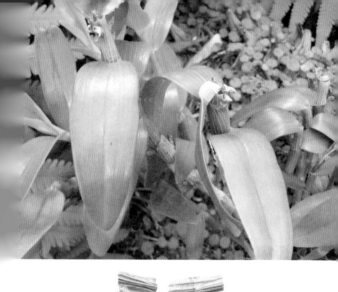

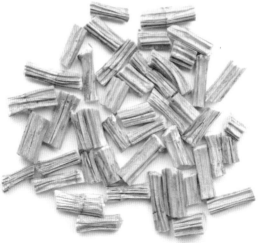

骨碎补

（宋·《开宝》）

释名 猴姜（《拾遗》），胡孙姜（马志），石毛姜（《日华》）。

根

气味 苦，温，无毒。

主治 破血止血，补伤折。（《开宝》）主骨中毒气，风血疼痛，五劳六极，足手不收，上热下冷。（甄权）恶疾，蚀烂肉，杀虫。（大明）研末，猪肾夹煨，空心食，治耳鸣，及肾虚久泄，牙疼。（时珍）

附方

虚气攻牙（齿痛血出，或痒痛）：骨碎补二两，铜刀细锉，瓦锅慢火炒黑，为末。如常揩齿，良久吐之，咽下亦可。刘松石云，此法出《灵苑方》，不独治牙痛，极能坚骨固牙，益精髓，去骨中毒气疼痛。牙动将落者，数擦立住，再不复动，经用有神。

耳鸣耳闭：骨碎补削作细条，火炮，乘热塞之。（《图经》）

病后发落：胡孙姜、野蔷薇嫩枝煎汁，刷之。

肠风失血：胡孙姜烧存性五钱，酒或米饮服。（《仁存方》）

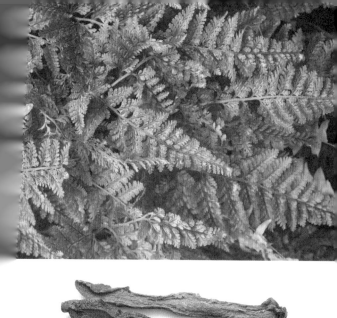

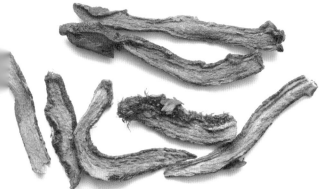

石韦

释名 石皮（《别录》），石兰。

气味 苦，平，无毒。

主治 劳热邪气，五癃闭不通，利小便水道。（《本经》）止烦下气，通膀胱满，补五劳，安五脏，去恶风，益精气。（《别录》）治淋沥遗溺。（《日华》）炒末，冷酒调服，治发背。（苏颂）主崩漏金疮，清肺气。（时珍）

附方

小便淋痛： 石韦、滑石等份，为末。每饮服刀圭，最快。（《圣惠方》）

崩中漏下： 石韦为末。每服三钱，温酒服，甚效。

便前有血： 石韦为末。茄子枝煎汤下二钱。（《普济方》）

气热咳嗽： 石韦、槟榔等份，为末。姜汤服二钱。（《圣济录》）

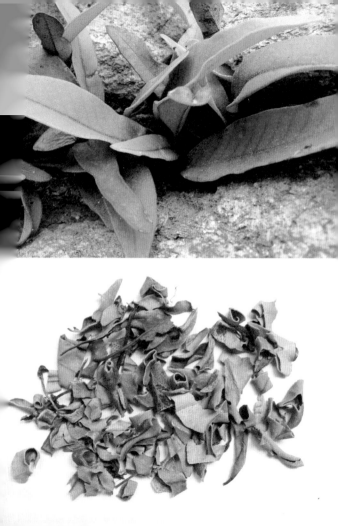

虎耳草

《纲目》

释名 石荷叶。

气味 微苦，辛，寒，有小毒。

主治 瘟疫，擂酒服。生用吐利人，熟用则止吐利。又治聤耳，捣汁滴之。痔疮肿痛者，阴干，烧烟桶中熏之。（时珍）

食 疗 药 膳

虎耳草肉饼

原料： 虎耳草9克，猪瘦肉120克。

制法： 将虎耳草和肉洗净，混同剁烂，做成肉饼，加水蒸熟食。

用法： 每日1~2次。

功效： 凉血止血，补虚。

适用： 吐血。

虎耳草茶

原料： 虎耳草、冰糖各10克。

制法： 虎耳草捣碎，置热水瓶中，冲入适量沸水浸泡，盖闷20分钟，然后加冰糖烊化即成。

用法： 频频代茶温服，每日1剂。

功效： 清热解毒，凉血消炎。

适用： 小儿风热或肺热咳嗽、百日咳。

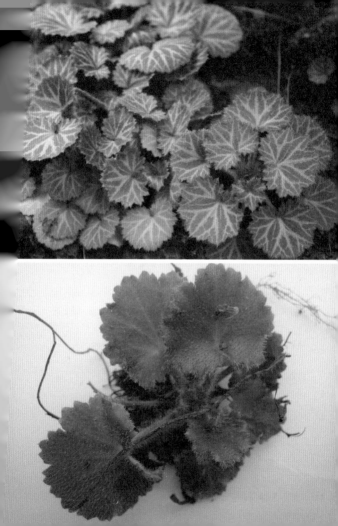

石胡荽

释名 天胡荽（《纲目》），野园荽（《纲目》），鹅不食草（《食性》），鸡肠草。

气味 辛，寒，无毒。

主治 通鼻气，利九窍，吐风痰。（萧炳）去目翳，翳膜自落。（藏器）疗痔病。（孟诜）解毒，明目，散目赤肿云翳，耳聋头痛脑酸，治鼻窒不通，塞鼻息自落，又散疮肿。（时珍）

附方

寒痰齁喘： 野园荽研汁，和酒服，即住。（《集简方》）

一切肿毒： 野园荽一把，穿山甲烧存性七分，当归尾三钱，擂烂，入酒一碗，绞汁服。以渣敷之。（《集简方》）

湿毒胫疮： 砖缝中生出野园荽，夏月采取，晒收为末。每以五钱，汞粉五分，桐油调作隔纸膏，周围缝定。以茶洗净，缚上膏药，黄水出，五六日愈。此吴竹卿方也。（《简便方》）

脾寒疟疾： 石胡荽一把，杵汁半碗，入酒半碗和服，甚效。（《集简方》）

痔疮肿痛： 石胡荽捣，贴之。（《集简方》

496 | 497　　本草纲目药物速认速查小红书

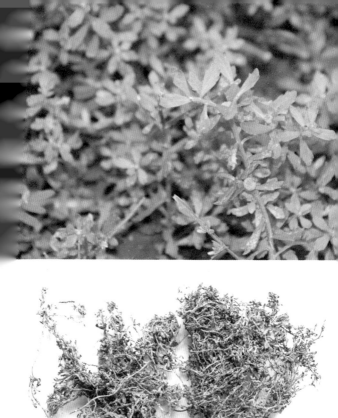
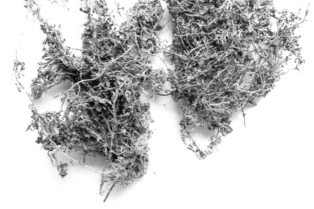

酢浆草

释名 酸浆（《图经》），三叶酸（《纲目》），雀林草（《纲目》），赤孙施（《图经》）。

气味 酸，寒，无毒。

主治 杀诸小虫。食之，解热渴。（《唐本》）主小便诸淋，赤白带下。同地钱、地龙，治沙石淋。煎汤洗痔痛脱肛甚效。捣涂汤火蛇蝎伤。（时珍）赤孙施：治妇人血结，用一搦洗，细研，暖酒服之。（苏颂）

附方

二便不通： 酸草一大把，车前草一握，捣汁，入砂糖一钱，调服一盏。不通再服。（《摘玄方》）

赤白带下： 三叶酸草，阴干为末。空心温酒服三钱匕。（《千金方》）

痔疮出血： 雀林草一大握，水二升，煮一升服。日三次，见效。（《外台秘要》）

癣疮作痒： 雀儿草即酸母草，擦之，数次愈。（《永类方》）

蛇虺螫伤： 酸草捣敷。（《崔氏方》）

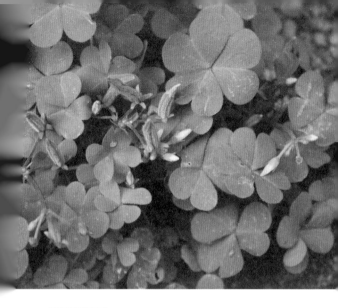

酢浆草炖猪肉

原料： 酢浆草50克，猪瘦肉50克。

制法： 将以上2味加水炖煮至肉熟为度。

用法： 每日1剂，连服1周。

功效： 清热利湿，凉血散瘀，消肿解毒。

适用： 传染性肝炎。

地锦

释名 地朕（吴普），夜光（吴普），血见愁（《纲目》）。

气味 辛，平，无毒。

主治 地朕：主心气，女子阴疝血结。（《别录》）地锦：通流血脉，亦可治气。（《嘉祐》）主痈肿恶疮，金刃扑损出血，血痢下血崩中，能散血止血，利小便。（时珍）

附方

脏毒赤白： 地锦草洗，暴干为末。米饮服一钱，立止。（《经验方》）

趾间鸡眼（割破出血）： 以血见愁草捣敷之妙。（《乾坤秘韫》）

脾劳黄疸： 如圣丸，用草血竭、羊膻草、桔梗、苍术各一两，甘草五钱，为末。先以陈醋二碗入锅，下皂矾四两煎熬，良久下药末，再入白面不拘多少，和成一块，丸如小豆大。每服三五十丸，空腹醋汤下，一日二服。数日面色复旧也。（《乾坤秘韫》）

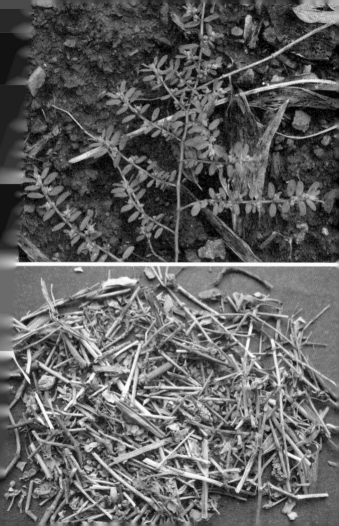

昨叶何草

释名 瓦松（《唐本》），瓦花（《纲目》），天王铁塔草。

气味 酸，平，无毒。

主治 口中干痛，水谷血痢，止血。（《唐本》）生眉发膏为要药。（马志）行女子经络。（苏颂）大肠下血，烧灰，水服一钱。又涂诸疮不敛。（时珍）

附方

小便沙淋： 瓦松即屋上无根草，煎浓汤乘热熏洗小腹，约两时即通。（《经验良方》）

头风白屑： 瓦松暴干，烧灰淋汁热洗，不过六七次。（《圣惠方》）

牙龈肿痛： 瓦花、白矾等份，水煎。漱之立效。（《摘玄方》）

唇裂生疮： 瓦花、生姜，入盐少许，捣涂。（《摘玄方》）

灸疮不敛（恶疮不敛）： 瓦松阴干为末。先以槐枝、葱白汤洗，后掺之，立效。（《济生秘览》）

502 ｜ 503　本草纲目药物速认速查小红书

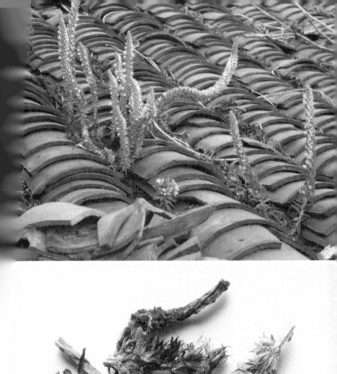
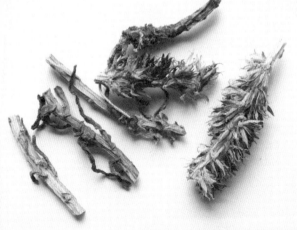

卷柏

释名 万岁（《本经》），长生不死草（《纲目》），交时（《别录》）。

气味 辛，温，无毒。

主治 五脏邪气，女子阴中寒热痛，症瘕血闭绝子，久服轻身和颜色。（《本经》）止咳逆，治脱肛，散淋结，头中风眩，痿躄，强阴益精，令人好容颜。（《别录》）通月经，治尸疰鬼疰腹痛，百邪鬼魅啼泣。（甄权）生用破血，炙用止血。（大明）

附方

大肠下血： 卷柏、侧柏、棕榈等份，烧存性为末。每服三钱，酒下。亦可饭丸服。（《仁存方》）

食 疗 药 膳

卷柏猪蹄汤

原料： 生卷柏5克，猪蹄250克，调料适量。

制法： 将卷柏洗净，用纱布包裹。猪蹄洗净，掰成块，与卷柏一同放入锅中，加水炖煮至熟烂。去掉卷柏包，根据个人口味加入调味品即可。

用法： 每日1次，连食8～10日。

功效： 补筋骨，祛风湿，活血化瘀。

适用： 解除产后骨节酸痛。

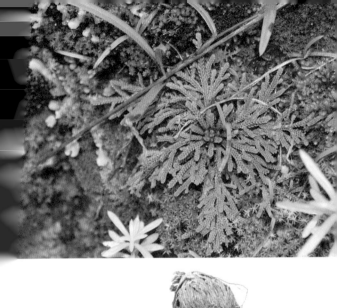

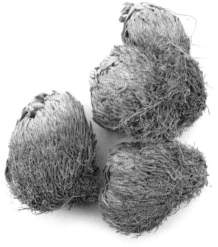

马勃

释名 灰菰（《纲目》），牛屎菰。

气味 辛，平，无毒。

主治 恶疮马疥。（《别录》）敷诸疮甚良。（弘景）去膜，以蜜拌揉，少以水调呷，治喉痹咽疼。（宗奭）清肺散血，解热毒。（时珍）

附方

咽喉肿痛（咽物不得）： 马勃一分，蛇蜕一条烧，末。绵裹一钱，含咽立瘥。（《圣惠方》）

走马喉痹： 马屁勃（即灰菰）、焰消一两，为末。每吹一字，吐涎血即愈。（《经验良方》）

久嗽不止： 马勃为末，蜜丸梧子大，每服二十丸，白汤下，即愈。（《普济方》）

鱼骨哽咽： 马勃末，蜜丸弹子大。噙咽。（《圣济录》）

积热吐血： 马勃为末，砂糖丸如弹子大。每服半丸，冷水化下。（《袖珍方》）

妊娠吐衄（不止）： 马勃末，浓米饮服半钱。（《圣惠方》）

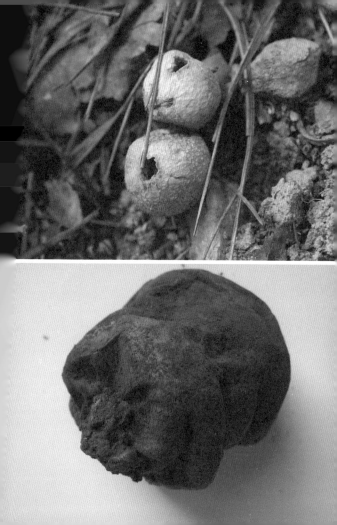

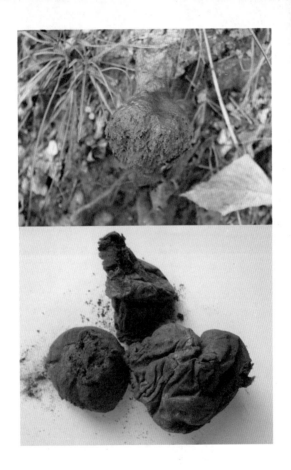

本草纲目药物速认速查小红书

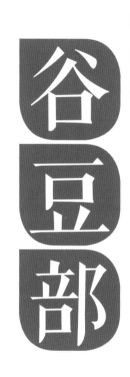

第四卷

谷豆部

胡麻

释名 巨胜(《本经》),油麻(《食疗》),脂麻(《衍义》),俗作芝麻。

胡麻

气味 甘,平,无毒。

主治 伤中虚羸,补五内,益气力,长肌肉,填髓脑。久服,轻身不老。(《本经》)坚筋骨,明耳目,耐饥渴,延年。疗金疮止痛,及伤寒温疟大吐后,虚热羸困。(《别录》)补中益气,润养五脏,补肺气,止心惊,利大小肠,耐寒暑,逐风湿气、游风、头风,治劳气,产后羸困,催生落胞。细研涂发令长。白蜜蒸饵,治百病。(《日华》)

附方

白发返黑:乌麻九蒸九晒,研末,枣膏丸,服之。(《千金方》)

手脚酸痛,微肿:用脂麻熬研五升,酒一升,浸一宿。随意饮。(《外台秘要》)

偶感风寒:脂麻炒焦,乘热擂酒饮之,暖卧取微汗出良。

小儿下痢,赤白:用油麻一合捣,和蜜汤服之。(《外台秘要》)

头面诸疮:脂麻生嚼愈之。(《普济方》)

小儿瘰疬:脂麻、连翘等份,为末。频频食之。(《简便方》)

510 ｜ 511　　本草纲目药物速认速查小红书

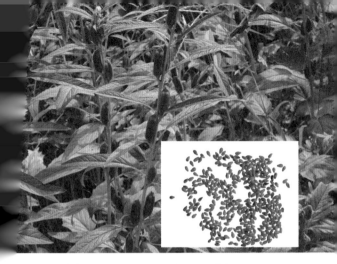

阴痒生疮： 胡麻嚼烂敷之，良。（《肘后方》）

痛疮不合： 乌麻炒黑，捣敷之。（《千金方》）

芝麻粳米粥

原料： 芝麻、桑椹各25克，粳米100克。

制法： 将芝麻、桑椹分别洗净，烘干，研为细末，备用。粳米入锅，加水适量，熬煮成粥，调入芝麻、桑椹粉，搅拌均匀即成。

用法： 早餐食用。

功效： 补益肝肾，滋阴养血。

适用： 习惯性便秘、动脉硬化。

大麻

释名 火麻（日用），黄麻（俗名），汉麻（《尔雅》）。

麻仁

气味 甘，平，无毒。

主治 补中益气。久服，肥健不老，神仙。治中风汗出，逐水气，利小便，破积血，复血脉，乳妇产后余疾。沐发，长润。

附方

月经不通（或两三月，或半年、一年者）：用麻子仁二升，桃仁二两，研匀，熟酒一升，浸一夜。日服一升。（《普济方》）

呕逆不止：麻仁杵熬，水研取汁，着少盐，吃立效。李谏议常用，极妙。（《外台秘要》）

消渴饮水（日至数斗，小便赤涩）：用秋麻子仁一升，水三升，煮三四沸。饮汁，不过五升瘥。（《肘后方》）

乳石发渴：大麻仁三合，水三升，煮二升。时时呷之。（《外台秘要》）

脚气肿渴：大麻仁熬香，水研取一升。再入水三升，煮一升入赤小豆，一升，煮熟。食豆饮汁。（《外台秘要》）

脚气腹痹：大麻仁一升研碎，酒三升，渍三宿。温服大良。（《外台秘要》）

腹中虫病：大麻子仁三升，东行茱萸根八升，渍水。平旦服二

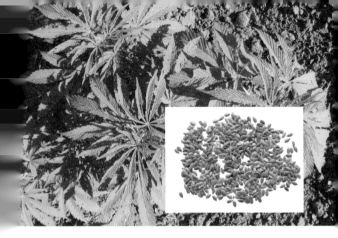

升，至夜虫下。（《食疗》）

小儿疳疮： 嚼麻子敷之，日六七度。（《子母秘录》）

小儿头疮： 麻子五升研细，水绞汁，和蜜敷之。（《千金方》）

食疗药膳

大麻仁粥

原料： 大麻仁10克，粳米50克。

制法： 首先把捣烂的麻仁放入碗中，然后加入适量的清水浸泡后，滤取汁液，倒入砂锅，放入粳米煮成粥即可。

用法： 每日1剂，于空腹时顿食。

功效： 益气养血，和中润肠，通便导滞。

适用： 产后血虚便秘及习惯性便秘。

小麦

释名 麦。

气味 甘，微寒，无毒。入少阴、太阳之经。

主治 除客热，止烦渴咽燥，利小便，养肝气，止漏血唾血。令女人易孕。（《别录》）养心气，心病宜食之。（思邈）煎汤饮，治暴淋。（宗奭）熬末服，杀肠中蛔虫。（《药性》）陈者煎汤饮，止虚汗。烧存性，油调，涂诸疮汤熨火伤灼。（时珍）

附方

消渴心烦： 用小麦作饭及粥食。（《食医心镜》）

老人五淋、身热腹满： 小麦一升，通草二两，水三升，煮一升，饮之即愈。（《奉亲书》）

项下瘿气： 用小麦一升，醋一升渍之，晒干为末。以海藻洗，研末三两，和匀。每以酒服方寸匕，日三。（《小品》）

白癜风癣： 用小麦摊石上，烧铁物压出油。搽之甚效。（《医学正传》）

汤火伤灼（未成疮者）： 用小麦炒黑，研入腻粉，油调涂之。勿犯冷水，必致烂。（《袖珍方》）

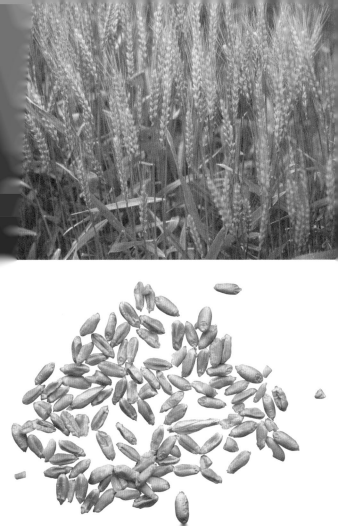

大麦

释名 牟麦。

气味 咸、温、微寒，无毒。为五谷长，令人多热。

主治 消渴除热，益气调中。（《别录》）补虚劣，壮血脉，益颜色，实五脏，化谷食，止泄，不动风气。久食，令人肥白，滑肌肤。为面，胜子小麦，无躁热。（士良）面：平胃止渴，消食疗胀满。（苏恭）久食，头发不白。和针砂、没石子等，染发黑色。（孟诜）宽胸下气，凉血，消积进食。（时珍）

附方

食饱烦胀（但欲卧者）： 大麦面熬微香，每白汤服方寸匕，佳。（《肘后方》）

膜外水气： 大麦面、甘遂末各半两，水和作饼，炙熟食，取利。（《圣济总录》）

小儿伤乳（腹胀烦闷欲睡）： 大麦面生用，水调一钱服。白面微炒亦可。（《保幼大全》）

汤火伤灼： 大麦炒黑，研末，油调搽之。

被伤肠出： 以大麦粥汁洗肠推入，但饮米糜，百日乃可。（《千金方》）

卒患淋痛： 大麦三两煎汤，入姜汁、蜂蜜，代茶饮。（《圣惠方》）

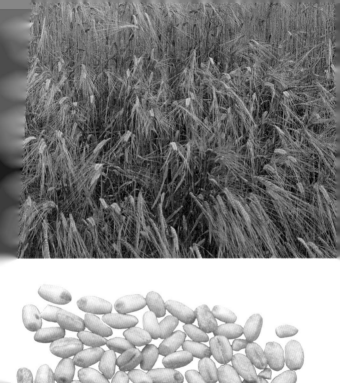
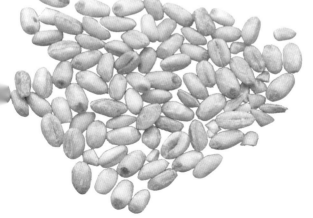

雀麦

释名 燕麦（《唐本》），杜姥草（《外台秘要》），牛星草。

米

气味 甘，平，无毒。

主治 充饥滑肠。（时珍）

附方

胎死腹中、胞衣不下（上抢心）： 用雀麦一把，水五升，煮二升，温服。（《子母秘录》）

食 疗 药 膳

燕麦绿豆粥

原料： 燕麦片100克，绿豆、玉米粉各60克，蜂蜜适量。

制法： 将洗净的绿豆入锅，加水煮沸，改小火煮至绿豆软烂；用凉开水调和燕麦片、玉米粉成糊，倒入锅中，煮至豆粥糊熟，稍凉，加入蜂蜜调味即成。

用法： 每日1剂，分2次食，可常食。

功效： 调中健脾，清热利水，去脂降压。

适用： 脾虚湿盛型脂血症。

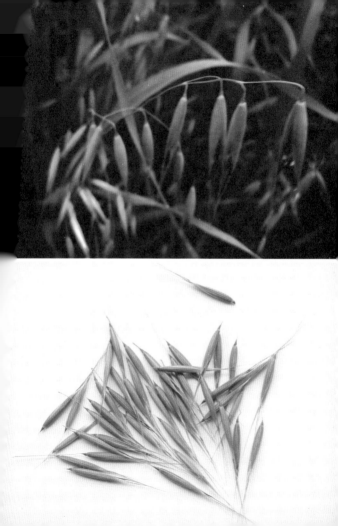

荞麦

（宋·《嘉祐》）

释名 乌麦（吴瑞），花荞。

气味 甘，平，寒，无毒。

主治 实肠胃，益气力，续精神，能炼五脏滓秽。（孟诜）作饭食，压丹石毒，甚良。（萧炳）以醋调粉，涂小儿丹毒赤肿热疮。（吴瑞）降气宽肠，磨积滞，消热肿风痛，除白浊白带，脾积泄泻。以砂糖水调炒面二钱服，治痢疾。炒焦，热水冲服，治绞肠沙痛。（时珍）

附方

痘疮溃烂： 用荞麦粉频频敷之。（《痘疹方》）

汤火伤灼： 用荞麦面炒黄研末，水和敷之，如神。（《奇效方》）

头风畏冷（李楼云，一人头风，首裹重绵，三十年不愈）： 予以荞麦粉二升，水调作二饼，更互合头上，微汗即愈。（《怪证奇方》）

染发令黑： 荞麦、针砂二钱，醋和，先以浆水洗净涂之，荷叶包至一更，洗去。再以无食子、诃子皮、大麦面各二钱，醋和涂之，荷叶包至天明，洗去即黑。（《普济方》）

绞肠沙痛： 荞麦面一撮，炒黄，水烹服。（《简便方》）

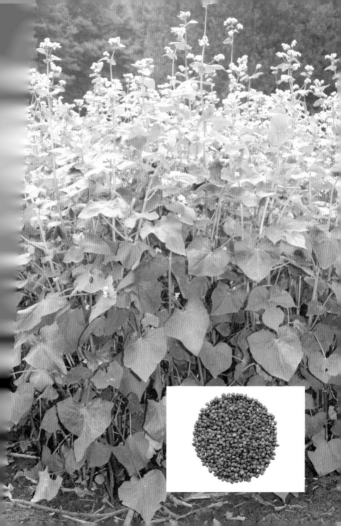

稻

释名 糯。

稻米

气味 苦，温，无毒。

主治 作饭温中，令人多热，大便坚。（《别录》）能行营卫中血积，解芫青、斑蝥毒。（士良）益气止泄。（思邈）补中益气。止霍乱后吐逆不止，以一合研水服之。（大明）以骆驼脂作煎饼食，主痔疾。（萧炳）作糜一斗食，主消渴。（藏器）暖脾胃，止虚寒泄痢，缩小便，收自汗，发痘疮。（时珍）

附方

霍乱烦渴（不止）、消渴饮水：糯米三合，水五升，蜜一合，研汁分服，或煮汁服。（《杨氏产乳》）

下痢噤口：糯谷一升炒出白花去壳，用姜汁拌湿再炒，为末。每服一匙，汤下，三服即止。（《经验良方》）

鼻衄不止（服药不应）：独圣散，用糯米微炒黄，为末。每服二钱，新汲水调下。仍吹少许入鼻中。（《简要济众方》）

胎动不安（下黄水）：用糯米一合，黄芪、川芎各五钱，水一升，煎八合，分服。（《产宝》）

小儿头疮：糯米饭烧灰，入轻粉，清油调敷。（《普济方》）

打扑伤损（诸疮）：寒食日浸糯米，逐日易水，至小满取出，日干为末，用水调涂之。（《便民图纂》）

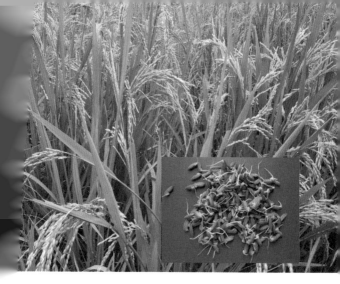

大枣糯米粥

原料： 山药粉12克，薏苡仁、大枣各15克，荸荠粉3克，糯米、白糖各75克。

制作： 洗净薏苡仁，入锅煮至开花时，放入糯米、大枣共煮至烂，撒入山药粉，边撒边搅，煮20分钟后，撒入荸荠粉，搅匀后停火，加入白糖即可。

用法： 分3次服用。

功能： 健脾益气，利湿止泻，生津止渴。

适用： 脾胃虚弱、病后体虚、营养不良、贫血、水肿等。

薏苡仁

释名 解蠡（《本经》），回回米（《救荒本草》），薏珠子（《图经》）。

薏苡仁

气味 甘，微寒，无毒。

主治 筋急拘挛，不可屈伸，久风湿痹，下气。久服，轻身益气。（《本经》）除筋骨中邪气不仁，利肠胃，消水肿，令人能食。（《别录》）炊饭作面食，主不饥；温气。煮饮，止消渴，杀蛔虫。（藏器）治肺痿肺气，积脓血，咳嗽涕唾，上气。煎服，破毒肿。（甄权）去干湿脚气，大验。（孟诜）健脾益胃，补肺清热，去风胜湿。炊饭食，治冷气。煎饮，利小便热淋。（时珍）

附方

薏苡仁饭（治冷气）： 用薏苡仁舂熟，炊为饭食。气味欲如麦饭乃佳。或煮粥亦好。（《广济方》）

久风湿痹，补正气，利肠胃，消水肿，除胸中邪气，治筋脉拘挛： 薏苡仁为末，同粳米煮粥，日日食之，良。

水肿喘急： 用郁李仁二两研，以水滤汁，煮薏苡仁饭，日二食之。（《独行方》）

消渴饮水： 薏苡仁煮粥饮，并煮粥食之。

周痹缓急偏者： 薏苡仁十五两，大附子十枚炮，为末。每服方寸匕，日三。（《张仲景方》）

肺痈咯血： 薏苡仁三合捣烂，水二大盏，煎一盏，入酒少许，分二服。（《济生方》）

喉卒痈肿： 吞薏苡仁二枚，良。（《外台秘要》）

孕中有痈： 薏苡仁煮汁，频频饮之。（《妇人良方补遗》）

根

气味 甘，微寒，无毒。

主治 下三虫。（《本经》）煮汁糜食甚香，去蛔虫，大效。（弘景）煮服，堕胎。（藏器）治卒心腹烦满及胸胁痛者，锉煮浓汁，服三升乃定。（苏颂，出《肘后方》）捣汁和酒服，治黄疸有效。（时珍）

附方

黄疸如金： 薏苡根煎汤频服。

蛔虫心痛： 薏苡根一斤切，水七升，煮三升，服之，虫死尽出也。（《梅师方》）

经水不通： 薏苡根一两，水煎服之。不过数服，效。（《海上方》）

牙齿风痛： 薏苡根四两，水煮含漱，冷即易之。（《延年秘录》）

叶

主治 作饮气香，益中空膈。（苏颂）暑月煎饮，暖胃益气血。初生小儿浴之，无病。（时珍，出《琐碎录》）

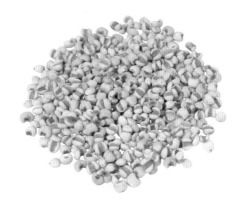

食 疗 药 膳

薏苡仁粥

原料： 薏苡仁30～60克，粳米100克。

制法： 将生薏苡仁洗净，晒干，碾成细粉，然后与粳米煮粥。

用法： 早餐食用。

功效： 健脾胃，利水湿，抗癌肿。

适用： 浮肿、脾虚腹泻、风湿痹痛、筋脉拘挛等。

薏苡仁白糖粥

原料： 薏苡仁50克，白糖适量。

制法： 薏苡仁加适量水，以小火煮成粥，加白糖搅匀。

用法： 早餐食用。

功效： 健脾补肺，清热利湿。

适用： 湿热毒邪引起的扁平疣、寻常痤疮（青春痘）。

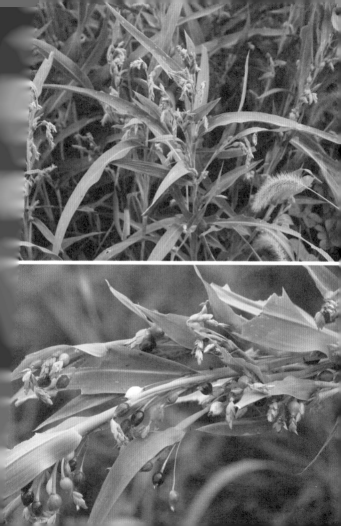

大豆

释名 俗作菽。

黑大豆

气味 甘，平，无毒。久服，令人身重。

主治 生研，涂痈肿。煮汁饮，杀鬼毒，止痛。（《本经》）逐水胀，除胃中热痹，伤中淋露，下瘀血，散五脏结积内寒。杀乌头毒。炒为屑，主胃中热，除痹去肿，止腹胀消谷。（《别录》）煮食，治温毒水肿。（《蜀本》）调中下气，通关脉，制金石药毒，治牛马温毒。（《日华》）主中风脚弱，产后诸疾。同甘草煮汤饮，去一切热毒气，治风毒脚气。煮食，治心痛筋挛膝痛胀满。同桑柴灰煮食，下水鼓腹胀。和饭捣，涂一切毒肿。疗男女人阴肿，以绵裹纳之。（孟诜）
治肾病，利水下气，制诸风热，活血，解诸毒。（时珍）

附方

破伤中风，口噤： 用大豆一升，熬去腥气，勿使太熟，杵末，蒸令气遍，取下甑，以酒一升淋之。温服一升，取汗。敷膏疮上，即愈。（《千金方》）

腰胁卒痛： 大豆炒二升，酒三升，煮二升，顿服。（《肘后方》）

霍乱胀痛： 大豆生研，水服方寸匕。（《普济方》）

水痢不止： 大豆一升，炒白术半两，为末。每服三钱，米饮下。

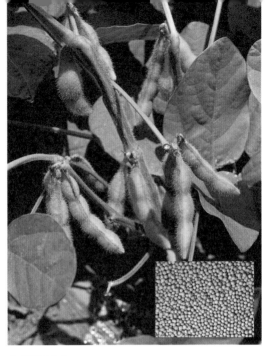

（《指南方》）

小儿头疮： 黑豆炒存性研，水调敷之。（《普济方》）

牙齿疼痛： 黑豆煮酒，频频漱之，良。（周密《浩然斋视听抄》）

妊娠腰痛： 大豆一升，酒三升，煮七合，空心饮之。（《食医心镜》）

赤小豆

释名 赤豆（苏恭），红豆（俗），荅（《广雅》），叶名藿。

气味 甘、酸，平，无毒。

主治 下水肿，排痈肿脓血。（《本经》）治热毒，散恶血，除烦满，通气，健脾胃，令人美食。捣末同鸡子白，涂一切热毒痈肿。煮汁，洗小儿黄烂疮，不过三度。（甄权）缩气行风，坚筋骨，抽肌肉。久食瘦人。（士良）散气，去关节烦热，令人心孔开。暴痢后，气满不能食者，煮食一顿即愈。和鲤鱼煮食，甚治脚气。（孟诜）解小麦热毒。煮汁，解酒病。解油衣粘缀。（《日华》）辟瘟疫，治产难，下胞衣，通乳汁。和鲤鱼、蠡鱼、鲫鱼、黄雌鸡煮食，并能利水消肿。（时珍）

附方

热毒下血（或因食热物发动）：赤小豆末，水服方寸匕。（《梅师方》）

肠痔有血：小豆二升，苦酒五升，煮熟日干，再浸至酒尽乃止，为末。酒服一钱，日三服。（《肘后方》）

舌上出血（如簪孔）：小豆一升，杵碎，水三升和，绞汁服。（《肘后方》）

小儿不语（四五岁不语者）：赤小豆末，酒和，敷舌下。（《千金方》）

乳汁不通：赤小豆煮汁饮之。（《产书》）

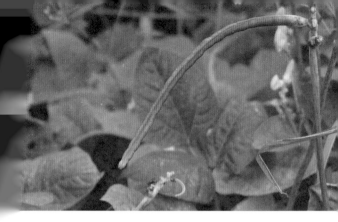

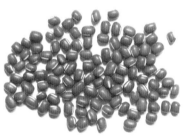

妇人吹奶： 赤小豆酒研，温服，以滓敷之。（熊氏）

妇人乳肿： 小豆、莽草等份，为末，苦酒和敷佳。（《梅师方》）

金疮烦满： 赤小豆一升，苦酒浸一日，熬燥再浸，满三日，令黑色，为末。每服方寸匕，日三服。（《千金方》）

绿豆

（宋·《开宝》）

释名 时珍曰：绿以色名也。

气味 甘，寒，无毒。

主治 煮食，消肿下气，压热解毒。生研绞汁服，治丹毒烦热风疹，药石发动，热气奔豚。（《开宝》）厚肠胃。作枕，明目，治头风头痛。除吐逆。（《日华》）补益元气，和调五脏，安精神，行十二经脉，去浮风，润皮肤，宜常食之。煮汁，止消渴。（孟诜）解一切药草、牛马、金石诸毒。（宁原）治痘毒，利肿胀。（时珍）

附方

小儿丹肿： 绿豆五钱，大黄二钱，为末，用生薄荷汁入蜜调涂。（《全幼心鉴》）

赤痢不止： 以大麻子，水研滤汁，煮绿豆食之，极效。粥食亦可。（《必效方》）

老人淋痛： 青豆二升，橘皮二两，煮豆粥，下麻子汁一升。空心渐食之，并饮其汁，甚验。（《养老书》）

消渴饮水： 绿豆煮汁，并作粥食。（《普济方》）

绿豆粉

气味 甘，凉、平，无毒。

主治 解诸热，益气，解酒食诸毒，治发背痈疽疮肿，及汤火

伤灼。（吴瑞）新水调服，治霍乱转筋，解诸药毒死，心头尚温者。（时珍）解菰菌、砒毒。（汪颖）

附方

霍乱吐利： 绿豆粉、白糖各二两，新汲水调服，即愈。（《生生编》）

解烧酒毒： 绿豆粉荡皮，多食之即解。

解诸药毒（已死，但心头温者）： 用绿豆粉调水服。（《卫生易简方》）

打扑损伤： 用绿豆粉新铫炒紫，新汲井水调敷，以杉木皮缚定，其效如神。此汀人陈氏梦传之方。（《澹寮方》）

外肾生疮： 绿豆粉、蚯蚓粪等份，研涂之。

暑月痱疮： 绿豆粉二两，滑石一两，和匀扑之。一加蛤粉二两。（《简易方》）

一切肿毒（初起）： 用绿豆粉炒黄黑色，猪牙皂荚一两，为末，用米醋调敷之。皮破者油调之。（《邵真人经验方》）

食疗药膳

绿豆荷叶粥

原料： 绿豆50克，荷叶1张，粳米100克，白糖适量。

制法： 绿豆、荷叶和粳米分别洗净；绿豆放入锅内，倒入适量的水，置于大火上煮，水沸后改小火煮至五成熟。放入粳米，添加适量的水，改大火煮至水沸，再改小火继续煮，用荷叶当锅盖，盖于粥汤上。煮至米熟豆烂汤稠，加入白糖调味即成。

用法： 每日1剂，早、晚各食1次。

功效： 清热解毒，祛暑生津。

适用： 预防和治疗小儿痱子；亦可用作暑季消夏解暑之品。

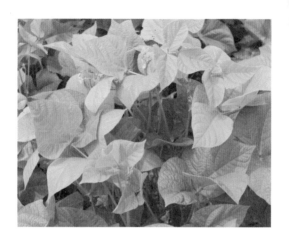

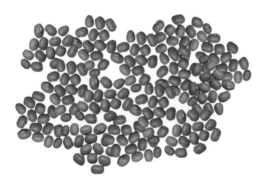

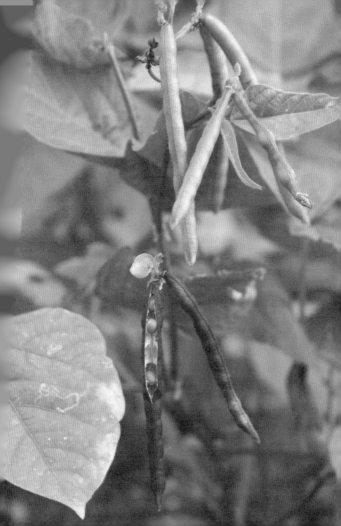

藊豆①

《别录》中品

释名 沿篱豆（俗），蛾眉豆。

白扁豆

气味 甘，微温，无毒。

主治 和中，下气。（《别录》）补五脏，主呕逆。久服头不白。（孟诜）疗霍乱吐利不止，研末和醋服之。（苏恭）行风气，治女子带下，解酒毒、河豚鱼毒。（苏颂）解一切草木毒，生嚼及煮汁饮，取效。（甄权）止泄痢，消暑，暖脾胃，除湿热，止消渴。（时珍）

附方

霍乱吐利： 扁豆、香薷各一升，水六升，煮二升，分服。（《千金方》）

霍乱转筋： 白扁豆为末，醋和服。（《普济方》）

赤白带下： 白扁豆炒为末，用米饮每服二钱。

恶疮痂痒（作痛）： 以扁豆捣封，痂落即愈。（《肘后方》）

---

① 即扁豆。

536 I 537　本草纲目药物速认速查小红书

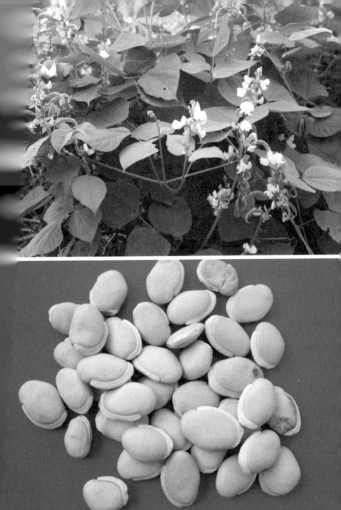

豇豆

释名 蹉蹉。

气味 甘、咸，平，无毒。

主治 理中益气，补肾健胃，和五脏，调营卫，生精髓，止消渴，吐逆泄痢，小便数，解鼠莽毒。（时珍）

附方

食积腹胀，嗳气： 生豇豆适量，细嚼咽下，或捣烂泡冷开水服。

白带，白浊： 豇豆、藤藤菜。炖鸡肉服。

蛇咬伤： 豇豆、山慈菇、樱桃叶、黄豆叶。捣烂外敷。

食疗药膳

豇豆冬瓜汤

原料： 豇豆100克，冬瓜400克，味精、盐各2克。

制法： 先将豇豆清洗干净，放入清水中浸泡1小时；冬瓜去皮，切成小块备用；再将2味一同放入锅中，加适量的清水煮至冬瓜、豇豆熟透，调入盐、味精即可。

用法： 佐餐食用。

功效： 清热利尿。

适用： 肾炎所致的腰痛、浮肿。

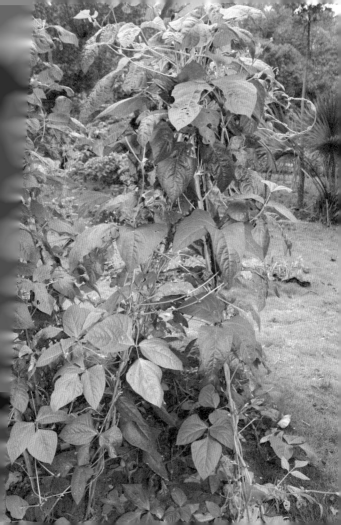

蚕豆

释名 胡豆。

气味 甘、微辛，平，无毒。

主治 快胃，和脏腑。（汪颖）

附方

膈食： 蚕豆磨粉，红糖调食。（《指南方》）

水胀，利水消肿： 虫胡豆一至八两。炖黄牛肉服。不可与菠菜同用。

水肿： 蚕豆二两，冬瓜皮二两，水煎服。

秃疮： 鲜蚕豆捣如泥，涂疮上，干即换之。如无鲜者，用干豆以水泡胖，捣敷亦效。（《秘方集验》）

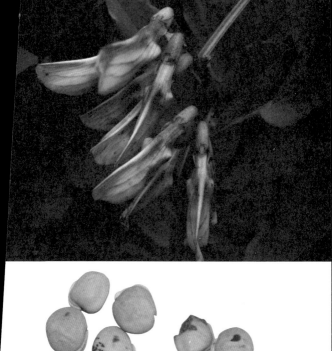
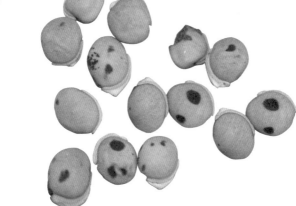

刀豆

《纲目》

释名 挟剑豆。

气味 甘，平，无毒。

主治 温中下气，利肠胃，止呃逆，益肾补元。（时珍）

附方

气滞呃逆，膈闷不舒： 刀豆取老而绽者，每服二三钱，开水下。
（《医级》刀豆散）

肾虚腰痛： 刀豆子二粒，包于猪腰子内，外裹叶，烧熟食。
（《重庆草药》）

百日咳： 刀豆子十粒（打碎），甘草一钱。加冰糖适量，水一杯
半，煎至一杯，去渣，频服。（《江西中医药》）

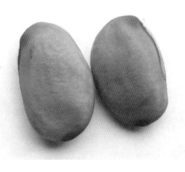

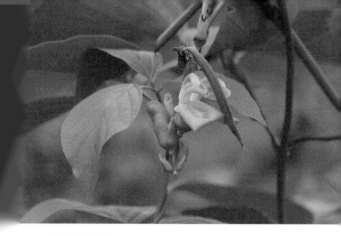

刀豆粥

原料： 刀豆、水发香菇各50克，猪腰子100克，胡椒粉、
味精、料酒、姜末、葱、盐各适量，籼米200克，小麻油
20毫升。

制法： 先将籼米淘洗干净，在锅内加入适量开水，小火煮
熟；再将猪腰子、水发香菇切成小丁。小麻油下锅，烧热后
加入刀豆子、猪腰子、香菇一起翻炒，再依次加入料酒、
盐、葱、姜末、胡椒粉、味精，拌炒入味，倒入煮熟的粥
内，稍煮片刻即可。

用法： 早餐食用。

功效： 温中补脾，滋肾壮腰。

适用： 肾虚腰痛、中寒呃逆。

大豆豉 ①

释名 时珍曰：按刘熙释名云，豉，嗜也。调和五味，可甘嗜也。

淡豉

气味 苦，寒，无毒。

主治 伤寒头痛寒热，瘴气恶毒，烦躁满闷，虚劳喘吸，两脚疼冷。杀六畜胎子诸毒。（《别录》）治时疾热病发汗。熬末，能止盗汗，除烦。生捣为丸服，治寒热风，胸中生疮。煮服，治血痢腹痛。研涂阴茎生疮。（《药性》）治疟疾骨蒸，中毒药蛊气，犬咬。（大明）下气调中，治伤寒温毒发癍呕逆。（时珍）

蒲州豉

气味 咸，寒，无毒。

主治 解烦热热毒，寒热虚劳，调中发汗，通关节，杀腥气，伤寒鼻塞。陕州豉汁：亦除烦热。（藏器）

附方

伤寒目翳： 烧豉二七枚，研末吹之。（《肘后方》）

疟疾寒热： 煮豉汤饮数升，得大吐即愈。（《肘后方》）

---

① 即淡豆豉。

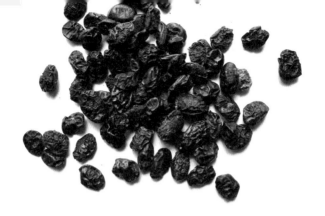

口舌生疮（胸膈疼痛者）：用焦豉末，含一宿即瘥。（《圣惠方》）

蹉跌破伤筋骨：用豉三升，水三升，渍浓汁饮之，止心闷。（《千金方》）

食疗药膳

发汗豉粥

原料：豆豉、粳米各30克，荆芥、葛根、葱白各15克，麻黄、栀子仁各1.5克，石膏60克，生姜10克。

制法：以上各味加水1500毫升，煎至1000毫升，去滓，纳米煮作稀粥。

用法：顿服，汗出为效。如未有大汗，宜再合服之。

功效：祛风活络。

适用：中风、伤寒壮热头痛初得两三日。

神曲

《药性论》

气味 甘、辛，温，无毒。

主治 化水谷宿食，症结积滞，健脾暖胃。（《药性》）养胃气，治赤白痢。（元素）消食下气，除痰逆霍乱，泄痢胀满诸疾，其功与曲同。闪挫腰痛者，煅过淬酒温服有效。妇人产后欲回乳者，炒研，酒服二钱，日二即止，甚验。（时珍）

附方

胃虚不克： 神曲半斤，麦芽五斤，杏仁一升，各炒为末，炼蜜丸弹子大。每食后嚼化一丸。（《普济方》）

暴泄不止： 神曲炒二两，茱萸汤泡炒半两，为末，醋糊丸梧子大。每服五十丸，米饮下。（《百一选方》）

产后运绝： 神曲炒为末，水服方寸匕。（《千金方》）

食疗药膳

神曲粥

原料： 神曲10克，粳米50克。

制法： 先把神曲捣碎，沥取药汁后去渣，入粳米同煮为稀粥。

用法： 每日2次，空腹温热食用，3日为1个疗程。

功效： 健脾胃，助消化。

适用： 消化不良、食积难消、脘闷腹胀、大便溏泻等。

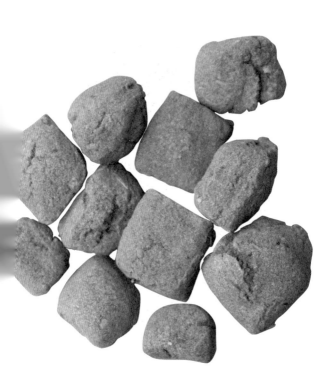

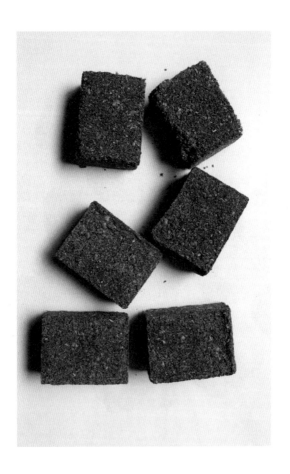

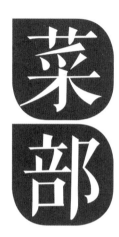

第五卷

菜部

韭

释名 草钟乳（《拾遗》），起阳草（《候氏药谱》）。

气味 辛、微酸、温、涩、无毒。

主治 归心，安五脏，除胃中热，利病人，可久食。（《别录》）作可久食，不利病人。（《千金方》）叶：煮鲫鱼鲊食，断卒下痢。根：入生发膏用。（弘景）饮生汁，主上气喘息欲绝，解肉脯毒。煮汁饮，止消渴盗汗。熏产妇血晕，洗肠痔脱肛。（时珍）

附方

喉肿难食： 韭一把，捣熬敷之。冷即易。（《千金方》）

水谷痢疾： 韭叶作羹、粥、炸、炒，任食之，良。（《食医心镜》）

脱肛不收： 生韭一斤切，以酥拌炒熟，绵裹作二包，更互熨之，以入为度。（《圣惠方》）

痔疮作痛： 用盆盛沸汤，以器盖之，留一孔。用洗净韭菜一把，泡汤中。乘热坐孔上，先熏后洗，数次自然脱体也。（《袖珍方》）

金疮出血： 韭汁和风化石灰晒干。每用为末敷之效。（《濒湖集简方》）

食物中毒： 生韭汁服数升良。（《千金方》）

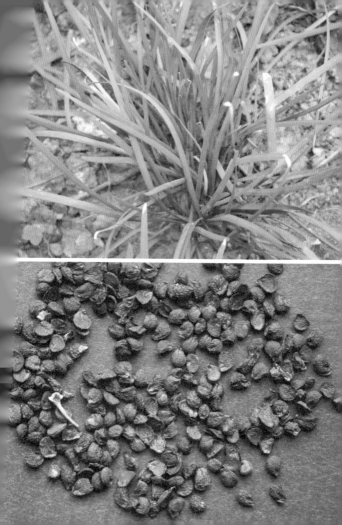

葱

释名 芤（《纲目》），菜伯（《纲目》），和事草（《纲目》），鹿胎。

葱茎白

气味 辛，平。叶：温。根须：平。并无毒。

主治 作汤，治伤寒寒热，中风面目浮肿，能出汗。（《本经》）伤寒骨肉碎痛，喉痹不通，安胎，归目益目睛，除肝中邪气，安中利五脏，杀百药毒。根：治伤寒头痛。（《别录》）主天行时疾，头痛热狂，霍乱转筋，及奔豚气、脚气、心腹痛，目眩，止心迷闷。（大明）通关节，止衄血，利大小便。（孟诜）治阳明下痢、下血。（李杲）

附方

感冒风寒（初起）：即用葱白一握，淡豆豉半合，泡汤服之，取汗。（《濒湖集简方》）

伤寒头痛（如破者）：连须葱白半斤，生姜二两，水煮温服。（《南阳活人书》）

风湿身痛：生葱擂烂，入香油数点，水煎，调川川芎、郁金末一钱服，取吐。（《丹溪心法》）

霍乱烦躁，坐卧不安：葱白二十茎，大枣二十枚，水三升，煎二升，分服。（《梅师方》）

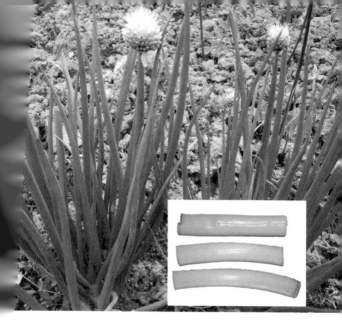

腹皮麻痹（不仁者）： 多煮葱白食之，即自愈。（《危氏方》）

小便闭胀（不治杀人）： 葱白三斤，锉炒帕盛，二个更互熨小腹，气透即通也。（《许学士本事方》）

大小便闭： 捣葱白和酢，封小腹上。仍灸七壮。（《外台秘要》）

肠痔有血： 葱白三斤，煮汤熏洗立效。（《外台秘要》）

赤白下痢： 葱白一握细切，和米煮粥，日日食之。（《食医心镜》）

薤①

释名 莜子、火葱（《纲目》），菜芝（《别录》），鸿荟。

薤白

气味 辛、苦，温，滑，无毒。

主治 金疮疮败。轻身，不饥耐老。（《本经》）归骨，除寒热，去水气，温中散结气。作羹食，利病人。诸疮中风寒水气肿痛，捣涂之。（《别录》）煮食，耐寒，调中补不足，止久痢冷泻，肥健人。（《日华》）治泄痢下重，能泄下焦阳明气滞。（李杲）好古曰：下重者，气滞也。四逆散加此以泄气滞。治少阴病厥逆泄痢，及胸痹刺痛，下气散血，安胎。（时珍）心病宜食之。利产妇。（思邈）治女人带下赤白，作羹食之。骨哽在咽不去者，食之即下。（孟诜）补虚解毒。（苏颂）白者补益，赤者疗金疮及风，生饥肉。（苏恭）温补，助阳道。（时珍）

附方

霍乱干呕（不止者）： 以薤一虎口，以水三升，煮取一半，顿服。不过三作即已。（《韦宙独行方》）

赤痢不止： 薤同黄檗煮汁服之。（藏器）

赤白痢下： 薤白一握，同米煮粥，日食之。（《食医心镜》）

妊娠胎动（腹内冷痛）： 薤白一升，当归四两，水五升，煮二开，分三服。（《古今录验》）

---

① 即薤白。

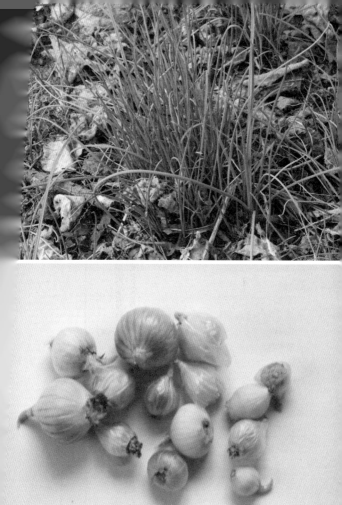

葫①

释名 大蒜（弘景），荤菜。

气味 辛，温，有毒。久食损人目。

主治 下气，消谷，化肉。（苏恭）

去水恶瘴气，除风湿，破冷气，烂痃癖，伏邪恶，宜通温补，疗疮癣，杀鬼去痛。（藏器）捣汁饮，治吐血心痛。煮汁饮，治角弓反张。同鲫鱼丸，治膈气。同蛤粉丸，治水肿。同黄丹丸，治痢疟、孕痢。同乳香丸，治腹痛。捣膏敷脐，能达下焦消水，利大小便。贴足心，能引热下行，治泄泻暴痢及干湿霍乱，止衄血。纳肛中，能通幽门，治关格不通。（时珍）

附方

关格胀满（大小便不通）：独头蒜烧熟去皮，绵裹纳下部，气立通也。（《外台秘要》）

泄泻暴痢：大蒜捣贴两足心。亦可贴脐中。（《千金方》）

肠毒下血：蒜连丸，用独蒜煨捣，和黄连末为丸，日日米汤服之。（《济生方》）

鼻血不止（服药不应）：用蒜一枚，去皮研如泥，作钱大饼子，厚一豆许。左鼻血出，贴左足心；右鼻血出，贴右足心；两鼻俱出，俱贴之，立瘥。（《简要济众方》）

---

① 即大蒜。

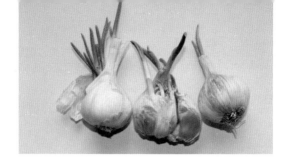

心腹冷痛：法醋浸至二三年蒜，食至数颗，其效如神。（《濒湖集简方》）

鱼骨哽咽：独头蒜塞鼻中，自出。（《十便良方》）

小便淋沥（或有或无）：用大蒜一个，纸包煨熟，露熟，露一夜，空心新水送下。（《朱氏集验方》）

小儿白秃：团团然，切蒜日日揩之。（《子母秘录》）

脚肚转筋：大蒜擦足心令热，即安。仍以冷水食一瓣。（《摄生方》）

食 疗 药 膳

大蒜粥

原料：紫皮大蒜30克，粳米100克。

制法：将大蒜去皮后放入沸水中煮1分钟后捞出，然后取粳米放入煮蒜水中煮成稀粥，再将蒜重新放入粥内同煮为粥。

用法：早餐食用。

功效：暖脾胃，行气滞，降血压，止痢。

适用：饮食积滞、脘腹冷痛、泄泻痢疾等。

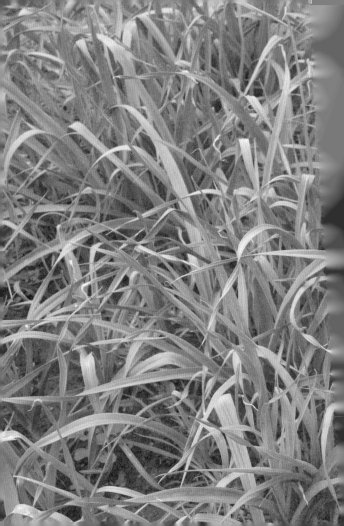

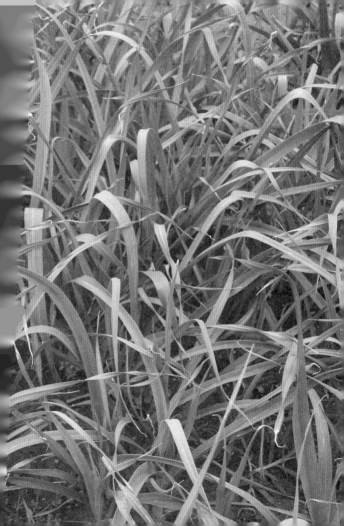

菘

释名 白菜。

茎叶

气味 甘，温，无毒。

主治 通利肠胃，除胸中烦，解酒渴。（《别录》）消食下气，治瘴气，止热气嗽。冬汁尤佳。（萧炳）和中，利大小便。（宁原）

附方

小儿赤游（行于上下，至心即死）：菘菜捣敷之，即止。（《子母秘录》）

飞丝入目：白菜揉烂帕包，滴汁三二点入目，即出。（《普济方》）

子

气味 甘，平，无毒。

主治 作油，涂头长发。（弘景）

附方

酒醉不醒：菘菜子二合细研，井华水一盏调，为二服。（《圣惠方》）

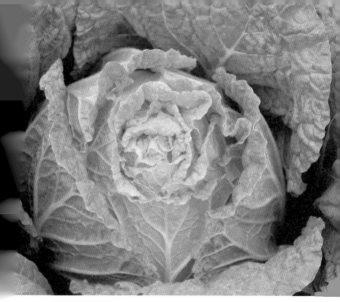

白菜苡米粥

原料： 白菜500克，薏苡仁60克。

制法： 先将薏苡仁煮成稀粥，再加入洗净切好的白菜，煮二三沸，待白菜熟即成。不可久煮，食用时不加盐。

用法： 每日1剂，分2次食。

功效： 祛湿解毒利水。

适用： 湿毒浸淫型急性肾小球肾炎。

莱菔①

《唐本》

释名 萝卜，雹突（《尔雅》），紫花菘（《尔雅》），温菘（《尔雅》），土酥。

气味 根辛、甘，叶辛、苦，温，无毒。

主治 散服及炮煮服食，大下气，消谷和中，去痰癖，肥健人；生捣汁服，止消渴，试大有验。（《唐本》）利关节，理颜色，练五脏恶气，制面毒，行风气，去邪热气。（萧炳）利五脏，轻身，令人白净肌细。（孟诜）主吞酸，化积滞，解酒毒，散瘀血，甚效。末服，治五淋。丸服，治白浊。煎汤，洗脚气。饮汁，治下痢及失音，并烟熏欲死。生捣，涂打扑汤火伤。（时珍）

附方

反胃噎疾： 萝卜蜜煎浸，细细嚼咽良。（《普济方》）

大肠便血： 大萝卜皮烧存性，荷叶烧存性，蒲黄生用，等份为末。每服一钱，米饮下。（《普济方》）

肠风下血： 蜜炙萝卜，任意食之。昔一妇人服此有效。（《百一选方》）

大肠脱肛： 生莱菔捣，实脐中束之。觉有疮，即除。（《摘玄方》）

---

① 即莱菔子。

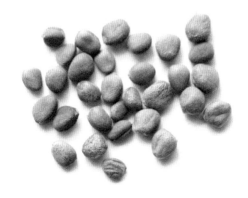

脚气走痛： 萝卜煎汤洗之。仍以萝卜晒干为末，铺袜内。（《圣济总录》）

失音不语： 萝卜生捣汁，入姜汁同服。（《普济方》）

喉痹肿痛： 萝卜汁和皂荚浆服，取吐。（《普济方》）

满口烂疮： 萝卜自然汁，频漱去涎妙。（《濒湖集简方》）

汤火伤灼： 生萝卜捣涂之。子亦可。（《圣济总录》）

食 疗 药 膳

萝卜粥

原料： 新鲜萝卜250克，粳米100克。

制法： 将萝卜洗净切碎，同粳米煮粥；或用鲜萝卜捣汁和粳米同煮为粥。

用法： 每日早、晚餐温热食用。

功效： 化痰止咳，消食利膈，止消渴。

适用： 咳喘多痰、胸膈满闷、食积饱胀以及老年性糖尿病等。

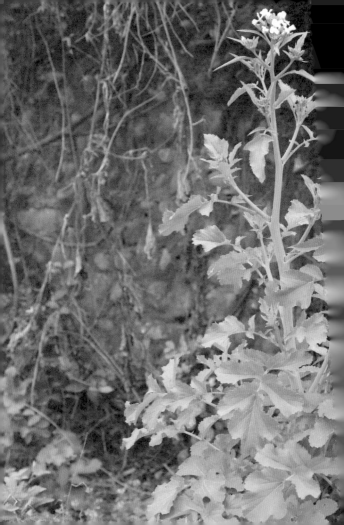

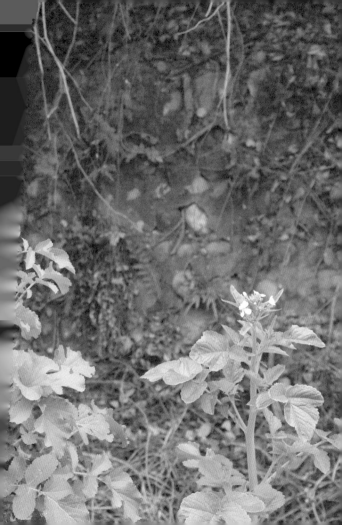

生姜

气味 辛，微温，无毒。

主治 久服去臭气，通神明。（《本经》）归五脏，除风邪寒热，伤寒头痛鼻塞，咳逆上气，止呕吐，去痰下气。（《别录》）生用发散，熟用和中。解食野禽中毒成喉痹。浸汁，点赤眼。捣汁和黄明胶熬，贴风湿痛甚妙。（时珍）

干生姜

主治 治嗽温中，治胀满，霍乱不止，腹痛，冷痢，血闭。病人虚而冷，宜加之。（甄权）姜屑，和酒服，治偏风。（孟诜）肺经气分之药，能益肺。（好古）

附方

胃虚风热（不能食）：用姜汁半杯，生地黄汁少许，蜜一匙，水二合，和服之。（《食疗本草》）

寒热痰嗽（初起者）：烧姜一块，含咽之。（《本草衍义》）

小儿咳嗽：生姜四两，煎汤浴之。（《千金方》）

干呕厥逆：频嚼生姜，呕家圣药也。

呕吐不止：生姜一两，醋浆二合，银器中煎取四合，连滓呷之。又杀腹内长虫。（《食医心镜》）

霍乱腹胀（不得吐下）：用生姜一斤，水七升，煮二升，分三服。（《肘后方》）

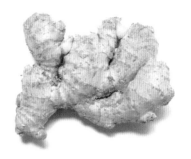

腹中胀满： 绵裹煨姜，内下部。冷即易之。（《梅师方》）

消渴饮水： 干生姜末一两，以鲫鱼胆汁和，丸梧子大。每服七丸，米饮下。（《圣惠方》）

牙齿疼痛： 老生姜瓦焙，入枯矾末同擦之。有人日夜呻吟，用之即愈。（《普济方》）

跌扑伤损： 姜汁和酒调生面贴之。

发背初起： 生姜一块，炭火炙一层，刮一层，为末，以猪胆汁调涂。（《海上方》）

食｜疗｜药｜膳

生姜粥

原料： 鲜生姜6～9克，粳米或糯米100～150克，大枣3枚。

制法： 将生姜切为薄片或细粒，同米、大枣煮为粥。

用法： 早餐食用。

功效： 暖脾胃，散风寒。

适用： 脾胃虚寒、反胃羸弱、呕吐清水、腹痛泻泄、感受风寒、头痛鼻塞，以及慢性支气管炎、肺寒喘咳等。

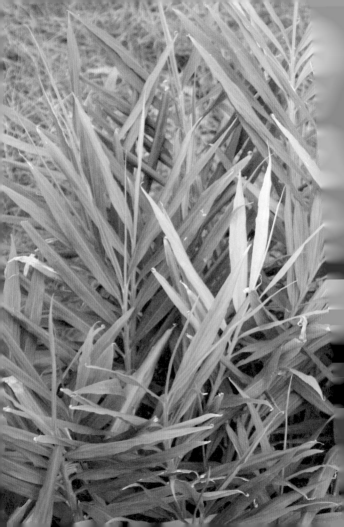

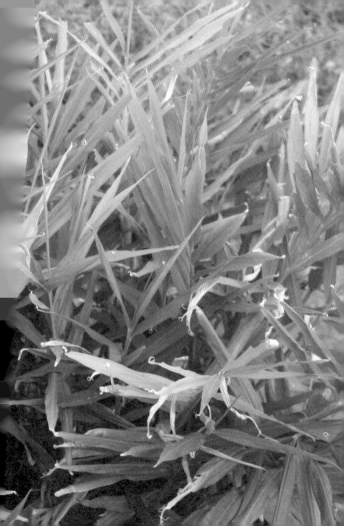

干姜

释名 白姜。

气味 辛，温，无毒。

主治 寒冷腹痛，中恶霍乱胀满，风邪诸毒，皮肤间结气，止唾血。（《别录》）治腰肾中疼冷、冷气，破血去风，通四肢关节，开五脏六腑，宣诸络脉，去风毒冷痹，夜多小便。（甄权）消痰下气，治转筋吐泻，腹脏冷，反胃干呕，瘀血扑损，止鼻红，解冷热毒，开胃，消宿食。（大明）主心下寒痞，目睛久赤。（好古）

附方

心脾冷痛，暖胃消痰： 二姜丸，用干姜、高良姜等份，炮研末，糊丸梧子大。每食后，猪皮汤下三十丸。（《和剂局方》）

虚劳不眠： 干姜为末，汤服三钱，取微汗出。（《千金方》）

赤眼涩痛： 白姜末，水调贴足心，甚妙。（《普济方》）

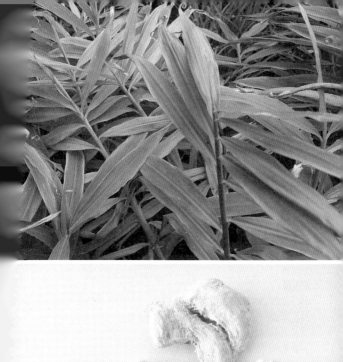
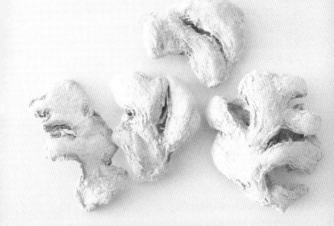

胡荽

（宋·《嘉祐》）

释名 香荽（《拾遗》），胡菜（《外台秘要》），芫荽。

根叶

气味 辛，温，微毒。

主治 消谷，治五脏，补不足，利大小肠，通小腹气，拔四肢热，止头痛，疗沙疹、豌豆疮不出，作酒喷之，立出。通心窍。（《嘉祐》）补筋脉，令人能食。治肠风，用热饼裹食，甚良。（孟诜）合诸菜食，气香，令人口爽，辟飞尸、鬼疰、蛊毒。（吴瑞）辟鱼、肉毒。（宁原）

附方

热气结滞（经年数发者）： 胡荽半斤，五月五日采，阴干，水七升，煮取一升半，去滓分服。未瘥更服。春夏叶、秋冬根茎并可用。（《必效方》）

产后无乳： 干胡荽煎汤饮之效。（《经验方》）

小便不通： 胡荽二两，葵根一握，水二升，煎一升，入滑石末一两，分三四服。（《圣济总录》）

肛门脱出： 胡荽切一升，烧烟熏之，即入。（《子母秘录》）

解中蛊毒： 胡荽根捣汁半升，和酒服，立下神验。（《必效方》）

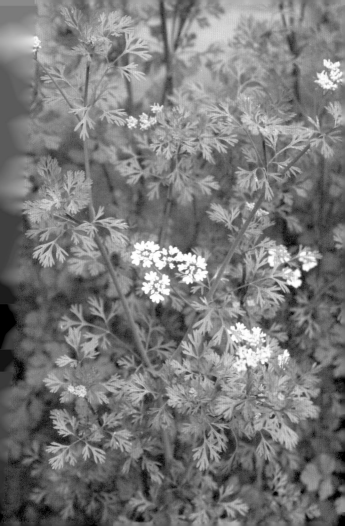

子

气味 辛、酸、平，无毒（炒用）。

主治 消谷能食。（思邈）

蛊毒五痔，及食肉中毒，吐下血，煮汁冷服。又以油煎，涂小儿秃疮。（藏器）

发痘疹，杀鱼腥。（时珍）

附方

肠风下血： 胡荽子和生菜，以热饼裹食之。（《普济方》）

痢及泻血： 胡荽子一合，炒捣末。每服二钱，赤痢砂糖水下，白痢姜汤下，泻血白汤下，日二。（《普济方》）

五痔作痛： 胡荽子炒，为末。每服二钱，空心温酒下。数服见效。（《海上仙方》）

痔漏脱肛： 胡荽子一升，粟糠一升，乳香少许，以小口瓶烧烟熏之。（《儒门事亲》）

食 疗 药 膳

芫荽蜇皮黄瓜粥

原料： 芫荽30克，海蜇皮、黄瓜各50克，大米120克，盐、味精各适量。

制法： 海蜇皮切丝，入沸水中焯一下捞出；黄瓜切丝；芫荽切段。大米入锅煮粥，至八成熟时加进海蜇皮、黄瓜，稍煮一会儿，放入芫荽、盐、味精即可。

用法： 早、晚温热服食，7日为1个疗程。

功效： 润肺清热，化痰消积。

适用： 风热感冒、流行性感冒。

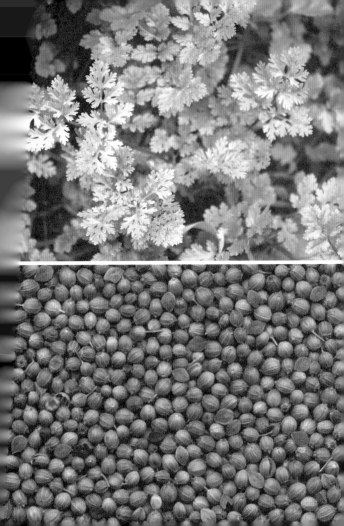

胡萝卜

释名 时珍曰：元时始自胡地来，气味微似萝卜，故名。

根

气味 甘、辛，微温，无毒。

主治 下气补中，利胸膈肠胃，安五脏，令人健食，有益无损。（时珍）

子

主治 久痢。（时珍）

附方

麻疹： 胡萝卜四两，芫荽三两，荸荠二两。加多量水熬成二碗，为一日服量。

水痘： 胡萝卜四两，风栗三两，芫荽三两，荸荠二两。煎服。

百日咳： 胡萝卜四两，大枣十二枚连核。以水三碗，煎成一碗，随意分服。连服十余次。（《岭南草药志》）

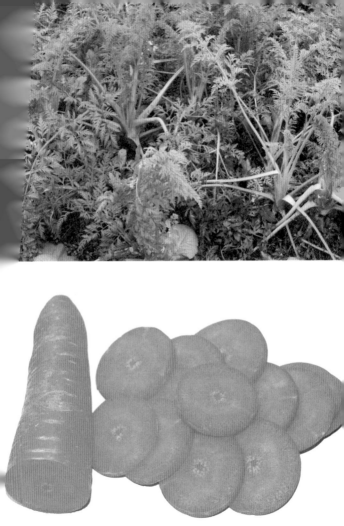

莳香

释名 茴香，八角珠。

子

气味 辛，平，无毒。

主治 诸瘘、霍乱及蛇伤。（《唐本》）膀胱胃间冷气及育肠气，调中，止痛、呕吐。（马志）补命门不足。（李杲）暖丹田。（吴绶）

附方

开胃进食： 茴香二两，生姜四两，同捣匀，入净器内，湿纸盖一宿。次以银、石器中，文武火炒黄焦为末，酒糊丸梧子大。每服十丸至二十五丸，温酒下。（《经验方》）

伤寒脱阳（小便不通）： 用茴香末，以生姜自然汁调敷腹上。外用茴香末，入益元散服之。（《摘玄方》）

肾虚腰痛： 茴香炒研，以猪腰子劈开，掺末入内，湿纸裹煨热。空心食之，盐酒送下。（《戴原礼要诀》）

腰重刺胀： 八角茴香炒为末，食前酒服二钱。（《直指方》）

小肠气坠： 用八角茴香、小茴香各三钱，乳香少许，水服取汗。（《直指方》）

膀胱疝痛： 用舶茴香、杏仁各一两，葱白焙干五钱，为末。每酒服二钱，嚼胡桃送下。（《本事方》）

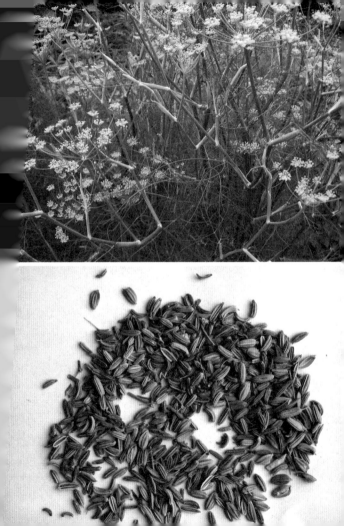

罗勒

（宋·《嘉祐》）

释名 兰香（《嘉祐》），香菜（《纲目》），翳子草。

气味 辛，温，微毒。

主治 调中消食，去恶气，消水气，宜生食。疗齿根烂疮，为灰用之甚良。患呃呕者，取汁服半合，冬月用干者煮汁。其根烧灰，敷小儿黄烂疮。禹锡主辟飞尸、鬼疰、蛊毒。（吴瑞）

附方 **鼻疳赤烂：** 兰香叶烧灰二钱，铜青五分，轻粉二字，为末，日敷三次。（《钱乙小儿方》）

子

主治 目翳及尘物入目，以三五颗安目中，少顷当湿胀，与物俱出。又主风赤眵泪。（《嘉祐》）

附方

目昏浮翳： 兰香子每用七个，睡时水煎服之，久久有效也。（《海上名方》）

走马牙疳（小儿食肥甘，肾受虚热，口作臭息，次第齿黑，名曰崩砂；渐至龈烂，名曰溃槽；又或血出，名曰宣露；重则齿落，名曰腐根）： 用兰香子末、轻粉各一钱，密陀僧醋淬研末半两，和匀。每以少许敷齿及龈上，立效。内服甘露饮。（《活幼口议》）

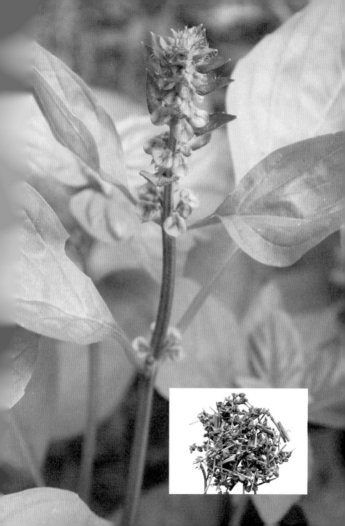

蔊菜

释名 辣米菜。

气味 辛，温，无毒。

主治 去冷气，腹内久寒，饮食不消，令人能食。（藏器）利胸膈，豁冷痰，心腹痛。（时珍）

附方

疔疮痈肿： 野油菜，捣烂敷患处。

跌打肿痛： 鲜蔊菜二至四两。热酒冲服，渣外敷。

蛇头疔： 鲜蔊菜和三黄末（中成药）捣烂外敷，或调鸭蛋清外敷。

蛇伤： 野油菜一两五钱，小火草一两。煎水服；外用蟑螂、小火草、雄黄、野油菜捣烂敷患处。

鼻窦炎： 鲜蔊菜适量。和雄黄少许捣烂，塞鼻腔内。

582 | 583　本草纲目药物速认速查小红书

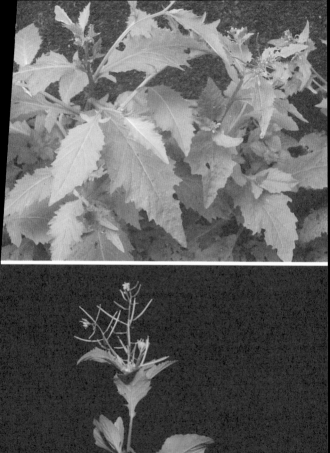
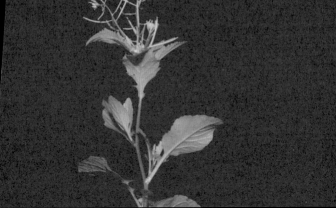

菠菜

释名 菠菜（《纲目》），波斯草（《纲目》），赤根菜。

菜及根

气味 甘，冷，滑，无毒。

主治 利五脏，通肠胃热，解酒毒。服丹石人食之佳。（孟诜）通血脉，开胸膈，下气调中，止渴润燥。根尤良。（时珍）

附方

消渴引饮（日至一石者）：菠菜根、鸡内金等份，为末。米饮服一钱，日三。（《经验方》）

食 疗 药 膳

菠菜粥

原料：菠菜200克，粳米30克。

制法：先煮粳米粥，快熟时加入菠菜，煮几沸即熟。

用法：任意食用。

功效：和中通便。

适用：体弱、久病大便涩滞不通等。

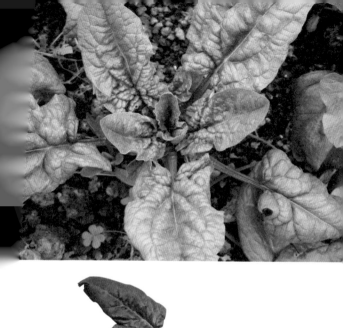

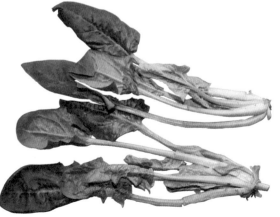

莴苣

释名 莴菜，千金菜。

菜

气味 苦，冷，微毒。

主治 利五脏，通经脉，开胸膈，功同白苣。（藏器）利气，坚筋骨，去口气，白齿牙，明眼目。（宁原）通乳汁，利小便，杀虫、蛇毒。（时珍）

附方

乳汁不通：莴苣菜煎酒服。（《海上方》）

小便不通、小便尿血：莴苣菜捣敷脐上即通。（《卫生易简方》）

百虫入耳：莴苣捣汁滴入，自出也。（《圣济总录》）

食 疗 药 膳

莴苣粥

原料： 鲜莴苣100克，粳米200克，净猪肉末50克，香油、味精、盐各少许。

制法： 将粳米浸泡洗净，放入盛有适量开水的锅内，小火煮熟；将新鲜莴苣洗净，切成细丝，与盐、净猪肉一同加入粥

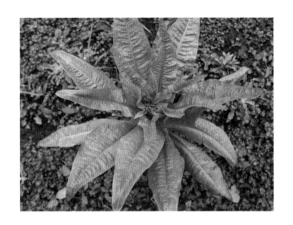

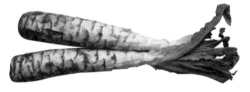

内煮熬，待米熟粥成时，加入香油及味精调味即成。

用法： 早、晚餐食用。

功效： 滋阴润燥，通乳利水。

适用： 消渴瘦弱、燥咳、便秘、小便不利、尿血、乳汁不通等。

翻白草

释名 鸡腿根（《救荒》），天藕（《野菜谱》）。

根

气味 甘、微苦，平，无毒。

主治 吐血下血崩中，疟疾痈疮。（时珍）

附方

崩中下血： 用鸡腿根一两捣碎，酒二盏，煎一盏服。（《濒湖集简方》）

疟疾寒热、无名肿毒： 翻白草根五七个，煎酒服之。

疔毒初起（不拘已成未成）： 用翻白草十棵，酒煎服，出汗即愈。

浑身疥癞： 端午日午时采翻白草，每用一握，煎水洗之。

臁疮溃烂： 端午日午时采翻白草，洗收。每用一握，煎汤盆盛，围住熏洗，效。（刘松石《保寿堂方》）

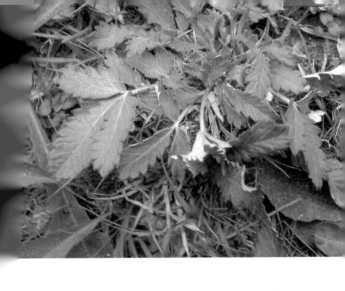

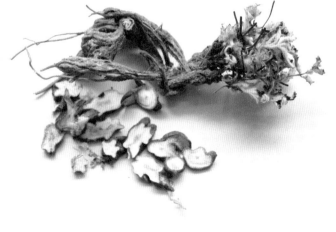

蕹菜

（宋·《嘉祐》）

释名 时珍曰：蕹与壅同。此菜唯以壅成，故谓之壅。

气味 甘，平，无毒。

主治 解胡蔓草毒（即野葛毒），煮食之。亦生捣服。（藏器）捣汁和酒服，治产难。（时珍，出《唐瑶方》）

食 疗 药 膳

蕹菜鸡蛋汤

原料： 蕹菜150克，鸡蛋2个，葱花、盐、味精、植物油各适量。

制法： 将蕹菜去杂洗净，切段；鸡蛋磕入碗内搅匀；油锅烧热，下葱花煸香，投入蕹菜煸炒，加入盐炒至入味，出锅待用；锅内放适量清水烧沸，徐徐倒入鸡蛋液，煮成鸡蛋花时倒入炒好的蕹菜，点入味精，调好口味，出锅即成。

用法： 每日1剂，任意食用。

功效： 滋阴养心，润肠通便。

适用： 咳嗽、心烦失眠、便秘、便血、痔疮、痈肿等。

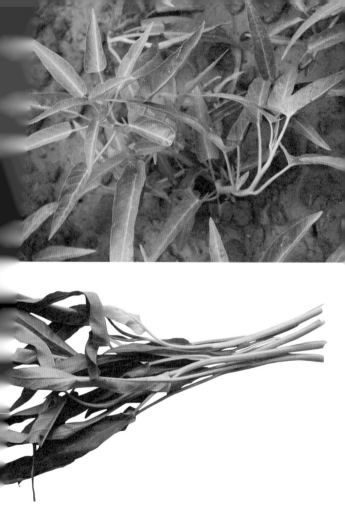

荠①

释名 护生草。

气味 甘，温，无毒。

主治 利肝和中。（《别录》）利五脏。根：治目痛。（大明）明目益胃。（时珍）根、叶：烧灰，治赤白痢极效。（甄权）

附方

暴赤眼，痛胀碜涩：荠菜根杵汁滴之。（《圣惠方》）

眼生翳膜：荠菜和根、茎、叶洗净，焙干为细末。每夜卧时先洗眼，挑末米许，安两大眦头。涩痛忍之，久久膜自落也。（《圣济总录》）

肿满腹大（四肢枯瘦，尿涩）：用甜葶苈炒、荠菜根等份，为末，炼蜜丸弹子大。每服一丸，陈皮汤下。只二三丸，小便清；十余丸，腹如故。（《三因》）

食 疗 药 膳

荠菜粥

原料：鲜荠菜100克，白米50克。

制法：将荠菜洗净，切碎，同米煮粥即可。

用法：早餐食用。

功效：清热明目，利肝和中。

适用：目痛目赤、目生翳膜、呕血、便血、尿血、月经过多等。

---

① 即荠菜。

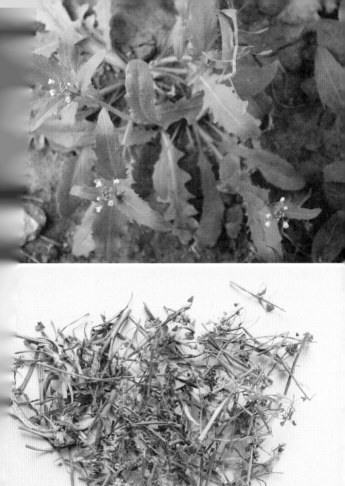

繁缕

释名 滋草（《千金》），鹅肠菜。

气味 酸，平，无毒。

主治 积年恶疮，痔不愈。（《别录》）破血，下乳汁，产妇宜食之。产后有块痛，以酒炒绞汁温服。又暴干为末，醋糊和丸，空腹服五十丸，取下恶血。（藏器）

附方

小便卒淋： 繁缕草满两手，水煮，常常饮之。（《范汪东阳方》）

丈夫阴疮（茎及头溃烂，痛不可忍，久不瘥者）： 以五月五日繁缕烧焦五分，入新出蚯蚓屎二分，入少水，和研作饼，贴之。干即易。禁酒、面、五辛及热食等物。甚效。（《扁鹊方》）

食疗药膳

凉拌繁缕

原料： 繁缕嫩藻体500克，盐、味精、醋、酱油、蒜泥、麻油各适量。

制法： 将繁缕嫩藻体去杂洗净，入沸水锅内焯一下，捞出洗净，切丝装盘，加入盐、味精、醋、酱油、蒜泥、麻油，吃时拌匀。

用法： 佐餐食用，每日1剂。

功效： 清热祛痰，软结散结。

适用： 颈淋巴结肿、干咳型肺结核、支气管炎、水肿、小便不利等。

594 | 595   本草纲目药物速认速查小红书

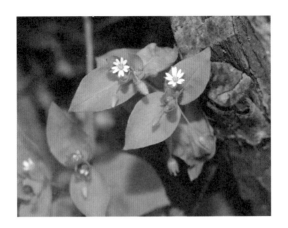

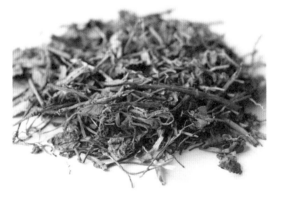

苜蓿

释名 木粟（《纲目》），光风草。

气味 苦，平，涩，无毒。

主治 安中利人，可久食。（《别录》）利五脏，轻身健人，洗去脾胃间邪热气，通小肠诸恶热毒，煮和酱食，亦可作羹。（孟诜）利大小肠（宗奭）。干食益人。（苏颂）

根

气味 寒，无毒。

主治 热病烦满，目黄赤，小便黄，酒疸，捣服一升，令人吐利即愈。（苏恭）捣汁煎饮，治沙石淋痛。（时珍）

食 疗 药 膳

苜蓿菊花茶

原料： 苜蓿子10克，白菊花5克，蜂蜜适量。

制法： 将苜蓿子、白菊花入杯，冲入沸水，加盖闷15分钟，入蜂蜜调味即可。

用法： 每日1剂，代茶饮用。

功效： 清热利水，去脂降压。

适用： 湿热内蕴型脂血症。

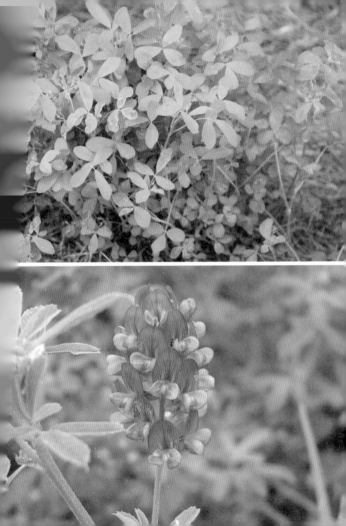

苋

释名 时珍曰：按陆佃（《埤雅》）云，苋之茎叶，皆高大而易见，故其字从见，指事也。

菜

气味 甘，冷利，无毒。

主治 白苋：补气除热，通九窍。（孟诜）赤苋：主赤痢，射工、沙虱。（苏恭）紫苋：杀虫毒，治气痢。（藏器）六苋：并利大小肠，治初痢，滑胎。（时珍）

苋实

气味 甘，寒，无毒。

主治 青盲，明目除邪，利大小便，去寒热。久服益气力，不饥轻身。（《本经》）治白翳，杀蛔虫。（《别录》）益精。（大明）肝风客热，翳目黑花。（时珍）

根

主治 阴下冷痛，入腹则肿满杀人，捣烂敷之。（时珍）

附方

产后下痢（赤白者）： 用紫苋菜一握切煮汁，入粳米三合，煮

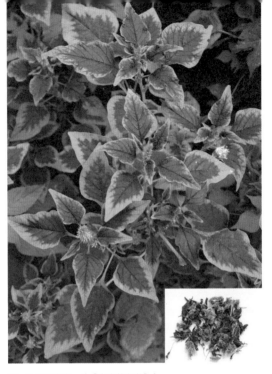

粥，食之立瘥也。（《寿亲养老书》）

小儿紧唇： 赤苋捣汁洗之，良。（《圣惠方》）

漆疮瘙痒： 苋菜煎汤洗之。

蜈蚣螫伤： 取灰苋叶擦之即止。（《谈野翁方》）

利大小便： 苋实为末半两，分二服，新汲水下。（《圣惠方》）

马齿苋

《蜀本草》

释名 马苋（《别录》），五行草（《图经》），长命菜（《纲目》），九头狮子草。

菜

气味 酸，寒，无毒。

主治 诸肿瘘疣目，捣揩之。破痃癖，止消渴。（藏器）能肥肠，令人不思食。治女人赤白下。（苏颂）饮汁，治反胃诸淋，金疮流血，破血癥症瘕，小儿尤良。用汁治紧唇面疱，解马汗、射工毒，涂之瘥。（苏恭）散血消肿，利肠滑胎，解毒通淋，治产后虚汗。（时珍）

附方

产后虚汗： 马齿苋研汁三合服，如无，以干者煮汁。（《妇人良方》）

产后血痢（小便不通，脐腹痛）： 生马齿苋菜杵汁三合，煎沸入蜜一合，和服。（《产宝》）

肛门肿痛： 马齿苋叶、三叶酸草等份，煎汤熏洗，一日二次，有效。（《濒湖集简方》）

痔疮初起： 马齿苋不拘鲜干，煮熟急食之。以汤熏洗。一月内外，其孔闭，即愈矣。（《杨氏经验方》）

小便热淋： 马齿苋汁服之。（《圣惠方》）

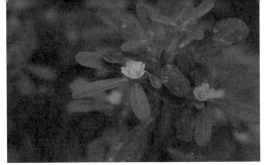

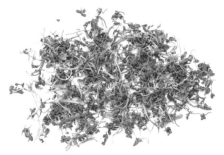

阴肿痛极：马齿苋捣敷之，良。(《永类钤方》)

腹中白虫：马齿苋水煮一碗，和盐、醋空腹食之。少顷白虫尽出也。(《食疗本草》)

紧唇面疮：马齿苋煎汤日洗之。(《圣惠方》)

小儿火丹（热如火，绕脐即损人）：马齿苋捣涂。(《广利方》)

小儿脐疮（久不瘥者）：马齿菜烧研敷之。(《千金方》)

蒲公英

释名 耩耨草，金簪草（《纲目》），黄花地丁。

苗

气味 甘，平，无毒。

主治 妇人乳痈肿，水煮汁饮及封之，立消。（苏恭）解食毒，散滞气，化热毒，消恶肿、结核、丁肿。（震亨）掺牙，乌须发，壮筋骨。（时珍）

附方

乳痈红肿： 蒲公英一两，忍冬藤二两，捣烂，水二钟，煎一钟，食前服。睡觉病即去矣。（《积德堂方》）

疳疮疔毒、蛇螫肿痛： 蒲公英捣烂覆之，即黄花地丁也。别更捣汁，和酒煎服，取汗。（《唐氏方》）

多年恶疮： 蒲公英捣烂贴。（《救急方》）

食 疗 药 膳

蒲公英粥

原料： 蒲公英30~45克（鲜品60~90克），粳米30~60克。

制法： 先煎蒲公英取汁，去渣，入粳米煮粥。

用法： 空腹食用，每日1次。

功效： 清热解毒。

适用： 急性乳腺炎、急性扁桃体炎、热毒疮痈、尿路感染、传染性肝炎、胆囊炎、上呼吸道感染、急性眼结膜炎等。

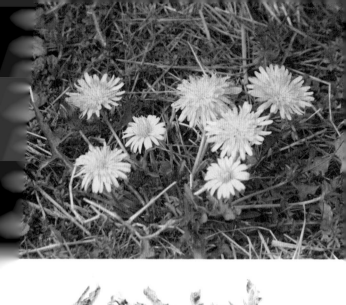

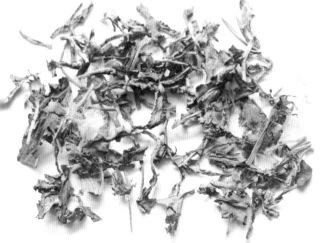

落葵

《别录》下品

释名 藤葵（《食鉴》），藤菜（《纲目》），天葵（《别录》），繁露（《别录》）。

叶

气味 酸，寒，滑，无毒。

主治 滑中，散热。（《别录》）利大小肠。（时珍）

子

主治 悦泽人面。（《别录》）可作面脂。（苏颂）

附方

小便短涩： 鲜落葵每次二两。煎汤代茶频服。（《泉州本草》）

胸膈积热郁闷： 鲜落葵每次二两。浓煎汤加酒温服。（《泉州本草》）

手脚关节风疼痛： 鲜落葵全茎一两，猪蹄节一具或老母鸡一只（去头、脚、内脏）。和水酒适量各半炖服。（《闽南民间草药》）

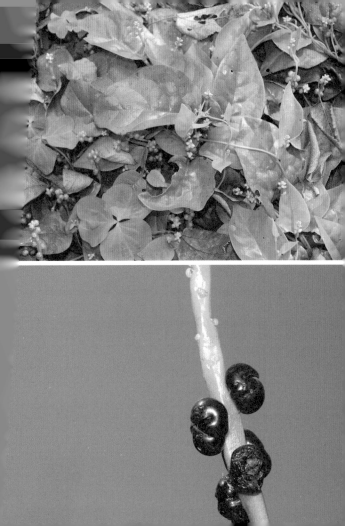

蕺

释名 菹菜（苏恭），鱼腥草。

叶

气味 辛，微温，有小毒。

主治 蠼螋尿疮。（《别录》）淡竹筒内煨熟，捣敷恶疮、白秃。（大明）散热毒痈肿，疮痔脱肛，解硇毒。（时珍）

附方

背疮热肿： 蕺菜捣汁涂之，留孔以泄热毒，冷即易之。（《经验方》）

痔疮肿痛： 鱼腥草一握，煎汤熏洗，仍以草挹痔即愈。一方，洗后以枯矾入片脑少许，敷之。（《救急方》）

小儿脱肛： 鱼腥草擂如泥，先以朴消水洗过，用芭蕉叶托住药坐之，自入也。（《永类方》）

虫牙作痛： 鱼腥草、花椒、菜籽油等份，捣匀，入泥少许，和作小丸如豆大。随牙左右塞耳内，两边轮换，不可一齐用，恐闭耳气。塞一日夜，取看有细虫为效。（《简便方》）

断截疟疾： 鱼腥草一握，捣烂绢包，周身摩擦，得睡有汗即愈。临发前一时作之。（《救急易方》）

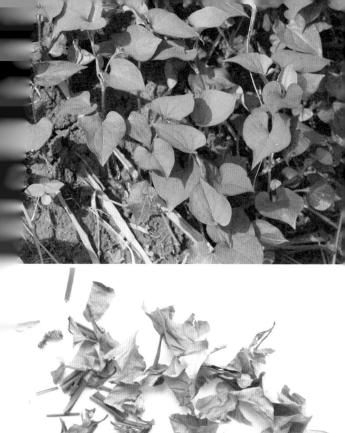
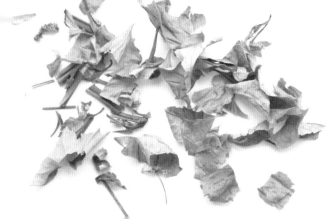

藜

释名 莱（《诗疏》），鹤顶草（《土宿本草》），胭脂菜。

叶

气味 甘，平，微毒。

主治 杀虫。（藏器）煎汤，洗虫疮漱齿罿。捣烂，涂诸虫伤，去癜风。（时珍）

附方

白癜风： 红灰藜五斤，茄子根、茎三斤，苍耳根、茎五斤，并晒干烧灰，以水一斗煎汤淋汁熬成膏，别以好乳香半两，铅霜一分，腻粉一分，炼成牛脂二两，和匀，每日涂三次。（《圣惠方》）

茎

主治 烧灰，和荻灰、蒿灰等份，水和蒸，取汁熬膏。点疣赘、黑子，蚀恶肉。（时珍）

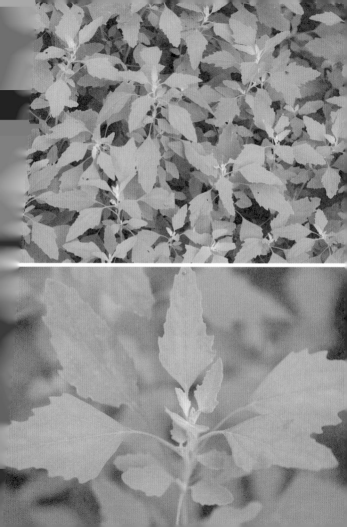

芋

释名 土芝（《别录》），蹲鸱。

芋子

气味 辛，平，滑，有小毒。

主治 宽肠胃，充肌肤，滑口。（《别录》）冷啖，疗烦热，止渴。（苏恭）令人肥白，开胃通肠闭。产妇食之，破血；饮汁，止血渴。（藏器）破宿血，去死肌。和鱼煮食，甚下气，调中补虚。（大明）

附方

腹中癖气： 生芋子一斤压破，酒五斤渍二七日。空腹每饮一升，神良。（《韦宙独行方》）

身上浮风： 芋煮汁浴之。慎风半日。（《食疗本草》）

疮冒风邪（肿痛）： 用白芋烧灰敷之。干即易。（《千金方》）

头上软疖： 用大芋捣敷之，即干。（《简便方》）

叶、茎

气味 辛，冷，滑，无毒。

主治 除烦止泻，疗妊妇心烦迷闷，胎动不安。又盐研，敷蛇虫咬，并痈肿毒痛。（大明）梗：擦蜂螫尤良。（宗奭）汁：涂蜘蛛伤。（时珍）

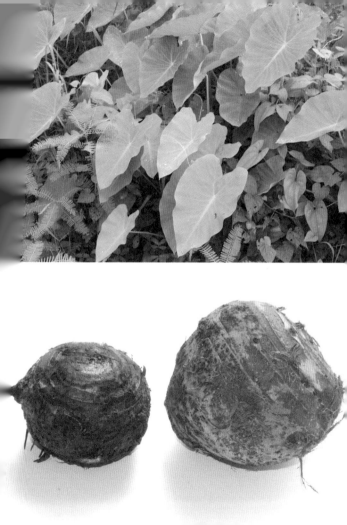

土芋

释名 土卵（《拾遗》），黄独（《纲目》），土豆。

根

气味 甘、辛，寒，有小毒。

主治 解诸药毒，生研水服，当吐出恶物便止。煮熟食之，甘美不肌，厚人肠胃，去热嗽。（藏器）

食 疗 药 膳

蜂蜜土豆粥

原料： 土豆（不去皮）300克，蜂蜜适量。

制法： 土豆洗净、切块，用水煮成粥状，服时加蜂蜜调匀。

用法： 每日2次。

功效： 养胃益阴。

适用： 慢性胃炎胃阴不足者。

马铃薯大枣兔肉汤

原料： 马铃薯100克，兔肉250克，大枣5枚。

制法： 将马铃薯去皮，洗净，切开两半；大枣去核，洗净；兔肉洗净，斩件。把全部用料一齐放入锅内，加清水适量，大火煮沸后，小火煮1小时，调味即可。

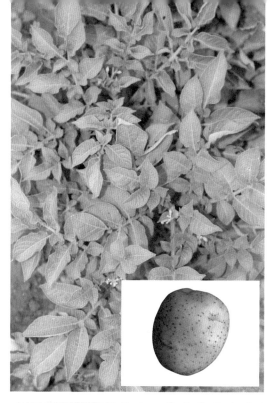

用法： 随量饮汤食肉，每日1次。

功效： 健脾益气，解毒养血。

适用： 白血病属脾胃气虚者。

薯蓣

释名 山薯（《图经》），山芋（吴普），山药（《衍义》）。

根

气味 甘，温、平，无毒。

主治 伤中，补虚羸，除寒热邪气，补中，益气力，长肌肉，强阴。久服，耳目聪明，轻身不饥延年。（《本经》）主头面游风，头风眼眩，下气，止腰痛，治虚劳羸瘦，充五脏，除烦热。（《别录》）补五劳七伤，去冷风，镇心神，安魂魄，补心气不足，开达心孔，多记事。（甄权）强筋骨，主泄精健忘。（大明）益肾气，健脾胃，止泄痢，化痰涎，润皮毛。（时珍）生捣贴肿硬毒，能消散。（震亨）

附方

心腹虚胀（手足厥逆，或饮苦寒之剂多，未食先呕，不思饮食）：山药半生半炒，为末。米饮服二钱，一日二服，大有功效。忌铁器、生冷。（《普济方》）

小便数多：山药（以矾水煮过）、白茯苓等份，为末。每水饮服二钱。（《儒门事亲》）

下痢禁口：山药半生半炒，为末。每服二钱，米饮下。（《卫生易简方》）

脾胃虚弱（不思饮食）：山芋、白术一两，人参七钱半，为末，水糊丸小豆大，每米饮下四五十丸。（《普济方》）

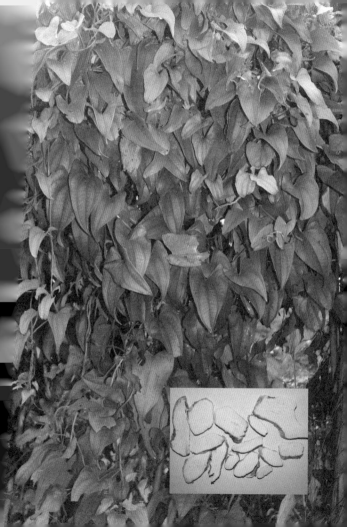

百合

释名 强瞿（《别录》），蒜脑薯。

根

气味 甘，平，无毒。

主治 邪气腹胀心痛，利大小便，补中益气。（《本经》）除浮肿胪胀，痞满寒热，通身疼痛，及乳难喉痹，止涕泪。（《别录》）百邪鬼魅，涕泣不止，除心下急满痛，治脚气热咳。（甄权）安心定胆益志，养五脏，治颠邪狂叫惊悸，产后血狂运，杀蛊毒气，胁痈乳痈发背诸疮肿。（大明）心急黄，宜蜜蒸食之。（孟诜）治百合病。（宗奭）温肺止嗽。（元素）

附方

阴毒伤寒： 百合煮浓汁，服一升良。（《孙真人食忌》）

肺脏壅热（烦闷咳嗽者）： 新百合四两，蜜和蒸软，时时含一片，吞津。（《圣惠方》）

肺病吐血： 新百合捣汁，和水饮之。亦可煮食。（《卫生易简》）

耳聋耳痛： 干百合为末，温水服二钱，日二服。（《千金方》）

疮肿不穿： 野百合同盐捣泥，敷之良。（《应验方》）

天泡湿疮： 生百合捣涂，一二日即安。（《濒湖集简方》）

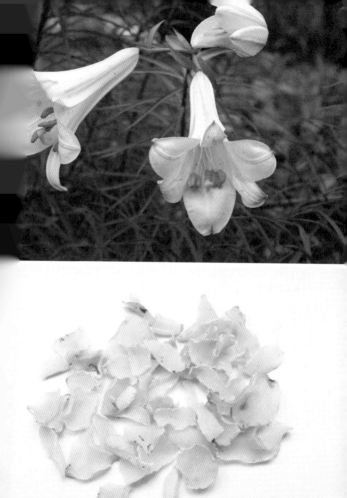

茄

（宋·《开宝》）

释名 落苏（《拾遗》），昆仑瓜（《御览》），草鳖甲。

茄子

气味 甘，寒，无毒。

主治 寒热，五脏劳。（孟诜）治温疾传尸劳气。醋磨，敷肿毒。（大明）老裂者烧灰，治乳裂。（震亨）散血止痛，消肿宽肠。（时珍）

附方

妇人血黄： 黄茄子竹刀切，阴干为末。每服二钱，温酒调下。（《摘玄方》）

久患下血： 大茄种三枚，每用一枚，湿纸包煨熟，安瓶内，以无灰酒一升半沃之，蜡纸封闭三日，去茄暖饮。（《普济方》）

牙齿肿痛： 隔年糟茄，烧灰频干擦，立效。（《海上名方》）

腰脚拘挛（腰脚风血积冷，筋急拘挛疼痛者）： 取茄子五十斤切洗，以水五斗煮取浓汁，滤去滓，更入小铛中，煎至一升以来，即入生粟粉同煎，令稀稠得所，取出搜和，更入麝香、朱砂末，同丸如梧子大。每旦用秫米酒送下三十丸，近暮再服，一月乃瘥。男子、女人通用皆验。（《图经》）

热毒疮肿： 生茄子一枚，割去二分，去瓤二分，似罐子形，合于疮上即消也。如已出脓，再用取瘥。（《圣济总录》）

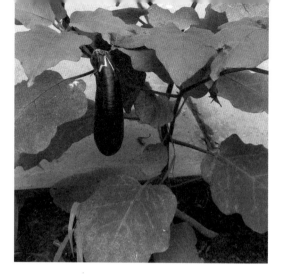

虫牙疼痛： 黄茄种烧灰擦之，效。（《摘玄方》）

喉痹肿痛： 糟茄或酱茄，细嚼咽汁。（《德生堂方》）

食 疗 药 膳

茄子粥

原料： 白茄子1个，粳米200克，蜂蜜50毫升。

制法： 白茄子去皮，切成小块。粳米加水烧开，放进茄子一同熬煮，快熟时加入蜂蜜即可。

用法： 温热随意食用。

功效： 清热消肿，活血止痛。

适用： 痔疮、疮痈等。

壶卢 ^①

《日华》

释名 瓠瓜（《说文》），匏瓜（《论语》）。

壶瓠

气味 甘，平、滑，无毒。

主治 消渴恶疮，鼻口中肉烂痛。（思邈）利水道。（弘景）消热，服丹石人宜之。（孟诜）除烦，治心热，利小肠，润心肺，治石淋。（大明）

附方

腹胀黄肿： 用亚腰壶卢连子烧存性，每服一个，食前温酒下。不饮酒者，白汤下。十余日见效。（《简便方》）

食 疗 药 膳

葫芦粥

原料： 陈葫芦粉（越陈越好）10～15克，粳米50克，冰糖适量。

制法： 先将粳米、冰糖同入砂锅内，加水500毫升，煮至米开时，加陈葫芦粉，再煮片刻，以粥稠为度。

用法： 每日2次，温热顿服，5～7日为1个疗程。

功效： 利水消肿。

适用： 肾炎及心脏病水肿、脚气水肿等。

---

① 即葫芦。

| 621　本草纲目药物速认速查小红书

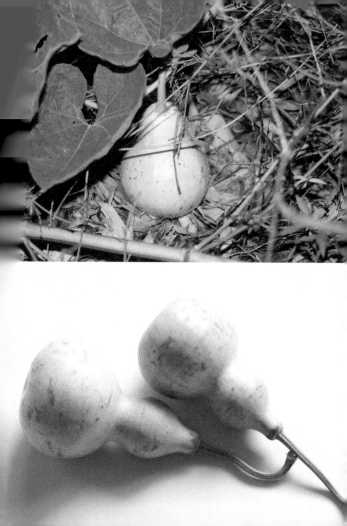

冬瓜

释名 白瓜（《本经》），水芝（《本经》），地芝（《广雅》）。

白冬瓜

气味 甘，微寒，无毒。

主治 小腹水胀，利小便，止渴。（《别录》）捣汁服，止消渴烦闷，解毒。（弘景）益气耐老，除心胸满，去头面热。（孟诜）消热毒痈肿。切片摩痱子，甚良。（大明）利大小肠，压丹石毒。（苏颂）

附方

消渴不止： 冬瓜一枚削皮，埋湿地中，一月取出，破开取清水日饮之。或烧熟绞汁饮之。（《圣济总录》）

产后痢渴（久病津液枯竭，四肢浮肿，口舌干燥）： 用冬瓜一枚，黄土泥厚五寸，煨熟绞汁饮。亦治伤寒痢渴。（《古今录验》）

小儿渴利： 冬瓜汁饮之。（《千金方》）

瓜练（瓤也）

气味 甘，平，无毒。

主治 绞汁服，止烦躁热渴，利小肠，治五淋，压丹石毒。（甄

权）洗面澡身，令人悦泽白皙。（时珍）

附方

消渴烦乱：冬瓜瓤干者一两，水煎饮。（《圣惠方》）

水肿烦渴（小便少者）：冬瓜白瓤，水煎汁，淡饮之。（《圣济总录》）

白瓜子

气味 甘，平，无毒。

主治 令人悦泽好颜色，益气不饥。久服，轻身耐老。（《本经》）除烦满不乐。可作面脂。（《别录》）润肌肤。（大明）治肠痈。（时珍）

附方

悦泽面容：白瓜仁五两，桃花四两，白杨皮二两，为末。食后饮服寸匕，日三服。欲白加瓜仁，欲红加桃花。三十日面白，五十日手足俱白。一方有橘皮，无杨皮。（《肘后方》）

消渴不止（小便多）：用干冬瓜子、麦门冬、黄连各二两，水煎饮之。冬瓜苗叶俱治消渴，不拘新干。（《摘玄方》）

男子白浊、女子白带：陈冬瓜仁炒为末，每空心米饮服五钱。（《救急易方》）

瓜皮

主治 可作丸服，亦入面脂。（苏颂）主驴马汗入疮肿痛，阴干为末涂之。又主折伤损痛。（时珍）

附方

跌仆伤损：用干冬瓜皮一两，真牛皮胶一两，锉入锅内炒存性，研

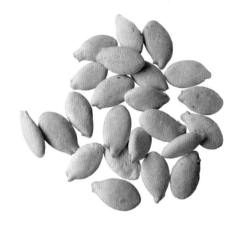

末。每服五钱，好酒热服。仍饮酒一瓯，厚盖取微汗。其痛即止，一宿如初，极效。（《摘玄方》）

损伤腰痛：冬瓜皮烧研，酒服一钱。（《生生编》）

叶

 主治 治肿毒，杀蜂，疗蜂叮。（大明）主消渴，疟疾寒热。又焙研，敷多年恶疮。（时珍）

 附方

积热泻痢：冬瓜叶嫩心，拖面煎饼食之。（《海上名方》）

藤

 主治 烧灰，可出绣黡。（大明）捣汁服，解木耳毒。煎水，洗脱肛。烧灰，可淬铜、铁，伏砒石。（时珍）

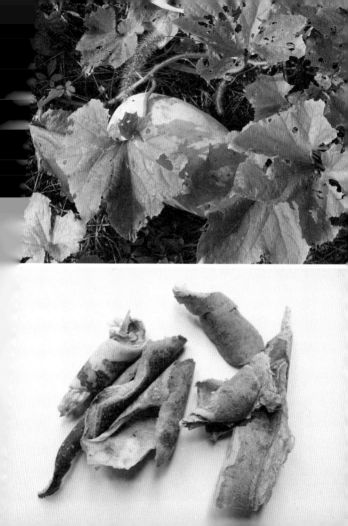

南瓜

《纲目》

气味 甘，温，无毒。

主治 补中益气。（时珍）

食 疗 药 膳

南瓜粥

原料： 南瓜300克，大米100克，花生油25克，盐8克，葱花10克。

制法： 大米拣去杂物，淘洗干净；南瓜刮去皮，一切两半，除去瓜瓤、瓜子，洗净，切成1.5～2厘米见方的块。锅置火上，放油烧至七成热，下葱花炝锅，炒出香味后，放入南瓜块，煸炒1～2分钟盛出。锅上火，放入水烧开，下入大米、南瓜块，用大火煮开，改用小火熬煮40～50分钟，至米烂瓜酥，加盐搅匀即成。

用法： 早、晚餐温热服食。

功效： 抗癌，抗高血压，防动脉硬化。

适用： 高血压、动脉硬化、脂血症以及糖尿病患者。

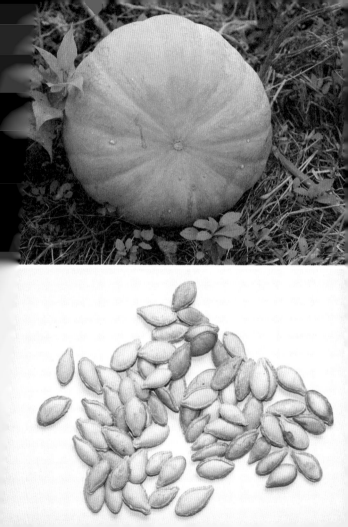

胡瓜

（宋·《嘉祐》）

释名 黄瓜。

气味 甘，寒，有小毒。

主治 清热解渴，利水道。（宁原）

附方

小儿热痢： 嫩黄瓜同蜜食十余枚，良。（《海上名方》）

小儿出汗： 香瓜丸，用黄连、胡黄连、黄檗、川大黄（煨熟）、鳖甲（醋炙）、柴胡、芦荟、青皮等份为末。用大黄瓜黄色者一个，割下头，填药至满，盖定签住，慢火煨熟，同捣烂，入面糊丸绿豆大。每服二三丸，大者五七丸至十丸，食后新水下。（《钱乙小儿方》）

咽喉肿痛： 老黄瓜一枚去子，入消填满，阴干为末。每以少许吹之。（《医林集要》）

汤火伤灼： 五月五日，掐黄瓜入瓶内封，挂檐下，取水刷之，良。（《医方摘要》）

叶

气味 苦，平，有小毒。

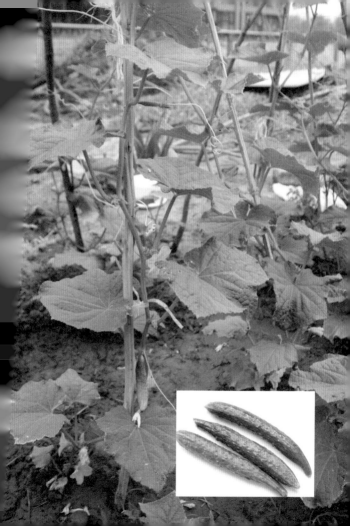

丝瓜

释名 天丝瓜（《本事》），天罗（《事类合璧》），布瓜（《事类合璧》）。

瓜

气味 甘，平，无毒（入药用老者）。

主治 痘疮不快，枯者烧存性，入朱砂研末，蜜水调服，甚妙。（震亨）煮食，除热利肠。老者烧存性服，去风化痰，凉血解毒，杀虫，通经络，行血脉，下乳汁，治大小便下血，痔漏崩中，黄积，疝痛卵肿，血气作痛，痈疽疮肿，痘疹胎毒。（时珍）暖胃补阳，固气和胎（《生生编》）。

附方

痈疽不敛（疮口太深）： 用丝瓜捣汁频抹之。（《直指方》）

风热腮肿： 丝瓜烧存性，研末，水调搽之。（《严月轩方》）

肺热面疮： 苦丝瓜、猪牙皂荚并烧灰，等份，油调搽。（《摘玄方》）

玉茎疮溃： 丝瓜，连子捣汁，和五倍子末，频搽之。（《丹溪方》）

天泡湿疮： 丝瓜汁调辰粉，频搽之。

手足冻疮： 老丝瓜烧存性，和腊猪油涂之。（《海上方》）

630 ｜ 631　　本草纲目药物速认速查小红书

乳汁不通： 丝瓜连子烧存性研，酒服一二钱，被覆取汗即通。（《简便单方》）

小肠气痛，绕脐冲心： 连蒂老丝瓜烧存性，研末，每服三钱，热酒调下。甚者不过二三服即消。

腰痛不止： 天罗布瓜子仁炒焦，擂酒服，以渣敷之。（《熊氏补遗》）

风虫牙痛： 经霜干丝瓜烧存性为末，擦之。（《直指方》）

小儿浮肿： 天罗、灯心草、葱白各等份，煎浓汁服，并洗之。（《普济方》）

叶

主治 癣疮，频揉掺之。疗痈疽丁肿卵癞。（时珍）

附方

虫癣： 清晨采露水丝瓜叶七片，逐片擦七下，如神。忌鸡、鱼、发物。（《摄生众妙方》）

阴子偏坠： 丝瓜叶烧存性三钱，鸡子壳烧灰二钱，温酒调服。（《余居士选奇方》）

头疮生蛆： 头皮内时有蛆出，以刀切破，挤丝瓜叶汁搽之，蛆出尽，绝根。（《小山怪证方》）

汤火伤灼： 丝瓜叶焙研，入辰粉一钱，蜜调搽之。生者捣敷。一日即好也。（《海上名方》）

鱼脐丁疮： 丝瓜叶（即虞刺叶也），连须葱白、韭菜各等份，同入石钵内，烂烂取汁，以热酒和服。以渣贴腋下，病在左手贴左腋，右手贴右腋；病在左脚贴左胯，右脚贴右胯；在中贴心、脐。用帛缚住，候肉下红线处皆白则散矣。如有潮热，亦用此法。却令人抱住，恐其颠倒则难救矣。（危氏《得效方》）

藤根

气味 同叶。

主治 杀虫解毒。（时珍）

附方

诸疮久溃： 丝瓜老根熬水扫之，大凉即愈。（《应验方》）

喉风肿痛： 丝瓜根，以瓦瓶盛水浸，饮之。（《海上名方》）

牙宣露痛： 用丝瓜阴干，临时火煅存性，研搽即止，最妙。
（《海上妙方》）用丝瓜藤一握，川椒一撮，灯心一把，水煎浓
汁，漱吐，其痛立住如神。（《德生堂方》）

咽喉骨哽： 七月七日，取丝瓜根阴干，烧存性，每服二钱，以原
鲠物煮汤服之。（《邓笔峰杂兴》）

腰痛不止： 丝瓜根烧存性，为末，每温酒服二钱，神效甚捷。
（《邓笔峰杂兴》）

食疗药膳

丝瓜粥

原料： 丝瓜、粳米各50克，绿豆25克。

制法： 将粳米与绿豆浸泡洗净，入适量开水锅内烧开，改为
小火煮熬；再将丝瓜洗净去皮，切成小丁，待米粒开花时，
加入粥内，煮至粥稠即可。

用法： 早餐食用，食用时可酌加佐料。

功效： 补脾益胃，清热化痰，凉血解毒，通乳下奶。

适用： 热病身热烦渴、痰喘咳嗽、血淋、崩中、痔瘘、乳汁
不通、痈肿等。

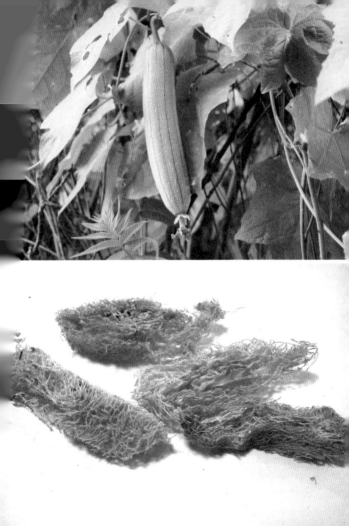

苦瓜

《救荒》

释名 锦荔枝（《救荒》），癞葡萄。

瓜

气味 苦，寒，无毒。

主治 除邪热，解劳乏，清心明目。（时珍，《生生编》）

子

气味 苦，甘，无毒。

主治 益气壮阳。（时珍）

食 疗 药 膳

苦瓜粥

原料：苦瓜、冰糖各50克，粳米200克，盐2克。

制法：粳米浸泡洗净；苦瓜洗净，去皮、瓤，切成小丁。粳米和丝瓜丁一同入锅，加入适量开水，并放入冰糖、盐少许，煮熬至米烂成粥时即成。

用法：早餐食用。

功效：泻火解毒，清暑止渴。

适用：夏季感受暑邪而见烦躁、口渴、乏力，甚至突然昏倒，不省人事。

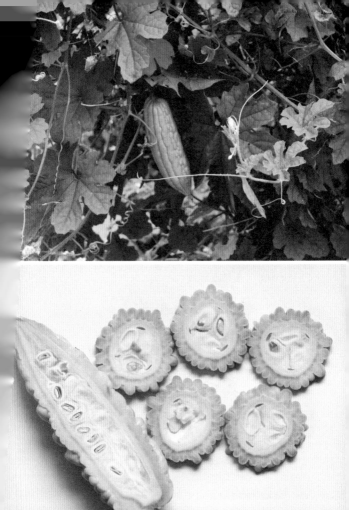

芝

青芝——名龙芝《别录》

气味 酸，平，无毒。

主治 明目，补肝气，安精魂，仁恕。久食，轻身不老，延年神仙。(《本经》)不忘强志。(《唐本》)

赤芝——名丹芝《本经》

气味 苦，平，无毒。

主治 胸中结，益心气，补中，增智慧，不忘。久食，轻身不老，延年神仙。(《本经》)

黄芝——名金芝《本经》

气味 甘，平，无毒。

主治 心腹五邪，益脾气，安神，忠信和乐。久食，轻身不老，延年神仙。(《本经》)

白芝——名玉芝《本经》，素芝

气味 辛，平，无毒。

主治 咳逆上气，益肺气，通利口鼻，强志意，勇悍，安魄。久食，轻身不老，延年神仙。(《本经》)

黑芝——名玄芝《本经》

气味 咸，平，无毒。

主治 癃，利水道，益肾气，通九窍，聪察。久食，轻身不老，延年神仙。（《本经》）

紫芝——名木芝《本经》

气味 甘，温，无毒。

主治 耳聋，利关节，保神，益精气，坚筋骨，好颜色。久服，轻身不老延年。（《本经》）疗虚劳，治痔。（时珍）

附方

虚劳短气，胸胁苦伤，手足逆冷，或时烦燥口干，腹内时痛，不思饮食：紫芝一两半，山芋（焙）、天雄（炮去皮）、柏子仁（炒）、巴戟天（去心）、白茯苓（去皮）、枳实（去瓤麸炒）各三钱五分，生地黄（焙）、麦门冬（去心焙）、五味子（炒）、半夏（制炒）、附子（炒去皮）、牡丹皮、人参各七钱五分，远志（去心）、蓼实各二钱五分，瓜子仁（炒）、泽泻各五钱，为末，炼蜜丸梧子大。每服十五丸，渐至三十丸，温酒下，日三服。（《圣济总录》）

食 疗 药 膳

灵芝酒

原料：灵芝150克，白酒2500毫升。

制法：将灵芝放入酒坛，倒入白酒，密封坛口，每日摇晃1次，浸泡15日后即成。

用法：每日2次，每次饮10～20毫升。

功效：养血安神，益精悦颜。

适用：失眠、神经衰弱、消化不良等。

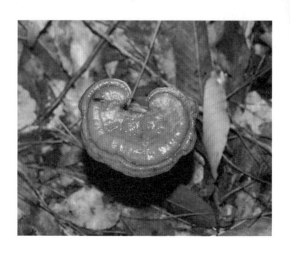

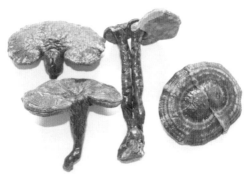

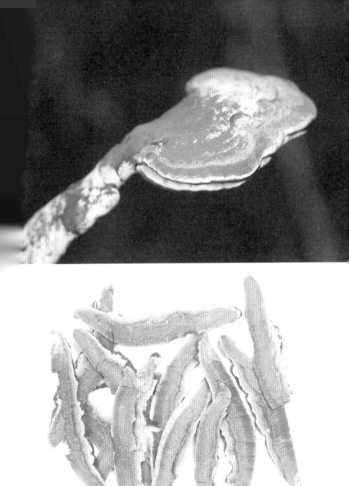

木耳

《本经》中品

释名 木菌，树鸡，木蛾。

气味 甘，平，有小毒。

主治 益气不饥，轻身强志。（《本经》）断谷治痔。（时珍）

附方

血注脚疮： 桑耳、楮耳、牛屎菰各五钱，胎发灰（男用女，女用男）三钱，研末，油和涂之，或干涂之。（《奇效良方》）

崩中漏下： 木耳半斤，炒见烟，为末，每服二钱一分，头发灰三分，共二钱四分，以应二十四气。好酒调服，出汗。（孙氏《集效方》）

新久泄痢： 干木耳一两炒，鹿角胶二钱半炒，为末。每服三钱，温酒调下，日二。（《御药院方》）

血痢下血： 木耳炒研五钱，酒服即可，亦用井华水服。或以水煮盐、醋食之，以汁送下。（《普济方》）

一切牙痛： 木耳、荆芥各等份，煎汤频漱。（《普济方》）

食疗药膳

木耳粥

原料： 黑木耳30克，粳米100克，大枣3～5枚，冰糖适量。

制法： 先将木耳浸泡半天，用粳米、大枣煮粥，待煮沸后，加入木耳、冰糖，同煮为粥。

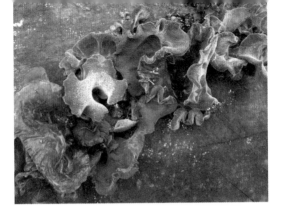

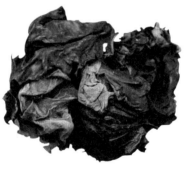

用法：早餐食用。

功能：润肺生津，滋阴养胃，益气止血，补脑强心。

适用：中老年人体质衰弱、虚劳咳嗽、痰中带血，以及慢性便血、痔疮出血等。

香蕈

释名 时珍曰：蕈从覃。覃，延也。蕈味隽永，有覃延之意。

气味 甘，平，无毒。

主治 益气不饥，治风破血。（吴瑞）

松蕈：治溲浊不禁，食之有效。（《菌谱》）

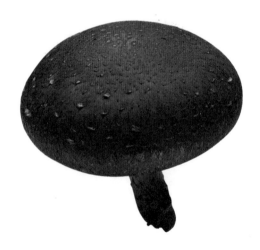

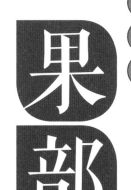

第六卷

果部

● 本草纲目药物速认速查小红书

第六卷　果部

李

《别录》下品

释名 嘉庆子。

实

气味 苦、酸，微温，无毒。

主治 曝食，去痼热，调中。（《别录》）去骨节间劳热。（孟诜）肝病宜食之。（思邈）

核仁

气味 苦，平，无毒。

主治 令人好颜色。（吴普）治女子少腹肿满。利小肠，下水气，除浮肿。（甄权）

附方

女人黑䵏： 用李核仁去皮细研，以鸡子白和如稀饧涂之。至旦以浆水洗去，后涂胡粉。不过五六日效。忌见风。（《崔元亮海上方》）

蝎虿螫痛： 苦李仁嚼涂之，良。（《古今录验》）

根白皮

气味 大寒，无毒。

主治 消渴，止心烦逆奔豚气。（《别录》）治疮。（吴普）煎水含漱，治齿痛。（弘景）煎汁饮，主赤白痢。（大明）炙黄煎汤，日再饮之，治女人卒赤白下，有验。（孟诜）治小儿暴热，解丹毒。（时珍）苦李根皮：味咸，治脚下气，主热毒烦躁。煮汁服，止消渴。（甄权）

附方

小儿丹毒（从两股走及阴头）： 用李根烧为末，以田中流水和涂之。（《千金方》）

咽喉卒塞（无药处）： 以皂角末吹鼻取嚏，仍以李树近根皮，磨水涂喉外，良验。（《菽园杂记》）

花

气味 苦，香，无毒。

主治 令人面泽，去粉滓䵟黡。（时珍）

附方

面黑粉滓： 用李花、梨花、樱桃花、白葵花、白莲花、红莲花、旋覆花、秦椒各六两，桃花、木瓜花、丁香、沉香、青木香、钟乳粉各三两，珍珠、玉屑各二两，蜀水花一两，大豆末七合，为细末瓶收。每日盥颒，用洗手面，百日光洁如玉也。（《普济方》）

树胶

气味 苦，寒，无毒。

主治 目翳，定痛消肿。（时珍）

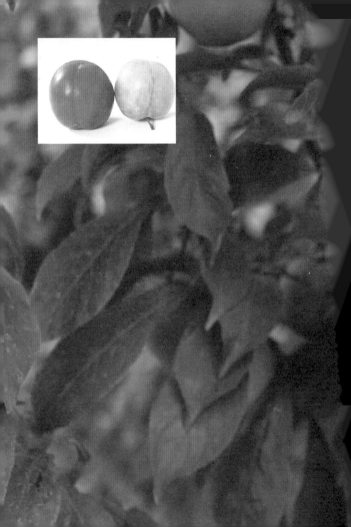

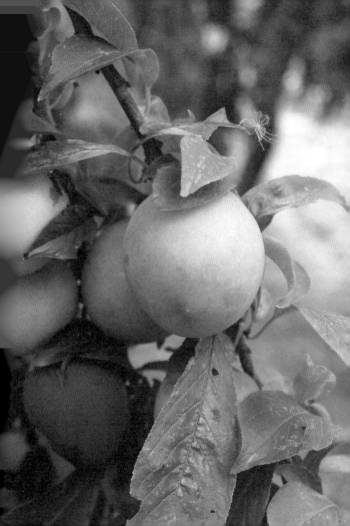

杏

释名 甜梅。

实

气味 酸，热，有小毒。

主治 曝脯食，止渴，去冷热毒。心之果，心病宜食之。（思邈）

核仁

气味 甘（苦），温（冷利），有小毒。两仁者杀人，可以毒狗。

主治 惊痫，心下烦热，风气往来，时行头痛，解肌，消心下急满痛，杀狗毒。（《别录》）解锡毒。（之才）治腹痹不通，发汗，主温病脚气，咳嗽上气喘促。入天门冬煎，润心肺。和酪作汤，润声气。（甄权）除肺热，治上焦风燥，利胸膈气逆，润大肠气秘。（元素）

附方

咳逆上气（不拘大人小儿）：以杏仁三升去皮尖，炒黄研膏，入蜜一升，杵熟，每食前含之，咽汁。（《千金方》）

头面风肿：杏仁捣膏，鸡子黄和杵，涂帛上，厚裹之。干则又涂，不过七八次愈也。（《千金方》）

风虚头痛（欲破者）：杏仁去皮尖，晒干研末，水九升研滤汁，

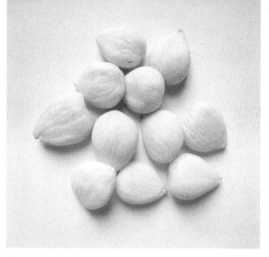

煎如麻腐状，取和羹粥食。七日后大汗出，诸风渐减。此法神妙，可深秘之。慎风、冷、猪、鸡、鱼、蒜、醋。（《千金方》）

偏风不遂，失音不语： 生吞杏仁七枚，不去皮尖，逐日加至七七枚，周而复始。食后仍饮竹沥，以瘥为度。（《外台秘要》）

破伤风肿： 杏仁杵膏厚涂上，然烛遥炙之。（《千金方》）

心腹结气： 杏仁、桂枝、橘皮、诃黎勒皮各等份，为丸，每服三十丸，白汤下。无忌。（《食疗本草》）

阴疮烂痛： 杏仁烧黑研成膏，时时敷之。（《钤方》）

身面疣目： 杏仁烧黑研膏，擦破，日日涂之。（《千金方》）

鼻中生疮： 杏仁研末，乳汁和敷。（《千金方》）

小儿咽肿： 杏仁炒黑，研烂含咽。（《普济方》）

白癜风斑： 杏仁连皮尖，每早嚼二七粒，揩令赤色。夜卧再用。（《圣济总录》）

花

气味 苦，温，无毒。

主治 补不足，女子伤中，寒热痹厥逆。（《别录》）

附方

妇人无子： 二月丁亥日，取杏花、桃花阴干为末。戊子日和井华水服方寸匕，日三服。（《卫生易简方》）

叶

主治 人卒肿满，身面洪大，煮浓汁热渍，亦少少服之（《肘后方》）。

枝

主治 堕伤，取一握，水一升煮减半，入酒三合和匀，分服，大效。（苏颂）

附方

坠扑瘀血（在内，烦闷者）： 用东引杏树枝三两，细锉微熬，好酒一升煎十余沸，分二服。（《塞上方》）

根

主治 食杏仁多，致迷乱将死，切碎煎汤服，即解。（时珍）

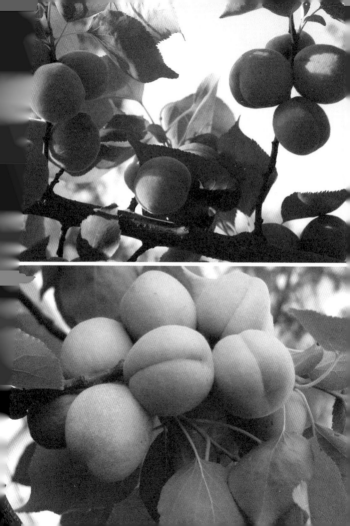

梅

实

气味 酸，平，无毒。

乌梅

气味 酸、涩、温、平，无毒。

主治 下气，除热烦满，安心，止肢体痛，偏枯不仁，死肌，去青黑痣，蚀恶肉。（《本经》）去痹，利筋脉，止下痢，好唾口干。（《别录》）水渍汁饮，治伤寒烦热。（弘景）止渴调中，去痰治疟瘴，止呕逆霍乱，除冷热痢。（藏器）治虚劳骨蒸，消酒毒，令人得睡。和建茶、干姜为丸服，止休息痢，大验。（大明）敛肺涩肠，止久嗽泻痢，反胃噎膈，蛔厥吐利，消肿涌痰，杀虫，解鱼毒、马汗毒、硫黄毒。（时珍）

白梅

释名 盐梅，霜梅。

气味 酸、咸，平，无毒。

主治 和药点痣，蚀恶肉。（弘景）刺在肉中者，嚼敷之即出。（孟诜）治刀箭伤，止血，研烂敷之。（大明）乳痈肿毒，杵烂

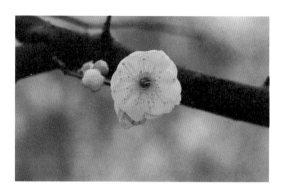

贴之，佳（汪颖）。除痰。（苏颂）治中风惊痫，喉痹痰厥僵仆，牙关紧闭者，取梅肉揩擦牙龈，涎出即开。又治泻痢烦渴，霍乱吐下，下血血崩，功同乌梅。（时珍）

附方

大便下血及酒痢、久痢不止： 用乌梅三两，烧存性为末，醋煮米糊和，丸梧子大，每空心米饮服二十丸，日三。（《济生方》）

小便尿血： 乌梅烧存性研末，醋糊丸梧子大，每服四十丸，酒下。

血崩不止： 乌梅肉七枚，烧存性研末，米饮服之，日二。

大便不通（气奔欲死者）： 乌梅十颗，汤浸去核，丸枣大，纳入下部，少时即通。（《食方本草》）

霍乱吐利： 盐梅煎汤，细细饮之。（《如宜方》）

折伤金疮： 干梅烧存性敷之，一宿瘥。（《千金方》）

小儿头疮： 乌梅烧末，生油调涂。（《圣济总录》）

香口去臭： 曝干梅脯，常时含之。

核仁

气味 酸，平，无毒。

主治 明目，益气，不饥。（吴普）除烦热。（孟诜）治代指忽然肿痛，捣烂，和醋浸之。（时珍，出《肘后方》）

花

气味 微酸，涩，无毒。

叶

气味 酸，平，无毒。

主治 休息痢及霍乱，煮浓汁饮之。（大明）藏器曰：嵩阳子言，清水揉梅叶，洗蕉葛衣，经夏不脆。有验。时珍曰：夏衣生霉点，梅叶煎汤洗之即去，甚妙。

附方

中水毒病（初起头痛恶寒，心烦拘急，旦醒暮剧）：梅叶捣汁三升饮之良。（《肘后方》）

月水不止：梅叶焙，棕榈皮灰，各等份为末，每服二钱，酒调下。（《圣济总录》）

根

主治 风痹。（《别录》）初生小儿，取根同桃、李根煮汤浴之，无疮热之患。（《崔氏纂要》）

煎汤饮，治霍乱，止休息痢。（大明）

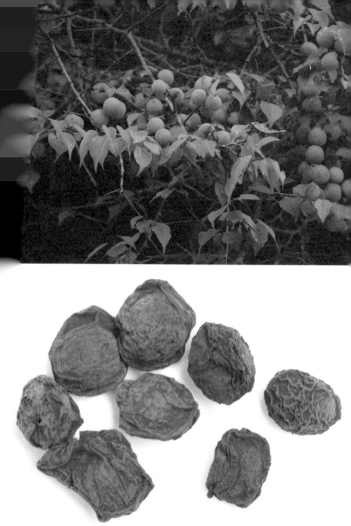

桃

释名 时珍曰：桃性早花，易植而子繁，故字从木、兆。十亿曰兆，言其多也。或云从兆谐声也。

实

气味 辛、酸、甘，热，微毒。多食令人有热。

主治 作脯食，益颜色。（大明）肺之果，肺病宜食之。（思邈）冬桃食之解劳热。（时珍，出《尔雅注》）

核仁

气味 苦、甘，平，无毒。

主治 瘀血血闭，症瘕邪气，杀小虫。（《本经》）止咳逆上气，消心下坚硬，除卒暴击血，通月水，止心腹痛。（《别录》）治血结、血秘、血燥，通润大便，破畜血。（元素）杀三虫。又每夜嚼一枚和蜜，涂手、面良。（孟诜）主血滞风痹骨蒸，肝疟寒热，鬼注疼痛，产后血病。（时珍）

附方

延年去风，令人光润： 用桃仁五合去皮，用粳米饭浆同研，绞汁令尽，温温洗面极妙。（《千金翼方》）

风劳毒肿、挛痛，或牵引小腹及腰痛： 桃仁一升去皮尖，熬令黑烟出，热研如脂膏，以酒三升搅和服，暖卧取汗。不过三度瘥。

656 I 657　本草纲目药物速认速查小红书

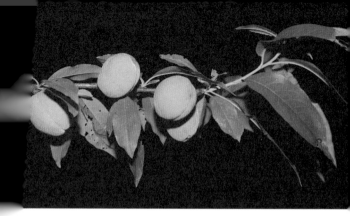

（《食医心镜》）

上气咳嗽，胸满气喘：桃仁三两去皮尖，以水一大升研汁，和粳米二合煮粥食之。（《食医心镜》）

卒然心痛：桃仁七枚去皮尖研烂，水一合服之。（《肘后方》）

崩中漏下（不止者）：桃核烧存性研细，酒服方寸匕，日三。（《千金方》）

妇人难产，数日不出：桃仁一个劈开，一片书可字，一片书出字，吞之即生。（《删繁方》）

桃毛（毛桃实上毛也，刮取用之）

气味 辛，平，微毒。

主治 破血闭，下血瘕，寒热积聚，无子，带下诸疾。（《别录》）疗崩中，破癖气。（大明）

桃枭

释名 桃奴（《别录》），桃景（《别录》），神桃。

气味 苦，微温，有小毒。

主治 杀百鬼精物。（《本经》）杀精魅五毒不祥，疗中恶腹痛。（《别录》）颂曰：胡洽治中恶毒气蛊疰有桃枭汤。治肺气腰痛，破血，疗心痛，酒磨暖服之。（大明）主吐血诸药不效，烧存性，研末，米汤调服，有验。（汪颖）治小儿虚汗，妇人妊娠下血，破伏梁结气，止邪疟。烧烟熏痔疮。烧黑油调，敷小儿头上肥疮软疖。（时珍）

附方

伏梁结气（在心下不散）： 桃奴三两为末，空心温酒，每服二钱。（《圣惠方》）

妊娠下血不止： 用桃枭烧存性研，水服取瘥。（《葛洪方》）

盗汗不止： 树上干桃子一个，霜梅二个，葱根七个，灯心二茎，陈皮一钱，稻根、大麦牙各一撮，水二钟，煎服。（《经验方》）

白秃头疮： 干桃一两，黑豆一合，为末，腊猪油调搽。（《圣惠方》）

花

气味 苦，平，无毒。

主治 杀疰恶鬼，令人好颜色。（《本经》）悦泽人面，除水气，破石淋，利大小便，下三虫。（《别录》）消脑满，下恶气。（苏恭）治心腹痛及秃疮。（孟诜）利宿水痰饮积滞，治风狂。研末，敷头下肥疮，手足瘑疮。（时珍）

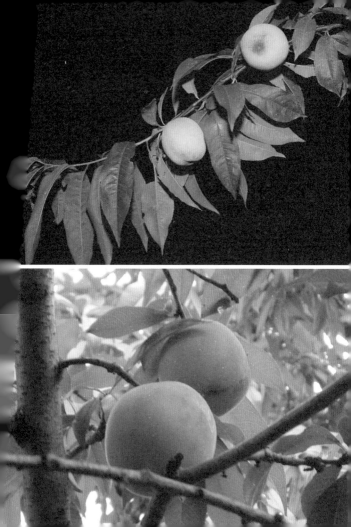

大便艰难：桃花为末，水服方寸匕，即通。（《千金方》）

产后秘塞（大小便不通）：用桃花、葵子、滑石、槟榔各等份，为末，每空心葱白汤服二钱，即利。（《集验方》）

疟疾不已：桃花为末，酒服方寸匕良。（《梅师方》）

叶

气味　苦，平，无毒。

主治　除尸虫，出疮中小虫。（《别录》）治恶气，小儿寒热客忤。（大明）疗伤寒、时气、风痹无汗，治头风，通大小便，止霍乱腹痛。（时珍）

附方

小儿伤寒时气：用桃叶三两，水五升，煮十沸取汁，日五六遍淋之，后烧雄鼠粪二枚服之，妙。（《伤寒类要》）

霍乱腹痛：桃叶三升切，水五升，煮一升，分二服。（《外台秘要》）

肠痔出血：桃叶一斛，杵碎，蒸之，纳小口器中坐，有虫自出。（《肘后方》）

茎及白皮

气味　苦，平，无毒。

主治　除邪鬼中恶腹痛，去胃中热。（《别录》）治痃癖心腹痛，解蛊毒，辟疫疠，疗黄疸身目如金，杀诸疮虫。（时珍）

附方

喉痹塞痛：桃皮煮汁三升服。（《千金翼方》）

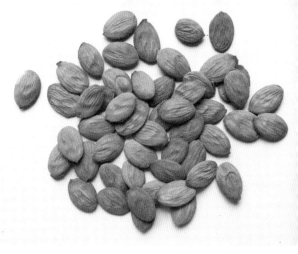

小儿湿癣： 桃树青皮为末，和醋频敷之。（《子母秘录》）

小儿白秃： 桃皮五两煎汁，入白面沐之，并服。（《圣惠方》）

桃胶

气味 苦，平，无毒。

主治 炼服，保中不饥，忍风寒。（《别录》）下石淋，破血，治中恶疰忤。（苏恭）主恶鬼邪气。（孟诜）和血益气，治下痢，止痛。（时珍）

附方

虚热作渴： 桃胶如弹丸大，含之佳。（《外台秘要》）

石淋作痛： 桃胶如枣大，夏以冷水三合，冬以汤三合，和服，日三服。当下石，石尽即止。（《古方录验》）

枣

释名 时珍曰：按陆佃（《埤雅》云，大曰枣，小曰棘。

生枣

气味 甘、辛，热，无毒。多食令人寒热。凡羸瘦者不可食。

大枣

释名 干枣（《别录》），美枣（《别录》），良枣。

气味 甘，平，无毒。

主治 心腹邪气，安中，养脾气，平胃气，通九窍，助十二经，补少气、少津液、身中不足，大惊四肢重，和百药。久服轻身延年。（《本经》）小儿患秋痢，与虫枣食之良。（孟诜）杀乌头、附子、天雄毒。（之才）

附方

小肠气痛： 大枣一枚去核，用斑蝥一枚去头、翅，入枣内，纸包煨熟，去蝥食枣，以桂心、毕澄茄汤下。（《直指方》）

妊娠腹痛： 大枣十四枚，烧焦为末，以小便服之。（《梅师方》）

烦闷不眠： 大枣十四枚，葱白七茎，水三升，煮一升，顿服。（《千金方》）

耳聋鼻塞（不闻音声、香臭者）： 取大枣十五枚去皮核，蓖麻子

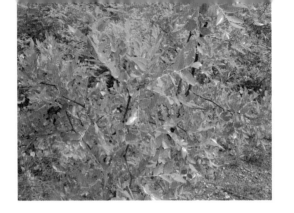

三百枚去皮，和捣，绵裹塞耳、鼻，日一度。三十余日，闻声及香臭也。先治耳，后治鼻，不可并塞。（《食疗本草》）

久服香身：用大枣肉和桂心、白瓜仁、松树皮为丸，久服之。（《食疗本草》）

痔疮疼痛：大枣一枚剥去皮，取水银掌中，以唾研令极熟，敷枣瓤上，纳入下部良。（《外台秘要》）

三岁陈枣核中仁

气味 燔之，苦，平，无毒。

主治 腹痛邪气。（《别录》）恶气卒疰忤。（孟诜）核烧研，掺胫疮良。（时珍）

叶

气味 甘，温，微毒。

主治 覆麻黄，能令出汗。（《本经》）和葛粉，揩热痱疮，良。（《别录》）治小儿壮热，煎汤浴之。（大明）

附方

小儿伤寒（五日已后热不退）：用枣叶半握，麻黄半两，葱白、豆豉各一合，童子小便二钟，煎一钟，分二服，取汗。（《圣济总录》）

反胃呕哕：干枣叶一两，藿香半两，丁香二钱半，每服二钱，姜二片，水一盏煎服。（《圣惠方》）

木心

气味 甘，涩，温，有小毒。

主治 中蛊腹痛，面目青黄，淋露骨立。锉取一斛，水淹三寸，煮至二斗澄清，煎五升。旦服五合，取吐即愈。又煎红水服之，能通经脉。（时珍，出《小品方》）

根

主治 小儿赤丹从脚趺起，煎汤频浴之。（时珍，出《千金方》）

附方

令发易长：取东行枣根三尺，横安甑上蒸之，两头汗出，收取敷发，即易长。（《圣惠方》）

皮

主治 同老桑树皮，并取北向者，等份，烧研。每用一合，井水煎，澄取清，洗目。一月三洗，昏者复明。忌荤、酒、房事。（时珍）

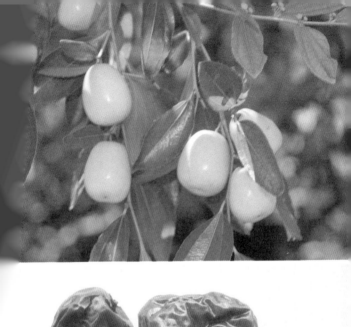
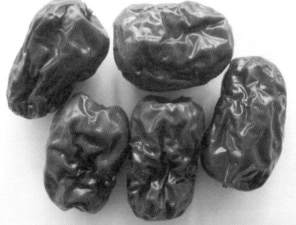

梨

释名 快果，果宗，玉乳。

实

气味 甘、微酸，寒，无毒。多食令人寒中萎困。金疮、乳妇、血虚者，尤不可食。

主治 热嗽，止渴。切片贴汤火伤，止痛不烂。（苏恭）治客热，中风不语，治伤寒热发，解丹石热气、惊邪，利大小便。（《开宝》）除贼风，止心烦气喘热狂。作浆，吐风痰。（大明）卒暗风不语者，生捣汁频服。胸中痞塞热结者，宜多食之。（孟诜）润肺凉心，消痰降火，解疮毒、酒毒。（时珍）

附方

痰喘气急： 梨剜空，纳小黑豆令满，留盖合住系定，糠火煨熟，捣作饼，每日食之，至效。（《摘玄方》）

暗风失音： 生梨捣汁一盏饮之，日再服。（《食疗本草》）

小儿风热，昏懵躁闷，不能食： 用消梨三枚切破，以水二升，煮取一升，入粳米一合，煮粥食之。（《圣惠方》）

赤目弩肉（日夜痛者）： 取好梨一颗捣绞汁，以绵裹黄连片一钱浸汁，仰卧点之。（《图经》）

赤眼肿痛： 鹅梨一枚捣汁，黄连末半两，腻粉一字，和匀绵裹浸梨汁中，日日点之。（《圣惠方》）

反胃转食，药物不下：用大雪梨一个，以丁香十五粒刺入梨内，湿纸包四五重，煨熟食之。（《圣济总录》）

花

主治 去面黑粉滓。（时珍）

叶

主治 霍乱：吐利不止，煮汁服。作煎，治风。（苏恭）治小儿寒疝。（苏颂）捣汁服，解中菌毒。（吴瑞）

附方

小儿寒疝，腹痛大汗出：用梨叶浓煎七合，分作数服，饮之大良。此徐王经验方也。（《图经》）

食梨过伤：梨叶煎汁解之。（《黄记》）

木皮

主治 解伤寒时气。（时珍）

附方

伤寒温疫，已发未发：用梨木皮、大甘草各一两，黄秫谷一合，为末，锅底煤一钱，每服三钱，白汤下，日二服，取愈。此蔡医博方也。（黎居士《简易方》）

霍乱吐利：梨枝煮汁饮。（《圣惠方》）

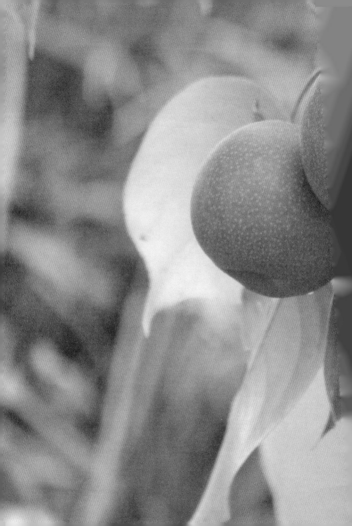

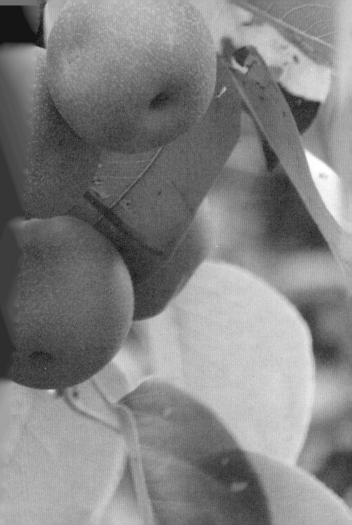

木瓜

《别录》中品

释名 楙。

实

气味 酸，温，无毒。

主治 湿痹脚气，霍乱大吐下，转筋不止。（《别录》）治脚气冲心，取嫩者一颗，去子煎服佳。强筋骨，下冷气，止呕逆，心膈痰唾，消食，止水利后渴不止，作饮服之。（藏器）止吐泻奔豚，及水肿冷热痢，心腹痛。（大明）去湿和胃，滋脾益肺，治腹胀善噫，心下烦痞。（好古）

附方

脚筋挛痛： 用木瓜数枚，以酒、水各半，煮烂捣膏，乘热贴于痛处，以帛裹之。冷即换，日三五度。（《食疗本草》）

脐下绞痛： 木瓜三片，桑叶七片，大枣三枚，水三升，煮半升，顿服即愈。（《食疗本草》）

霍乱转筋： 木瓜一两，酒一升，煎服。不饮酒者，煎汤服。仍煎汤浸青衣裹其足。（《圣惠方》）

霍乱腹痛： 木瓜五钱，桑叶三片，枣肉一枚，水煎服。（《圣惠方》）

木瓜核

主治 霍乱烦燥气急，每嚼七粒，温水咽之。（时珍，出《圣惠

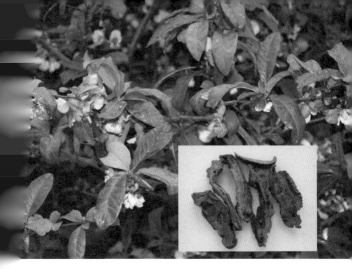

方》）

枝、叶、皮、根

气味 酸、涩，温，无毒。

主治 煮汁饮，并止霍乱吐下转筋，疗脚气。（《别录》）
枝作杖，利筋脉。根、叶煮汤淋足，可以已蹶。木材作桶濯足，
甚益人。（苏颂）枝、叶煮汁饮，治热痢。（时珍，出《千金
方》）

花

主治 面黑粉滓。

山楂

释名 赤爪子（《唐本》），鼠楂（《唐本》），杭子，山里果（《食鉴》）。

实

气味 酸，冷，无毒。

主治 煮汁服，止水痢。沐头洗身，治疮痒。（《唐本》）煮汁洗漆疮，多瘥。（弘景）治腰痛有效。（苏颂）消食积，补脾，治小儿疝气，发小儿疮疹。（吴瑞）健胃，行结气。治妇人产后儿枕痛，恶露不尽，煎汁入砂糖服之，立效。（震亨）化饮食，消肉积癥瘕，痰饮痞满吞酸，滞血痛胀。（时珍）化血块气块，活血。（宁原）

附方

肠风下血（用寒药、热药及脾弱药具不效者）： 独用山里果（俗名酸枣，又名鼻涕团）干者为末，艾汤调下，应手即愈。（《百一选方》）

痘疹不快： 干山楂为末，汤点服之，立出红活。又法，猴楂五个，酒煎入水，温服即出。（危氏《得效方》）

食肉不消： 山楂肉四两，水煮食之，并饮其汁。（《简便方》）

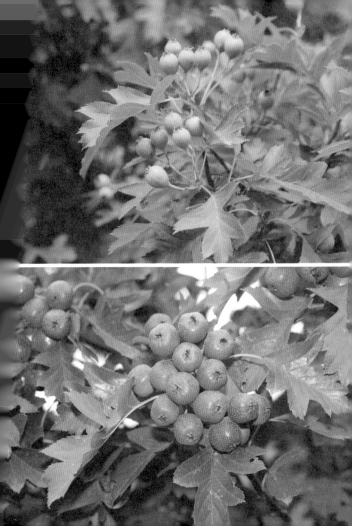

核

主治 吞之，化食磨积，治癞疝。（时珍）

附方

难产： 山楂核七七粒，百草霜为衣，酒吞下。（《海上方》）

赤爪木

气味 苦，寒，无毒。

主治 水痢，头风身痒。（《唐本》）

根

主治 消积，治反胃。（时珍）

茎、叶

主治 煮汁，洗漆疮。（时珍，出《肘后方》）

食 疗 药 膳

山楂粳米粥

原料： 山楂50克，粳米100克，白糖20克。

制法： 将山楂洗净，切成薄片备用；粳米洗净，放入锅内，加适量水煮至将熟时，加入山楂、白糖，熬至粥稠即可。

用法： 每日1剂，分2～3次食用。

功效： 开胃消食。

适用： 消化不良。

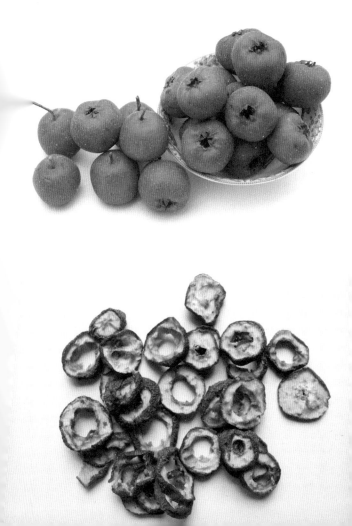

庵罗果①

（宋·《开宝》）

释名 庵摩罗迦果（出佛书），香盖。

气味 甘，温，无毒。

主治 食之止渴。（《开宝》）主妇人经脉不通，丈夫营卫中血脉不行。久食，令人不饥。（士良）

叶

主治 渴疾，煎汤饮。（士良）

食 疗 药 膳

杧果茶

原料： 杧果2个，白糖适量。

制法： 杧果洗净，去皮、核，切成片放入锅内，加适量水，煮沸15分钟，加入白糖搅匀即成。

用法： 代茶频饮。

功效： 生津止渴。

适用： 慢性咽喉炎、声音嘶哑。

---

① 即杧果。

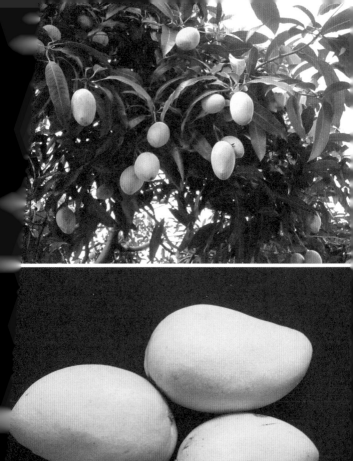

柰

释名 频婆，苹果。

实

气味 苦，寒，有小毒。多食令人肺壅胪胀，有病人尤甚。

主治 补中焦诸不足气，和脾。治卒食饱气壅不通者，捣汁服。（孟诜）益心气，耐饥。（《千金方》）生津止渴。（《正要》）

食 疗 药 膳

苹果粥

原料： 苹果1个，大米60克，白糖适量。

制法： 苹果去皮，切小片；大米淘净下锅煮粥，八成熟时入苹果、白糖熬煮成粥。

用法： 温热服食。

功效： 补心益气，生津止渴，健胃和脾。

适用： 小儿消化不良。

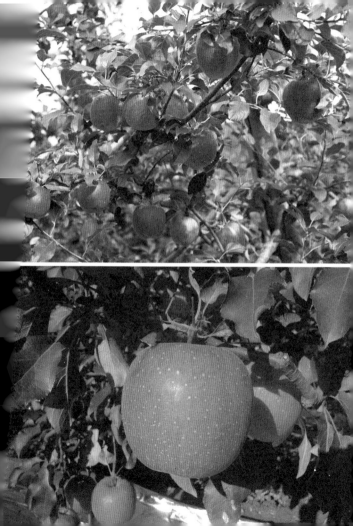

林檎

（宋·《开宝》）

释名 来禽（《法帖》），文林郎果，沙果。

气味 酸、甘、温，无毒。

主治 下气消痰，治霍乱肚痛。（大明）消渴者，宜食之。（苏颂）疗水谷痢、泄精。（孟诜）小儿闪癖。（时珍）

附方

水痢不止： 林檎半熟者十枚，水二升，煎一升，并林檎食之。（《食医心镜》）

小儿下痢： 林檎、构子同杵汁，任意服之。（《子母秘录》）

小儿闪癖（头发竖黄，瘰疬瘦弱者）： 干林檎脯研末，和醋敷之。（《子母秘录》）

东行根

主治 白虫、蛔虫，消渴好唾。（孟诜）

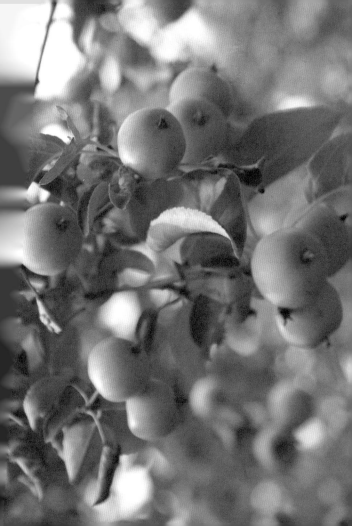

柿①

释名 胡名镇头迦。

烘柿

释名 时珍曰：烘柿，非谓火烘也。即青绿之柿，收置器中，自然红熟如烘成，涩味尽去，其甘如蜜。

气味 甘，寒，涩，无毒。

主治 通耳鼻气，治肠不足。解酒毒，压胃间热，止口干。（《别录》）续经脉气。（孟诜）

白柿、柿霜

气味 甘，平，涩，无毒。

主治 补虚劳不足，消腹中宿血，涩中厚肠，健脾胃气。（孟诜）开胃涩肠，消痰止渴，治吐血，润心肺，疗肺痿心热咳嗽，润声喉，杀虫。（大明）治反胃咯血，血淋肠澼，痔漏下血。（时珍）霜：清上焦心肺热，生津止渴，化痰宁嗽，治咽喉口舌疮痛。（时珍）

附方

小便血淋：用白柿、乌豆、盐花煎汤，入墨汁服之。（《经验

---

① 即柿。

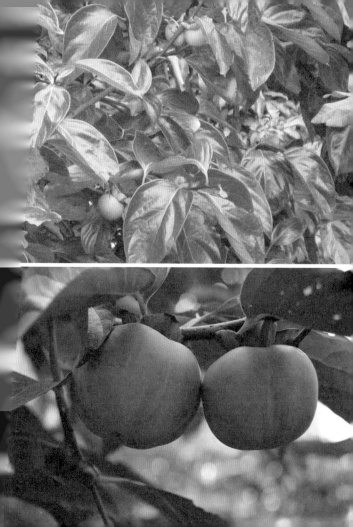

方》）

热淋涩痛： 干柿、灯心草各等份，水煎日饮。（《朱氏方》）

小儿秋痢： 以粳米煮粥，熟时入干柿末，再煮三两沸食之。奶母亦食之。（《食疗本草》）

鼻窒不通： 干柿同粳米煮粥，日食。（《圣济总录》）

乌柿（火熏干者）

气味 甘，温，无毒。

主治 杀虫，疗金疮、火疮，生肉止痛。（《别录》）治狗啮疮，断下痢。（弘景）服药口苦及呕逆者，食少许即止。（藏器）

柿蒂

气味 涩，平，无毒。

主治 咳逆哕气，煮汁服。（孟诜）

附方

咳逆不止（济生柿蒂散）： 用柿蒂、丁香各二钱，生姜五片，水煎服。或为末，白汤点服。

木皮

主治 下血。晒焙研末，米饮服二钱，两服可止。（苏颂）汤火疮，烧灰，油调敷。（时珍）

根

主治 血崩，血痢，下血。（时珍）

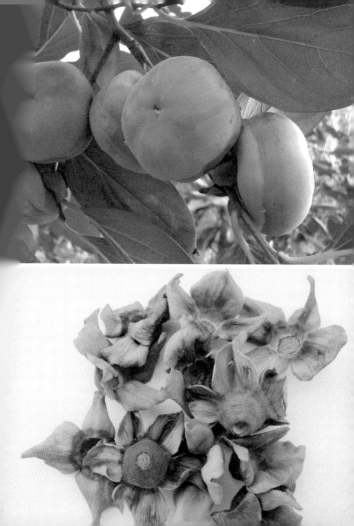

君迁子

《拾遗》

释名 牛奶柿（《名苑》），丁香柿（《日用》），红蓝枣（《齐民要术》）。

气味 甘、涩，平，无毒。

主治 止消渴，去烦热，令人润泽。（藏器）

食 疗 药 膳

君迁子瘦肉汤

用料： 君迁子5个，猪瘦肉60克，生地黄30克，把子15克。

做法： 猪瘦肉洗净，切件；生地黄、把子、君迁子（去核）洗净。将全部用料放入锅内，加清水适量，大火煮沸后，小火煲1小时，调味供用。

用法： 食肉饮汤。

功效： 滋阴养血，美发黑发。

适用： 早衰属阴虚血燥者。

芹菜君迁子汤

原料： 水芹菜500克，君迁子250克。

制法： 将君迁子洗净，去核；芹菜洗净，切段。二者共煮熟即可。

用法： 随意食用。

功效： 滋补肝肾，祛脂降压。

适用： 脸色不泽、头晕目眩者。

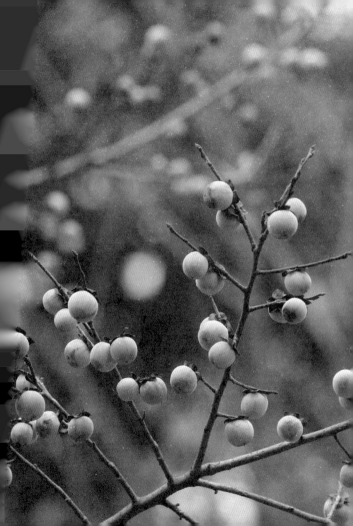

安石榴

释名 若榴（《广雅》），丹若（《古今注》），金罂。

甘石榴[1]

气味 甘、酸，温，涩，无毒。多食损人肺。（《别录》）

主治 咽喉燥渴。（《别录》）能理乳石毒。（孟诜）制三尸虫。（时珍）

酸石榴

气味 酸，温，涩，无毒。

主治 赤白痢腹痛，连子捣汁，顿服一枚。（孟诜）止泻痢崩中带下。（时珍）

附方

痢血五色，或脓或水，冷热不调： 酸石榴五枚，连子捣汁二升。每服五合，神妙。（《圣济总录》

小便不禁： 酸石榴烧存性（无则用枝烧灰代之），每服二钱，用柏白皮切焙四钱，煎汤一盏，入榴灰再煎至八分，空心温服，晚再服。（《圣惠方》）

捻须令黑： 酸石榴结成时，就东南枝上拣大者一个，顶上开一

---

① 即石榴。

孔，内水银半两于中，原皮封之，麻扎定，牛屎封护，待经霜摘下，倾出壳内水，以鱼鳔笼指蘸水捻须，久久自黑也。（《普济方》）

酸榴皮

气味 酸，温，涩，无毒。

主治 止下痢漏精。（《别录》）治筋骨风，腰脚不遂，行步挛急疼痛，涩肠。取汁点目，止泪下。（甄权）煎服，下蛔虫。（藏器）止泻痢，下血脱肛，崩中带下。（时珍）

附方

赤白痢下（腹痛，食不消化者）： 用醋榴皮炙黄为末，枣肉或栗米饭和，丸梧子大。每空腹米饮服三十丸，日三服，以知为度。如寒滑，加附子、赤石脂各一倍。（《食疗本草》）用皮烧存性，为末。每米饮服方寸匕，日三服，效乃止。（《肘后方》）

粪前有血，令人面黄： 用酢石榴皮炙，研末。每服二钱，用茄子枝煎汤服。（《孙真人方》）

酸榴东行根

气味 酸，温，涩，无毒。

主治 蛔虫、寸白。（《别录》）青者，入染须用。（甄权）治口齿病。（苏颂）止涩泻痢、带下，功与皮同。（时珍）

附方

寸白蛔虫： 石榴东引根一握洗锉，用水三升，煎取半碗，五更温服尽，至明取下虫一大团，永绝根本，食粥补之。用榴皮煎水，

煮米作粥食之，亦良。（《崔元亮海上方》）

女子经闭（不通）： 用石榴根东生者一握炙干，水二大盏，浓煎一盏，空心服之。未通再服。（《斗门》）

榴花

主治 阴干为末，和铁丹服，一年变白发如漆。（藏器）铁丹，飞铁为丹也，亦铁粉之属。千叶者，治心热吐血。又研末吹鼻，止衄血立效。亦敷金疮出血。（苏颂）

附方

金疮出血： 石榴花半斤，石灰一升，捣和阴干。每用少许敷之，立止。（《崔元亮方》）

鼻出衄血： 石榴花二钱半，黄蜀葵花一钱，为末。每服一钱，煎服，效乃止。（《圣济录》）

食 疗 药 膳

石榴西米粥

原料： 石榴150克，西谷米50克，蜂蜜15毫升，糖桂花3克。

制法： 将鲜甜石榴去皮，取子掰散；西谷米洗净，入开水锅内略氽后捞出，再用冷水反复漂洗，沥干水分备用。取锅加入冷水、石榴子，煮沸约15分钟后，滤去渣，加入西谷米，待再沸后，调入蜂蜜待滚，调入糖桂花，即可食用。

用法： 每日1次，早餐食用。

功效： 收敛固涩，止泻止血。

适用： 滑精、久泻、久痢。

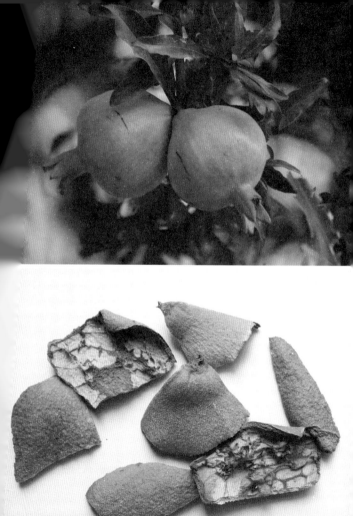

柑

释名 木奴。

气味 甘，大寒，无毒。

主治 利肠胃中热毒，解丹石，止暴渴，利小便。（《开宝》）

附方

难产： 柑橘瓤阴干，烧存性，研末，温酒服二钱。（孙氏《集效方》）

皮

气味 辛、甘，寒，无毒。

主治 下气调中。（藏器）解酒毒及酒渴，去白焙研末，点汤入盐饮之。（大明）伤寒饮食劳复者，浓煎汁服。（时珍）山柑皮：治咽喉痛，效。（《开宝》）

核

主治 作涂面药。（苏颂）

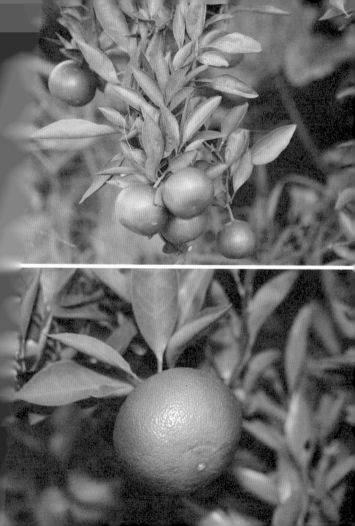

橙

释名 金球，鹄壳。

气味 酸，寒，无毒。

主治 洗去酸汁，切和盐、蜜，煎成贮食，止恶心，能去胃中浮风恶气。（《开宝》）行风气，疗瘿气，发瘰疬，杀鱼、蟹毒。（士良）

皮

气味 苦、辛，温，无毒。

主治 作酱、醋香美，散肠胃恶气，消食下气，去胃中浮风气。（《开宝》）和盐贮食，止恶心，解酒病。（孟诜）糖作橙丁，甘美，消痰下气，利膈宽中，解酒。（时珍）

附方

香橙汤（宽中快气，消酒）： 用橙皮二斤切片，生姜五两切焙捣烂，入炙甘草末一两，檀香末半两，和作小饼。每嚼一饼，沸汤入盐送下。（《奇效良方》）

痔疮肿痛： 隔年风干橙子，桶内烧烟熏之，神效。（《医方摘要》）

核

主治 面黚粉刺，湿研，夜夜涂之。（时珍）

附方

闪挫腰痛： 橙子核炒研，酒服三钱即愈。（《摄生方》）

694 | 695 本草纲目药物速认速查小红书

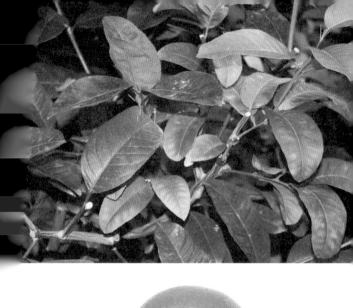

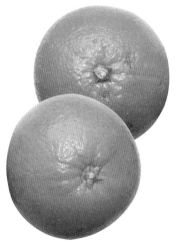

柚

释名 条（《尔雅》），壶柑（《唐本》），臭橙（《食性》），朱栾。

气味 酸，寒，无毒。

主治 消食，解酒毒，治饮酒人口气，去肠胃中恶气，疗妊妇不思食口淡。（大明）

皮

气味 甘、辛，平，无毒。

主治 下气。宜食，不入药。（弘景）消食快膈，攻愤懑之气，化痰。（时珍）

附方

痰气咳嗽：用香栾去核切，砂瓶内浸酒，封固一夜，煮烂，蜜拌匀，时时含咽。

叶

主治 头风痛，同葱白捣，贴太阳穴。（时珍）

花

主治 蒸麻油作香泽面脂，长发润燥。（时珍）

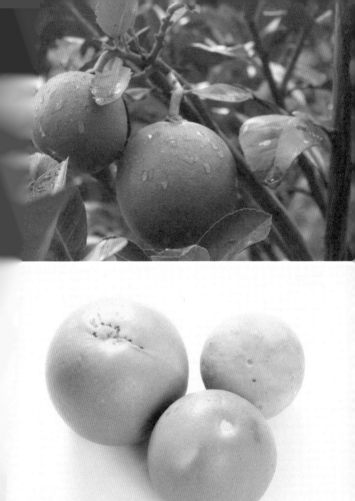

枸橼

（宋·《图经》）

释名 香橼，佛手柑。

皮瓤

气味 辛、酸，无毒。

主治 下气，除心头痰水。（藏器）煮酒饮，治痰气咳嗽。煎汤，治心下气痛。（时珍）

根、叶

主治 辛、酸，无毒。（《橘谱》）

食 疗 药 膳

佛手柑粥

原料： 佛手柑30克，粳米60克，冰糖15克。

制法： 水煎佛手柑半小时，去渣，入粳米、冰糖，再酌加水，煮成稀粥。

用法： 每日2次，温热服食。

功效： 行气，止痛，化痰，和胃。

适用： 胁肋胀痛、痞满脘胀、胸痞咳嗽等。

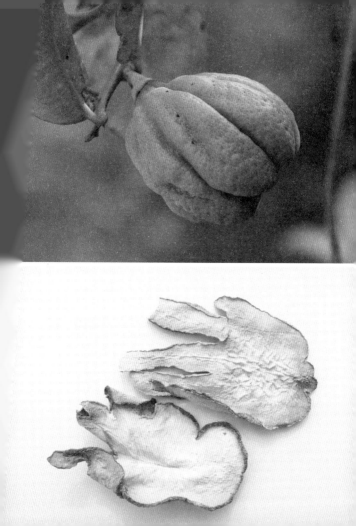

金橘①

释名 金柑（《橘谱》），卢橘（《汉书》），夏橘（《广州志》）。

气味 酸、甘，温，无毒。

主治 下气快膈，止渴解酲，辟臭。皮尤佳。（时珍）

食 疗 药 膳

金橘饼

原料： 鲜金橘250克，白糖200克，盐10克，明矾5克。

制法： 金橘洗净，用小刀逐个划破几道口，浸于用盐、明矾配制的水溶液中过夜，次日捞出沥干，用水浸泡片刻，挤出核捏扁，再用清水浸泡2次，每次2小时，使盐辣味尽去；选一合适容器，放一层金橘撒一层白糖，用糖量约50克；放置5日后倒入锅中，再加白糖50克，熬煮沸后改用小火，待金橘吸足糖汁便成，装入瓷罐备用。

用法： 每次取5~6个嚼服。

功效： 理气宽中，消食祛腐。

适用： 胸中郁闷、消化不良及口臭。

---

① 即金桔。

700 | 701　本草纲目药物速认速查小红书

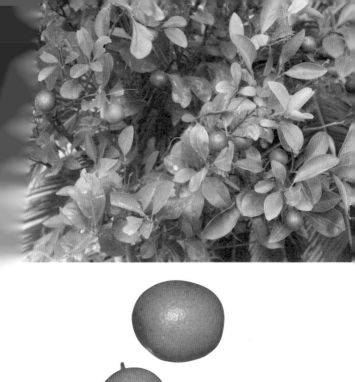

枇杷

释名 宗奭曰：其叶形似琵琶，故名。

实

气味 甘、酸，平，无毒。

主治 止渴下气，利肺气，止吐逆，主上焦热，润五脏。（大明）

叶

气味 苦，平，无毒。

主治 弘景曰：若不暇煮，但嚼汁咽，亦瘥。治呕哕不止，妇人产后口干。（大明）煮汁饮，主渴疾，治肺气热嗽，及肺风疮，胸面上疮。（孟诜）和胃降气，清热解暑毒，疗脚气。（时珍）

附方

反胃呕哕： 枇杷叶（去毛炙）、丁香各一两，人参二两，每服三钱，水一盏，姜三片，煎服。（《圣惠方》）

衄血不止： 枇杷叶去毛，焙研末，茶服一二钱，日二。

痔疮肿痛： 枇杷叶蜜炙，乌梅肉焙，为末，先以乌梅汤洗，贴之。（《集要方》）

痘疮溃烂： 枇杷叶煎汤洗之。（《摘玄方》）

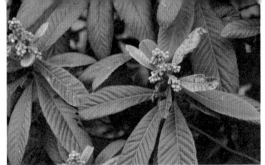

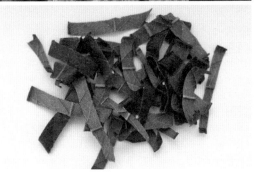

花

主治 头风，鼻流清涕。辛夷等份，研末，酒服二钱，日二服。（时珍）

木白皮

主治 生嚼咽汁，止吐逆不下食，煮汁冷服尤佳。（思邈）

杨梅

（宋·《开宝》）

释名 朹子。

实

气味 酸、甘，温，无毒。

主治 盐藏食，去痰止呕哕，消食下酒。干作屑，临饮酒时服方寸匕，止吐酒。（《开宝》）止渴，和五脏，能涤肠胃，除烦愦恶气。烧灰服，断下痢甚验。盐者常含一枚，咽汁，利五脏下气。（孟诜）

附方

下痢不止： 杨梅烧研，每米饮服二钱，日二服。（《普济方》）

头风作痛： 杨梅为末，每食后薄荷茶服二钱。或以消风散同煎服。或同捣末，以白梅肉和，丸弹子大，每食后葱茶嚼下一丸。（《朱氏集验》）

一切损伤（止血生肌，令无瘢痕）： 用盐藏杨梅和核捣如泥，做成挺子，以竹筒收之。凡遇破伤，研末敷之，神圣绝妙。（《经验方》）

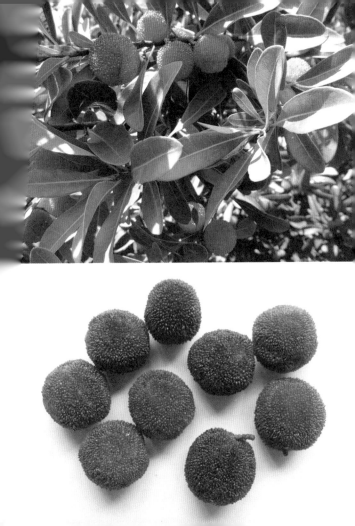

樱桃

《别录》上品

释名 莺桃（《礼注》），含桃（《月令》），荆桃。

气味 甘，热，涩，无毒。

主治 调中，益脾气，令人好颜色，美志。（《别录》）止泄精、水谷痢。（孟诜）

叶

气味 甘，平，无毒。

主治 蛇咬，捣汁饮，并敷之。（苏颂）

东行根

主治 煮汁服，立下寸白蛔虫。（大明）

花

主治 面黑粉滓。

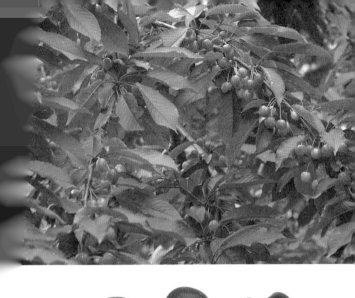

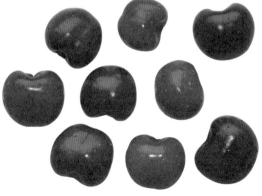

银杏

《日用》

释名 白果（《日用》），鸭脚子。

核仁

气味 甘、苦，平，涩，无毒。

主治 生食引疳解酒，熟食益人。（李鹏飞）熟食温肺益气，定喘嗽，缩小便，止白浊。生食降痰，消毒杀虫。（时珍）

附方

寒嗽痰喘： 白果七个煨熟，以熟艾作七丸，每果入艾一丸，纸包再煨香，去艾吃。（《秘韫方》）

咳嗽失声： 白果仁四两，白茯苓、桑白皮二两，乌豆半升炒，蜜半斤，煮熟日干为末，以乳汁半碗拌湿，九蒸九晒，丸如绿豆大，每服三五十丸，白汤下，神效。（《余居士方》）

小便频数： 白果十四枚，七生七煨，食之，取效止。

小便白浊： 生白果仁十枚，擂水饮，一日一服，取效止。

赤白带下，下元虚惫： 白果、莲肉、江米各五钱，胡椒一钱半，为末，用乌骨鸡一只，去肠盛药，瓦器煮烂，空心食之。（《集简方》）

手足皲裂： 生白果嚼烂，夜夜涂之。

头面癣疮： 生白果仁切断，频擦取效。（《邵氏经验方》）

下部疳疮： 生白果杵，涂之。（赵原阳）

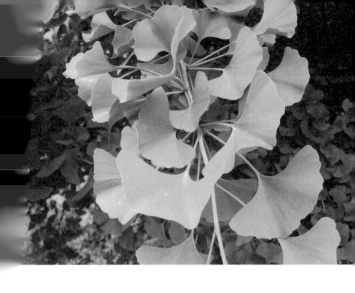

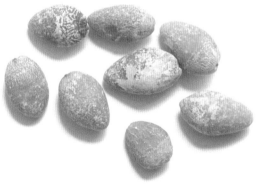

胡桃

（宋·《开宝》）

释名 羌桃（《名物志》），核桃。

核仁

气味 甘，平、温，无毒。

主治 食之令人肥健，润肌，黑须发。多食利小便，去五痔。捣和胡粉，拔白须发，内孔中，则生黑毛。烧存性，和松脂研，敷瘰疬疮。（《开宝》）食之令人能食，通润血脉，骨肉细腻。（孟诜）治损伤、石淋。同破故纸蜜丸服，补下焦。（苏颂）补气养血，润燥化痰，益命门，利三焦，温肺润肠，治虚寒喘嗽，腰脚重痛，心腹疝痛，血痢肠风，散肿毒，发痘疮，制铜毒。（时珍）

油胡桃

气味 辛，热，有毒。

主治 杀虫攻毒，治痈肿、疠风、疥癣、杨梅、白秃诸疮，润须发。（时珍）

附方 消肾溢精（胡桃丸，治消肾病，因房欲无节，及服丹石，或失志伤肾，遂致水弱火强、口舌干，精自溢出，或小便赤黄，大便燥

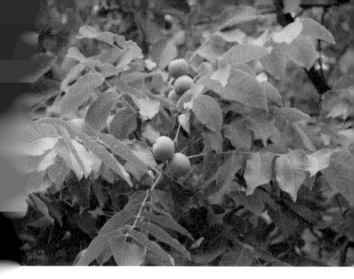

实，或小便大利而不甚渴）：用胡桃肉、白茯苓各四两，附子一枚去皮切，姜汁、蛤粉同焙为末，蜜丸梧子大。每服三十丸，米饮下。（《普济方》）

痰喘咳嗽（老人喘嗽、气促，睡卧不得，服此立定）：胡桃肉去皮、杏仁去皮尖、生姜各一两，研膏，入炼蜜少许和，丸弹子大。每卧时嚼一丸，姜汤下。（《普济方》）

血崩不止：胡桃肉五十枚，灯上烧存性，研作一服，空心温酒调下，神效。

小肠气痛：胡桃一枚，烧炭研末，热酒服之。（《奇效良方》）

疗疮瘙痒：油核桃一个，雄黄一钱，艾叶杵熟一钱，捣匀绵包，夜卧裹阴囊，历效。勿洗。（《集简方》）

胡桃青皮

气味 苦,涩,无毒。

主治 染髭及帛,皆黑。志曰:《仙方》取青皮压油,和詹糖香,涂毛发,色如漆也。

附方

嵌甲: 胡桃皮烧灰贴。

乌髭发: 胡桃皮、蝌蚪各等份,捣泥涂之,一染即黑。用青胡桃三枚和皮捣细,入乳汁三盏,于银石器内调匀,搽须发三五次,每日用胡桃油润之,良。(《圣济总录》)

疬疡风: 青胡桃皮捣泥,入酱清少许、硇砂少许令匀。先以泔洗,后敷之。(《外台秘要》)

白癜风: 青胡桃皮一个,硫黄一皂子大,研匀。日日掺之,取效。

皮

主治 止水痢。春月斫皮汁,沐头至黑。煎水,可染褐。(《开宝》)

附方

染须发: 胡桃根皮一秤,莲子草十斤,切,以瓮盛之,入水五斗,浸一月去滓,熬至五斤,入芸薹子油一斗,慢火煎取五升收之。凡用,先以炭灰汁洗,用油涂之,外以牛蒡叶包住,绢裹一夜洗去,用七日即黑也。(《圣济总录》)

壳

主治 烧存性,入下血、崩中药。(时珍)

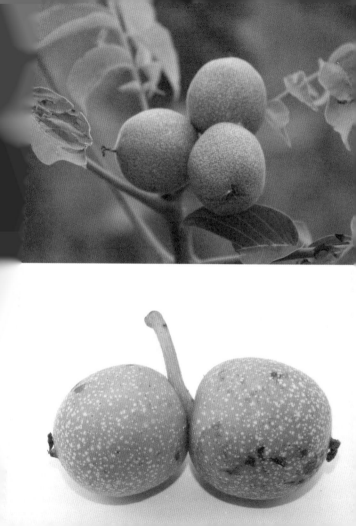

荔枝

（宋·《开宝》）

释名 离枝（《纲目》），丹荔。

实

气味 甘，平，无毒。

主治 止渴，益人颜色。（《开宝》）通神，益智，健气。（孟诜）治瘰疬瘤赘，赤肿疔肿，发小儿痘疮。（时珍）

附方

痘疮不发： 荔枝肉浸酒饮，并食之。忌生冷。（《闻人规痘疹论》）

疔疮恶肿： 用荔枝五个或三个，不用双数，以狗粪中米淘净为末，与糯米粥同研成膏，摊纸上贴之。留一孔出毒气。（《普济方》）

风牙疼痛： 用荔枝连壳烧存性，研末，擦牙即止，乃治诸药不效仙方也。（《普济方》）

核

气味 甘，温，涩，无毒。

主治 心痛、小肠气痛，以一枚煨存性，研末，新酒调服。（宗奭）

附方

脾痛不止： 荔枝核为末，醋服二钱，数服即愈。（《卫生易简

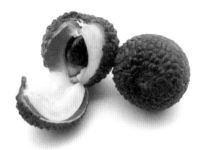

方》）

妇人血气（刺痛）： 用荔枝核烧存性半两，香附子炒一两，为末，每服二钱，盐汤、米饮任下，名蠲痛散。（《妇人良方》）

阴肾肿痛： 荔枝核烧研，酒服二钱。

肾肿如斗： 荔枝核、青橘皮、茴香各等份，各炒研，酒服二钱，日三。

壳

主治 痘疮出不爽快，煎汤饮之。又解荔枝热，浸水饮。（时珍）

附方

赤白痢： 荔枝壳、象斗壳（炒）、石榴皮（炒）、甘草（炙）各等份，每以半两，水一盏半，煎七分，温服，日二服。（《普济方》）

花及皮根

主治 喉痹肿痛，用水煮汁，细细含咽，取瘥止。（苏颂，出崔元亮《海上方》）

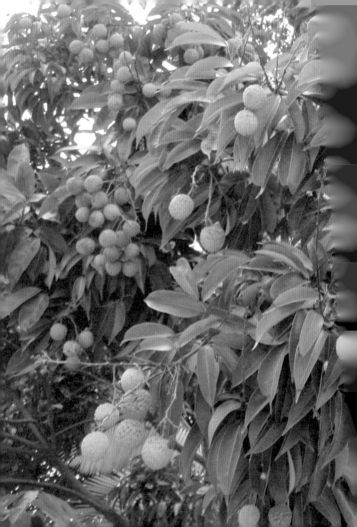

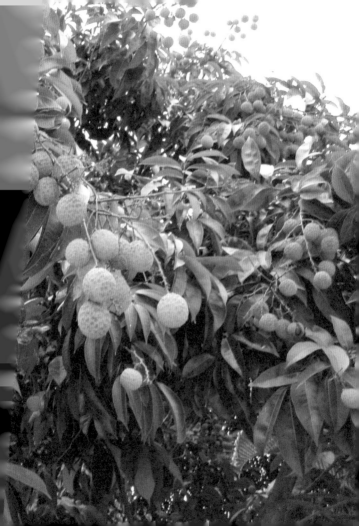

龙眼

《别录》中品

释名 龙目（吴普），圆眼（俗名），益智（《别录》），亚荔枝（《开宝》）。

实

气味 甘，平，无毒。

主治 五脏邪气，安志厌食。除蛊毒，去三虫。久服强魂聪明，轻身不老，通神明。（《别录》）开胃益脾，补虚长智。（时珍）

附方

思虑过度，劳伤心脾，健忘怔忡，虚烦不眠，自汗惊悸：归脾汤，用龙眼肉、酸枣仁（炒）、黄芪（炙）、白术（焙）、茯神各一两，木香半两，炙甘草二钱半，㕮咀。每服五钱，姜三片，枣一枚，水二钟，煎一钟，温服。（《济生方》）

核

主治 胡臭。六枚，同胡椒二七枚研，遇汗出即擦之。（时珍）

食 | 疗 | 药 | 膳

栗子龙眼粥

原料：栗子10个，龙眼肉15克，粳米50克，白糖适量。

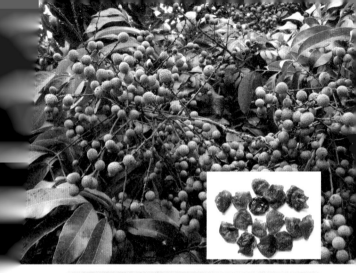

制法： 栗子去外壳、内皮、切碎，粳米洗净，与栗子、龙眼肉加水适量同熬粥，粥成加白糖调食。

用法： 每日1次。

功效： 补心益肾，宁心安神。

适用： 心肾不交之失眠症。

龙眼肉粥

原料： 龙眼肉、粳米各100克。

制法： 将以上2味清洗干净，加适量水一同煮粥。

用法： 任意食用。

功效： 益心脾，安心神。

适用： 心悸、失眠、健忘、贫血等。

橄榄

（宋·《开宝》）

释名 青果（《梅圣俞集》），忠果（《记事珠》），谏果（《农书》）。

实

气味 酸、甘、温，无毒。

主治 嚼汁咽之，治鱼鲠。（宗奭）生啖、煮汁，能解诸毒。（苏颂）开胃下气，止泻。（大明）生津液，止烦渴，治咽喉痛。咀嚼咽汁，能解一切鱼、鳖毒。（时珍）

附方

初生胎毒（小儿落地时）：用橄榄一个烧研，朱砂末五分和匀，嚼生脂麻一口，吐唾和药，绢包如枣核大，安儿口中，待咂一个时顷，方可与乳。此药取下肠胃秽毒，令儿少疾，及出痘稀少也。（孙氏《集效方》）

唇裂生疮：橄榄炒研，猪脂和涂之。

牙齿风疳：脓血有虫，用橄榄烧研，入麝香少许，贴之。（《圣惠方》）

下部疳疮：橄榄烧存性，研末，油调敷之。或加孩儿茶等份。（《乾坤生意》）

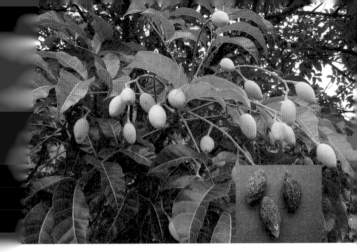

榄仁

气味 甘，平，无毒。

主治 唇吻燥痛，研烂敷之。（《开宝》）

核

气味 甘，涩，温，无毒。

主治 磨汁服，治诸鱼骨鲠，及食鲙成积，又治小儿痘疮倒靥，烧研服之，治下血。（时珍）

附方

肠风下血： 橄榄核，灯上烧存性，研末，每服二钱，陈米饮调下。（《仁斋直指方》）

耳足冻疮： 橄榄核烧研，油调涂之。（《乾坤生意》）

庵摩勒

释名 余甘子（《唐本》），庵摩落迦果。

实

气味 甘，寒，无毒。

主治 风虚热气。（《唐本》）补益强气。合铁粉一斤用，变白不老。取子压汁，和油涂头，生发去风痒，令发生如漆黑也。（藏器）为末点汤服，解金石毒。（宗奭）解硫黄毒。（时珍，出《益部方物图》）

食｜疗｜药｜膳

蜜饯余甘子

原料： 余甘子、蜂蜜各适量。

制法： 新鲜余甘子洗净晾干，放入蜂蜜中浸渍7日后即可食用。

用法： 每次食10～15枚。

功效： 生津利咽，消痰止咳。

适用： 肺燥咳嗽、咽喉炎等。

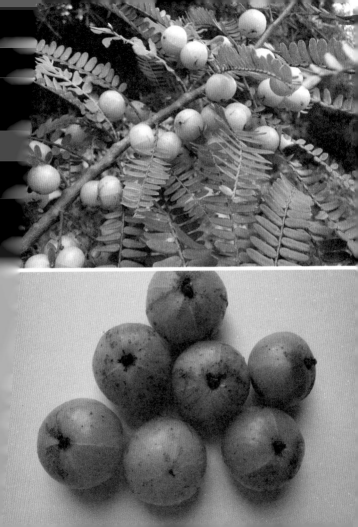

榧实

释名 赤果（《日用》），玉榧（《日用》），玉山果。

榧实《别录》

气味 甘，平，涩，无毒。

主治 常食，治五痔，去三虫蛊毒，鬼疰恶毒。（《别录》）食之，疗寸白虫。（弘景）消谷，助筋骨，行营卫，明目轻身，令人能食。多食一二升，亦不发病。（孟诜）多食滑肠，五痔人宜之。（宗奭）治咳嗽白浊，助阳道。（《生生编》）

附方

寸白虫： 用榧子一百枚，去皮火燃，啖之，经宿虫消下也，胃弱者啖五十枚。（《外台秘要》）

好食茶叶（面黄者）： 每日食榧子七枚，以愈为度。（杨起《简便方》）

令发不落： 榧子三个，胡桃二个，侧柏叶一两，捣浸雪水梳头，发永不落且润也。（《圣惠方》）

卒吐血出： 先食蒸饼两三个，以榧子为末，白汤服三钱，日三服。（《圣济总录》）

尸咽痛痒（语言不出）： 榧实半两，芜荑一两，杏仁、桂各半两，为末，蜜丸弹子大，含咽。（《圣济总录》）

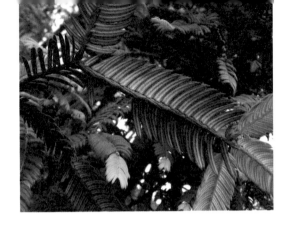

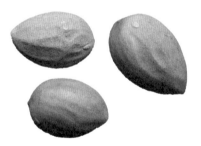

华

气味 苦。

主治 水气，去赤虫，令人好色，不可久服。（《别录》）

五敛子

释名 五棱子（《桂海志》），阳桃。

实

气味 酸、甘、涩，平，无毒。

主治 风热，生津止渴。（时珍）

食 疗 药 膳

阳桃糯米粥

配料： 阳桃、粳米各100克，糯米、白糖各50克。

制法： 将阳桃切成果丁，粳米淘净，把阳桃丁、糯米、粳米放入大瓦罐中，加水750毫升，用小火炖60分钟，放入白糖。

用法： 温热食用，每日1次。

功效： 健脾益胃。

适用： 大病初愈者。

726 I 727 本草纲目药物速认速查小红书

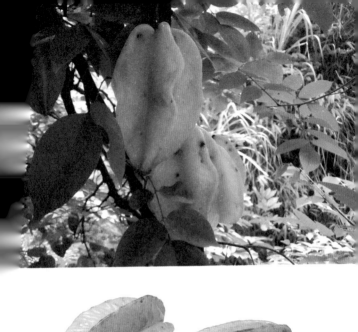

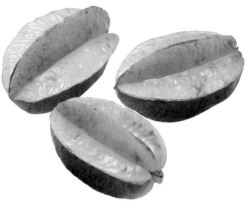

槟榔

《别录》中品

释名 宾门（《李当之药对》），仁频，洗瘴丹。

槟榔子

气味 苦、辛，温，涩，无毒。

主治 治腹胀，生捣末服，利水谷道。敷疮，生肌肉止痛。烧灰，敷口吻白疮。（苏恭）宣利五脏六腑壅滞，破胸中气，下水肿，治心痛积聚。（甄权）除一切风，下一切气，通关节，利九窍，补五劳七伤，健脾调中，除烦，破症结。（大明）治冲脉为病，气逆里急。（好古）治泻痢后重，心腹诸痛，大小便气秘，痰气喘急，疗诸疟，御瘴疠。（时珍）

附方

呕吐痰水： 白槟榔一颗烘热，橘皮二钱半炙，为末，水一盏，煎半盏，温服。（《千金方》）

脚气壅痛： 以沙牛尿一盏，磨槟榔一枚，空心暖服。（《梅师脚气论》）

脚气胀满（非冷非热，或老人、弱人病此）： 用槟榔仁为末，以槟榔壳煎汁或茶饮、苏汤或豉汁调服二钱，甚利。（《外台秘要》）

小便淋痛： 面煨槟榔、赤芍药各半两，为末，每服三钱，入灯

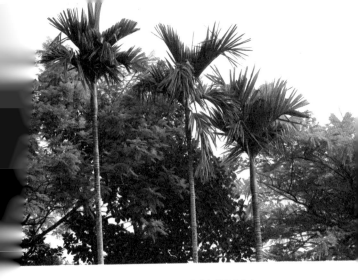

心，水煎，空心服，日二服。（《十便良方》）

血淋作痛：槟榔一枚，以麦门冬煎汤，细磨浓汁一盏，顿热，空心服，日二服。槟榔粥

食 疗 药 膳

槟榔粥

原料：槟榔10克，粳米50克。

制法：先将槟榔煎汁去渣，加入粳米一同煮成粥。

用法：空腹顿食，每日1剂，3日为1个疗程。

功效：消积化食，下气驱虫。

适用：食积气滞、脘腹胀痛、大便不畅以及多种寄生虫病。

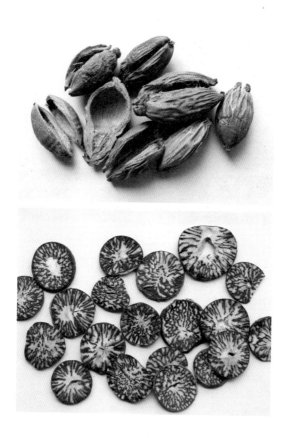

本草纲目药物速认速查小红书

拼音顺序索引

菖蒲	472		稻	522
车前	330		地肤	290
橙	694		地黄	294
赤箭/天麻	058		地锦	500
赤小豆	530		地榆	082
茺蔚	238		灯心草	292
茈胡	108		冬瓜	622
慈石	018		豆蔻	176
葱	552		独活	116
			杜衡	142

D

大豆	528
大豆豉	544
大黄	358
大戟	364
大蓟	254
大麻	512
大麦	516
大青	264
代赭石	020
丹参	086
淡竹叶	306
当归	150
刀豆	542

E

恶实	266

F

翻白草	588
繁缕	594
防风	112
榧实	724
凤仙	396
伏龙肝	004
附子	378
覆盆子	406

J

鸡冠	250
积雪草	220
蒺藜	346
蕺	606
荠	592
假苏	214
豇豆	538
金橘	700
韭	550
桔梗	044
菊	224
卷柏	504
决明	288
爵床	212
君迁子	686

K

苦参	120
苦瓜	634
款冬花	322
葵	310
昆布	486

L

莱菔	562
莨菪	372
梨	666
藜	608
藜芦	376
李	644
鳢肠	334
荔枝	714
连翘	336
林檎	680
刘寄奴草	242
龙胆	138
龙葵	314
龙眼	718
漏卢	260
芦	276
罗勒	580
萝藦	454
络石	460
落葵	604
绿豆	532
葎草	458

S

三白草	340
三七	100
沙参	042
莎草/	198
山慈姑	132
山豆根	440
山奈	172
山楂	672
商陆	362
芍药	166
蛇床	158
蛇莓	408
神曲	546
升麻	118
生姜	566
石膏	012
石胡荽	496
石斛	488
石硫黄	024
石蒜	134
石韦	492
使君子	410

柿	682
蜀葵	312
鼠曲草	286
薯蓣	614
术	062
水萍	480
丝瓜	630
菘	560
苏	222
酸浆	316
酸模	470
缩砂蔤	182
锁阳	056

T

桃	656
天门冬	426
葶苈	328
通草	448
土茯苓	436
土芋	612
菟丝子	402

樱桃	706	泽漆	366
迎春花	320	泽泻	466
柚	696	芝	636
玉簪	394	知母	050
芋	610	苎麻	262
郁金	196	紫参	088
预知子	414	紫草	090
远志	072	紫花地丁	354
月季花	420	紫石英	008
		紫菀	300
Z		紫葳	418
枣	662	昨叶何草	502
蚤休	390	酢浆草	498
泽兰	206		

笔画顺序索引

五味子	404
五敛子	726
车前	330
水萍	480
贝母	128
牛膝	298
升麻	118
月季花	420
丹参	086
乌头	380
乌蔹莓	456
凤仙	396
火炭母草	338
巴戟天	070

五画

玉簪	394
甘草	028
甘遂	368
甘蕉	278
艾	228
术	062
石韦	492
石胡荽	496

石斛	488
石硫黄	024
石蒜	134
石膏	012
龙胆	138
龙眼	718
龙葵	314
生姜	566
代赭石	020
仙茅	076
白及	096
白头翁	092
白芷	162
白豆蔻	180
白附子	384
白英	452
白茅	136
白前	148
白敛	438
白微	146
白鲜	124
冬瓜	622
玄参	080
半边莲	352

何首乌	430	郁金	196
谷精草	348	虎耳草	494
迎春花	320	虎杖	342
沙参	042	虎掌/天南星	386
补骨脂	194	昆布	486
君迁子	686	罗勒	580
附子	378	败酱	318
忍冬	462	知母	050
鸡冠	250	使君子	410
		金橘	700
八画		狗脊	066
青葙	248	卷柏	504
青蒿	236	泽兰	206
茉莉	202	泽泻	466
苦瓜	634	泽漆	366
苦参	120	细辛	140
苜蓿	596	贯众	068
茄	618		
林檎	680	**九画**	
枇杷	702	茜草	446
柿	682	荜芨	186
枣	662	茈胡	108

桃	656	萝摩	454
豇豆	538	萆薢	432
夏枯草	240	菟丝子	402
鸭跖草	308	菊	224
积雪草	220	菠菜	584
徐长卿	144	菰	478
高良姜	174	梅	652
益智子	184	雀麦	518
海金沙	350	野菊	226
海带	484	蛇床	158
海藻	482	蛇莓	408
通草	448	银杏	708
预知子	414	梨	666
		假苏	214
十一画		麻黄	280
菠葜	434	庵罗果	676
菘	560	庵摩勒	722
黄芩	104	商陆	362
黄连	102	旋覆花	244
黄药子	442	淫羊藿	074
黄耆	032	淡竹叶	306
黄精	048	续断	258
菖蒲	472	续随子	370

鹤虱	272
薤	554
薯蓣	614
薏苡仁	524
蕹菜	590
薄荷	218
橙	694
凝水石	022
藊豆	536
藁本	160
繁缕	594
爵床	212
藜	608
藜芦	376
覆盆子	406
瞿麦	324
翻白草	588
藿香	204
鳢肠	334